# 麻酔科学用語集
## Anesthesia Terminology

### 第3版

社団法人 日本麻酔科学会 編

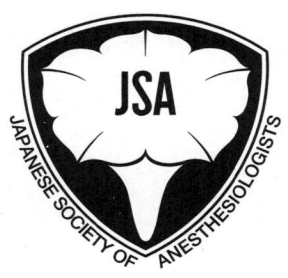

克誠堂出版

# 麻酔科学用語集

Anesthesia Terminology

第3版

社団法人 日本麻酔科学会 編

克誠堂出版

# 麻酔科学用語集第3版の刊行にあたって

　日本麻酔科学会に用語委員会が設置されて40年になる。この間多くの先達のご努力により，麻酔学用語集（1985年），麻酔科学用語集改訂第2版（1993年）が発行されている。学問や医療の進歩に伴い，科学用語も変化してきている。用語は生きており，時代に合わせての見直しが必要となる。小栗顕二（4代），太城力良（5代）委員長の後任として，1999年4月から委員長を務めているが，委員の間でも用語の定義や解釈に相違があり，何年にもわたり論議を重ねてきた。現時点では最良の用語集であることを信じて本用語集を刊行する運びとなったが，まだ多くの改善すべき点が残されていることも事実である。全会員に満足していただける用語集の完成は不可能と痛感している。

　インターネットを通しての情報交換，アンケート，さらには日本麻酔科学会第47回大会（2000年，花岡一雄会長）では用語委員会シンポジウムも行うなど，可能な限り多くの会員からの意見を参考にする努力をしてきた。麻酔科学用語集は学会員が使用するものであり，大いに関心を持っていただけるものと期待していたが，残念なことにシンポジウムの聴衆は少数であった。

　シンポジウムでは，松木明知先生の基調講演に続き，麻酔科学用語委員会の活動の歴史，第3版刊行に向けての編集方針，用語統一の必要性，そして麻酔科学独自の用語に加えて，集中治療医学およびペインクリニックと深く関連する用語を討論した。このシンポジウムには集中治療用語集およびペインクリニック用語集の刊行に尽力された勝屋弘忠先生，土肥修司先生の両編集責任者にも参加していただいた。その後，日本麻酔科学会のホームページに暫定的な用語集案を公開し，全員からの意見を求める努力をしてきた。シンポジウムでも報告したが，第3版刊行にあたり，原則として以下の項目について確認した。①日本医学会の「医学用語辞典」の編集方針と形成を尊重する（編集作業中の2001年1月に第2版が刊行された），②Webster辞典（Webster's Third New International Dictionary, 1993）方式とする，③異なる専門領域の医療関係者や一般市民にも理解しやすく使いやすいものとするために，字体を大きくし，ふり仮名を付ける，④訳語はできるだけ少数，できれば一つにしぼる，⑤電子化を考慮して編集する，⑥薬物と生体物質は特殊なものを除いて省く，⑦頻用されている英語の略語集を巻末にまとめる。さらに，第2版の修正および追加用

語は各委員が分担し，英和医学用語集，放射線医学会，救急医学会，集中治療医学会，ペインクリニック学会の用語集を検討の上，第3版に加えることとした。JIS，ISO麻酔関連器具，最新の米英の麻酔科学教科書，雑誌Anesthesiologyの過去5年間の索引に掲載された最新の用語も検討に加えた。約1万にもおよぶ英語の用語をまず約6,300語にまで集約し，それを各委員が分担を交代しながら，さらに検討を重ねてきた。

麻酔科学用語集は医学事典ではなく，まして英和辞書でもなく，あくまでも麻酔科学（集中治療，ペインクリニック，救急医療を含む）に必要な用語が適切に編纂されるべきものと考えた。したがって，acute, chronic, rapid, slowなどの常識的なもの，alveolar, nasal, oral, pulmonary, ventricularなど，解剖学的な形容詞は思い切って削除した。以上のような方針に基づき検討を重ね，最終的に収載用語を約4,000語にまで整理した。

今回の改訂に当たって，問題となった用語をいくつか挙げる。ペインクリニック用語集では，spinal anesthesiaは脊髄（椎）麻酔，subarachnoid anesthesiaはくも膜下麻酔となっている。脊髄腔麻酔，くも膜下麻酔などと注入部位で表すか，効果発現部位で表現するかが問題となったが，本版ではspinal anesthesiaは脊髄くも膜下麻酔（脊麻）とした。Endotracheal intubationとtracheal intubationの日本語訳は気管挿管とした。Crash inductionは俗語であるとの判断から割愛してrapid sequence inductionを正しい用語として収載し，その日本語訳は迅速導入とした。ARDSのAの略については当初のadultの意味合いは薄れてきたため，現在一般的となっているacuteを採用し，acute respiratory distress syndrome 急性呼吸促迫症候群とした。DOAは適切ではないと判断し，CPAOA cardiopulmonary arrest on arrival 来院時心肺停止とした。

IT時代を迎えてペーパーレスが叫ばれる昨今，印刷された用語集は不要との論議もあるが，印刷物の存在価値は当分消えることはないと思われる。完成された用語集は当学会ホームページにも公開する予定であり，必要であれば会員各自がダウンロードして活用していただきたい。

2002年3月1日

（社）日本麻酔科学会学術委員会<br>
麻酔科学用語専門部会<br>
劔物　修

# 麻酔科学用語集第2版の発行にあたって

　麻酔学用語集は1969年に約1,420語28ページの小冊子として発行された。続いて1985年に約3,200語で和英も合わせて掲載され，ページ数も318と大幅に増えて，第1版として初めて書籍の形を取り発行されている。したがって今回の改訂版は，改訂第2版と称することにする。

　第1版が出されて以来，日本麻酔学会の常任委員会の一つとして麻酔用語委員会は，4〜5名の委員が年に5〜6回の会合を持ちながら，この改訂版の発行を目指して，新規に採用する用語を中心の議題としながら会を進めてきた。その間の用語委員を就任順で列記すると，内藤裕史，小長谷九一郎，松木明知，山中郁男，熊澤光生，浅田　章，久場　襄，小栗顕二，菊地博達の9人である。近年，医学は目を見はるばかりの進歩をしたが，麻酔科学においてもその領域の広がりや基礎・臨床両面の研究の深まりは，目ざましいものがあり，麻酔関連用語も日に日に増えて行っているといっても過言ではない。このような現状で，新規に採用すべき語を漏れなく検討することは不可能といえるが，各委員は発行される麻酔科学関連雑誌に目を通し，また最新の麻酔科学関連の成書を分担検討し，新たな採用語の決定とその日本語用語の決定を行った。日本ペインクリニック学会，日本蘇生学会からはそれぞれの用語委員会からの代表者を出してもらい，一緒に検討する会議も行った。旧用語委員長であった稲田　豊，一柳邦男両先生には本改訂第2版の最終段階において精緻な点検をしていただき，適切なる指導を多数いただいた。1991年4月に日本医学会医学用語管理委員会から医学用語辞典が，昨年6月には日本集中治療医学会の集中治療用語集が発行されたが，これらも参考にさせていただいた。

　新規に採用すべき英語用語を日本語としていかに表記すべきかについては多くの困難を伴った。英語の発音に合わせて単にカタカナ表記する方法は，極力避けることにしたが，そういかなかった場合も多い。なかには用語委員会が先導する気概で，決定した新用語もある。これに対して予想されるご批判は次の改訂版に反映させるべく多くのご意見を用語委員会に寄せていただきたい。

　最近の医学論文において，用語を略号化して表記することが多く見受けられるようになった。後天性免疫不全症候群をAIDSとする例にとった場合のように，略語が医学領域に広く行きわたり，その本来の用語が誰にでも正しく認識

され，かつ略語の使用が読む側にとっても視覚的により容易に捕らえられるのに役立つならば，その使用は好ましいと考えられる。しかし，十分普遍化していない多種類の略語を氾濫させた論文は，読み難く読者を混乱させるだけでなく，時には誤った情報を伝える恐れがある。用語委員会は，用語は簡略化せず原用語を全表記することが原則であると考え，第1版に載せた略語は，できるだけ削除することにした。麻酔科学に関連が深く頻用される略語について，略語集として巻末に載せるか否かは，第3版への課題としたい。

新しい用語の採用以外に，第1版に採用されていた用語の中から現時点で不用と思われる用語約210語を削除した。また日本語用語の表記法として，明らかに改めた方がよいと思われるものはそのように変更した。新規採用と削除の結果第2版は約4,700語となり，第1版より約1,500語増えたことになる。

和英に関しては，第1版で使いづらいとの批判のあったアルファベット順より，50音順に変更した。

"麻酔学"が適当であるか"麻酔科学"が適当であるのか決定されていない現状であるが，"麻酔学"，"麻酔医"より"麻酔科学""麻酔科医"の方がより普及し始めている現状を考慮して，本用語集も第1版は麻酔学用語集であったが，本版は麻酔科学用語集とした。

第1版の全国麻酔科医への普及度はいまひとつの感があったが，本改訂版は日本麻酔学会全会員に無料配布されることになった。麻酔学会のこの決断は，麻酔用語委員会として大変喜ばしいことと受け止めている。これを機会に論文執筆の一助にするなどしてより広く，より有効にこの用語集が使われんことを心より希望する。また採用語の不足や，日本語表記法として不適当と思われる用語など不備な点が多々指摘されることが予想されるが，それらの意見を用語委員会に寄せられ，より充実した次の版への発行へと進んでもらうことを切に希望する。

終わりに，編集の実務特に和英の部の作製において，多大の時間と労力を捧げて下さった今井彰氏を始めとする克誠堂出版の社員の方々に深く感謝いたします。

1993年6月1日

日本麻酔学会用語委員会<br>
委員長　熊澤光生<br>
前委員長　内藤裕史

# 麻酔学用語集の改訂にあたって

　麻酔学用語集の改訂が麻酔学用語委員会によって計画されたのは1980年である。1969年にの初版刊以来の麻酔学およびその関係領域での長足の発展に対応するために，改訂版では初版収載の用語の見なおし，新しい用語の導入，採録用語数の大幅な拡大が図られた。また用語集の機能を充実してその実用性を向上させるために，従来の英和用語集の改訂に加えて，新たに和英用語集を編集することにした。

　爾来毎年の日本麻酔学会評議会に採用予定用語を提示し，その承認を受けながら編集作業を行った。作業終了に特に厳格な目標期限を設けなかったこと，採択用語数が大幅に増えたこと，誤りなきを期して慎重に討議を重ねたこと，和英用語集の編集は全く初めての経験であったこと，などいくつかの理由で，当初予期したよりは刊行が大いに遅れたことを会員各位におわび申し上げなければならない。

　今回の作業で採用語数は英和和英とも約3200語となり，本用語集の実用性は格段に増大したと私ども用語委員は信じている。用語の採択や訳語の選択には，用語委員の中でさえも意見の一致が容易には得られなかったことがしばしばあったのは，仕事の性質上当然である。この用語集は現状では最上の妥協の結果であるといってよい。

　この作業の最中にも新しい言葉が産れ続け，用語の解釈に変化が生じ続けている。私どもの学識経験の不足から，重要な用語で採録もれになったものも多数にのぼるはずである。略語や略号についてもまとめるのが用語集としては親切であろうが，私どもの力では及ばなかったのが心残りである。これらに対応するための作業が続けられなければならないが，それは次期の麻酔用語委員会の労にゆだねたい。

　この用語集が将来のよりよい用語集作成の基盤となり，また学会員各位の英語文献利用や英文論文執筆の一助となることができれば，私どもにとって無上の喜びである。

　終わりにこの用語集の改訂作業を辛抱づよく見守って下さった歴代の日本麻

酔学会長や会員各位に感謝の意を表したい。また編集の実務に多大の時間と労力を捧げて下さった克誠堂出版㈱今井彰氏，組み直しの多い印刷を根気よくして下さった明石印刷㈱に深謝する次第である。
 1985年5月2日

日本麻酔学会用語委員会<br>委員長　一柳邦男

## 麻酔用語委員会

1980年度
 委員長：一柳邦男
 委　員：稲田　豊，上山英明，藤田俊夫，藤森　貢

1981年度
 委員長：一柳邦男
 委　員：稲田　豊，上山英明，藤森　貢

1982年度
 委員長：一柳邦男
 委　員：稲田　豊，上山英明，藤森　貢

1983年度
 委員長：一柳邦男
 委　員：稲田　豊，上山英明，藤森　貢

1984年度
 委員長：一柳邦男
 委　員：稲田　豊，上山英明，藤森　貢

1985年度
 委員長：内藤裕史
 委　員：一柳邦男，小長谷九一郎，松木明知

1986年度
 委員長：内藤裕史
 委　員：小長谷九一郎，松木明知，山中郁男

1987年度
 委員長：内藤裕史
 委　員：熊澤光生，小長谷九一郎，松木明知，山中郁男

1988年度
 委員長：内藤裕史
 委　員：熊澤光生，小長谷九一郎，松木明知，山中郁男

1989年度
　委員長：内藤裕史
　委　員：熊澤光生, 小長谷九一郎, 松木明知, 山中郁男
1990年度
　委員長：内藤裕史
　委　員：熊澤光生, 小長谷九一郎, 松木明知, 山中郁男
1991年度
　委員長：熊澤光生
　委　員：久場　襄, 内藤裕史, 山中郁男, 浅田　章
1992年度
　委員長：熊澤光生
　委　員：小栗顕二, 菊地博達, 久場　襄, 浅田　章
1993年度
　委員長：小栗顕二
　委　員：菊地博達, 久場　襄, 浅田　章
1994年度
　委員長：小栗顕二
　委　員：菊地博達, 久場　襄, 浅田　章
1995年度
　委員長：小栗顕二
　委　員：菊地博達, 久場　襄, 浅田　章
1996年度
　委員長：小栗顕二
　委　員：菊地博達, 久場　襄, 浅田　章
1997年度
　委員長：小栗顕二
　委　員：菊地博達, 太城力良, 外須美夫
1998年度
　委員長：太城力良
　委　員：稲田英一, 北村征治, 津田喬子

1999年度

　委員長：劔物　修

　委　員：太城力良，稲田英一，北村征治，津田喬子，槇田浩史

2000年度

　委員長：劔物　修

　委　員：稲田英一，北村征治，津田喬子，槇田浩史

## 学術委員会麻酔科学用語専門部会

2001年度（社団法人化後）

　部 会 長：劔物　修

　副部会長：槇田浩史

　委　　員：津田喬子，稲田英一，北村征治，太城力良

## 国際関連学会の組織および会議

**日米(米日)麻酔科学会議**　Japan-America (America-Japan) Anesthesia Congress
**米国麻酔科学会年次総会**　American Society of Anesthesiologists (ASA) Annual Meeting
**アセアン麻酔科学会**　ASEAN Congress of Anaesthesiologists
**アジア・オーストラレーシア麻酔科学会**　Asian-Australasian Congress of Anaesthesiologists (AACA)
**ヨーロッパ麻酔科学会**　European Congress of Anaesthesiology
**日韓(韓日)合同麻酔科学シンポジウム**　Japanese-Korean (Korean-Japanese) Joint Anesthesia Symposium
**日中(中日)臨床麻酔科学シンポジウム**　Japanese-Sino (Sino-Japanese) Clinical Anesthesia Symposium on Clinical Anesthesiology
**世界麻酔科学会議**　World Congress of Anaesthesiologists (WCA)
**世界麻酔科学会連合**　World Federation of Societies of Anaesthesiologists (WFSA)

# 日本麻酔科学会関係機関

**日本麻酔科学会**　Japanese Society of Anesthesiologists (JSA)
**名誉会員**　Honorable Member
**理事会**　Board of Directors
**理事長**　President of the JSA
**常務理事**　Standing Member of the Board of Directors
**理事**　Director
**監事**　Inspector
**代議員会**　House of Delegates
**代議員**　Delegate
**標榜医**　Registered Anesthesiologist
**指導医**　Board Certified Anesthesiologist
**指導病院**　Certified Training Hospital
**会長**　President of the Annual Meeting
**副会長**　Vice-President of the Annual Meeting

## 各委員会・専門部会一覧表 (英訳)

**総務委員会** Committee on Administrative Affairs
**財務委員会** Committee on Finance
**教育委員会** Committee on Education
**倫理委員会** Committee on Ethics
**安全委員会** Committee on Patient Safety and Risk Management
**交流委員会** Committee on Domestic and International Affairs
**学術委員会** Committee on Scientific Affairs
**広報委員会** Committee on Public Relations
**将来構想検討専門部会** Subcommittee on Future Projects
**社会保険専門部会** Subcommittee on Health Insurance
**生涯教育専門部会** Subcommittee on Continuing Medical Education
**認定制度専門部会** Subcommittee on Authorization of Speciality
**麻酔指導医認定専門部会** Subcommittee on Board Qualification
**倫理問題検討専門部会** Subcommittee on Practical Ethics
**手術室安全対策専門部会** Subcommittee on Safety in the Operating Rooms
**麻酔関連機器JIS規格専門部会** Subcommittee on Japanese Industrial Standards (JIS) for anesthesia related equipments
**医療事故専門部会** Subcommittee on Malpractice
**薬剤対策専門部会** Subcommittee on Drugs
**国際交流専門部会** Subcommittee on International Affairs
**救急医療対策専門部会** Subcommittee on Critical Care Medicine and Trauma Medicine
**機関誌編集専門部会** Editorial Board, Jounal of Anesthesia
**麻酔科学用語専門部会** Subcommittee on Anesthesia Terminology
**学会賞管理専門部会** Subcommittee on Distinguished Awards
**学術大会等プログラム企画専門部会** Subcommittee on Scientific Programs of Annul Meeting
**公益事業推進専門部会** Subcommittee on Promotion of Utilities

**ホームページ管理専門部会** Subcommittee on Electric Media and Information Technology

**ニュースレター編集専門部会** Subcommittee on Newsletter

**報道関係対策専門部会** Subcommittee on Public Correspondence

# 用 例

## 1．収録語
　収録語は英和見出し語として4,121語，和英見出し語として4,008語，英語の略語として493語を採録した。

## 2．見出し語の配列と記載法
1) 見出し語は原則として米国語綴りを採用した。

　　例：**anesthesia**（英国語綴り anaesthesia），**cesarean**（同 caesarean）

2) 見出し語は，Webster辞典方式（Webster's Third New International Dictionary準拠）によりアルファベット順に配列した。すなわち，複合語は全体を一つの用語とみなして配列した。

　　例：**spinal anesthesia** は anesthesia の項ではなく，【S】の項にのみ配列した。

3) 慣用されている略字や略語がある場合は，見出し語のあとに（　）で示した。ただし，略語を論文に採用する場合には，初出時には full spelling あるいは日本語訳を併記することを勧める。

　　例：**minimum alveolar concentration (MAC)**

4) ギリシャ文字は，英語のスペルに直して配列し，日本語訳にはギリシャ文字を用いた。

　　例：**beta-blocker**　β遮断薬

5) 解剖学名，薬品名は原則として収載しなかった。

## 3．訳　語
1) 訳語に用いる数字として，漢数字，アラビア数字，ローマ数字などがある。これらの使用方針は日本医学会用語管理委員会も保留している。熟語的要素が強いものは漢数字を用い，数値的要素が強いものはアラビア数字を用いたが，その区別は明確にはできなかった。

　　例：アデノシン三リン酸，二酸化炭素，二次救命処置，四連反応比…漢数字
　　　　**1秒率，1回換気量，50％致死量**　……………………………アラビア数字

**アンチトロンビンIII** ……………………………………ローマ数字
2）人名は訳語においては，該当名の母国での発音に近いと考えたものをカタカナで示し，（　）内に原語を記載したが，使用時には併記する必要はない。

　　例：**マッキントッシュ（Macintosh）型喉頭鏡**

3）病名，術式などの最後の語句として，「症，術，法」などを用いるのが慣例であった。今回は，省略可能なものはできるだけ削除したが，省略しないのが慣例と考えた場合は［　］内に「症，術，法」などを付し，省略不可能なものはそれのみを採用した。

　　例：**general anesthesia**　全身麻酔 ……………………………「法」の省略
　　　　**hyperkalemia**　高カリウム血［症］………………………………省略可能
　　　　**pulmonary fibrosis**　肺線維症 …………………………………省略不可

4）直訳をできるだけ避け，意訳や日本語として理解しやすい語順を念頭においた。

　　例：**patient-controlled analgesia**　自己調節鎮痛，自己疼痛管理
　　　　**positive end-expiratory pressure**　呼気終末陽圧
　　　　**end-tidal anesthetic concentration**　呼気終末麻酔薬濃度
　　　　**end-diastolic pressure**　拡張終期圧

5）一つの英語の用語に対して，二つ以上の訳語の選択が困難な場合は専門部会が優先度が高いと判断したものを先に記載した。また，名詞と形容詞が同一であるものや，内容が異なる訳語がある場合も併記した。この区別は明示していない。

　　例：**anesthetic**　麻酔薬，麻酔の，感覚脱失の，無感覚の
　　　　**regional anesthesia**　区域麻酔，局所麻酔

6）日本語に直すことが困難な語の読みは，なるべく英語の発音に近いカタカナで示した。

　　例：**allodynia**　異痛，アロディニア

　　ただし，定着した慣用綴りがある場合はその綴りを採った。

　　例：**anaphylaxis**　アナフィラキシー

4．ふりがな
1）和英辞書の作成に供するためのふりがなを，英和においても記載した。
2）複数の読みが使用されている場合は併記した。
　　例：**蛇管**　じゃかん，だかん
3）「**楔入圧**　せつにゅうあつ」については「きつにゅうあつ」は辞書にない読みなので除外した。
4）重箱読みした方が音として意味が理解しやすいものは，あえて重箱読みを採用した。
　　例：**人工鼻**　じんこうばな

# 医薬品の日本語表記についての指針

　学術論文などに医薬品名を使用する場合には，一般名を用いるのが原則である。WHOでは正確な情報伝達と検索のため一つの医薬品には一つの一般名が対応するように，国際一般名称（International Nonproprietary Names：INN）を定めている。日本ではこのINNを日本語表記したものを一般名（Japanese Accepted Names：JAN）としており，その表記の方法は平成3年5月の「医薬品の一般的名称の取扱いについて」（(旧)厚生省薬務局長通知　薬発第509号および同新医薬品課長通知　薬新薬第23号）に因っている。

　個々の薬品のINNとJANは「日本医薬品集」（日本医薬情報センター編，じほう）に収載されている。これらは科学の分野だけでなく，行政上も一般名として扱われている。臨床使用薬品の場合は薬品添付文書を参考にしてもよい。しかし，フェンタニル（JAN）とフェンタニール（日本薬局方）のように両者で一般名が異なる場合がある。このような場合，麻酔科学用語としては「日本医薬品集」を従来より優先している（同書では局方名が異なる場合「方別」としてJANに併記している）。

　以下に示す薬品名は，日本語一般名（JAN）と，慣習的に使用されてきた名称と異なるのため，注意を要する。国際一般名（INN）とともに例示する。
　用語専門部会は，原則として一般名を使用することを強く勧める。

| 国際一般名 | 使用すべき一般名 | 慣習名 |
| --- | --- | --- |
| halothane | ハロタン | ハロセン |
| isoflurane | イソフルラン | イソフルレン |
| sevoflurane | セボフルラン | セボフルレン |
| thiamylal | チアミラール | サイアミラール |
| thiopental | チオペンタール | サイオペンタール |
| propofol | プロポフォール | プロポフォル |
| carbon dioxide | 二酸化炭素 | 炭酸ガス |
| nitrous oxide | 亜酸化窒素 | 笑気 |
| suxamethonium | スキサメトニウム | サクシニルコリン |
| vecuronium | ベクロニウム | ベキュロニウム |
| dopamine | ドパミン | ドーパミン |

# 処方に使用される主なラテン語

| 略語 | | 訳語 |
|---|---|---|
| a.c. | ante cibum | 食前 |
| ad. | adde, addatur | 加えよ |
| add. | addatur, adde | 加えよ |
| ad lib. | ad libitum | 任意量 |
| aq. | aqua | 水 |
| aq.dest. | aqua destillata | 蒸留水 |
| b.i.d. | bis in die | 1日2回 |
| d. | dies | 日 |
| d.d. | de die | 毎日 |
| do | ditto | 同上 |
| d.seq. | die sequente | 翌日 |
| e.g. | exempli gratia | たとえば |
| et | et | および |
| h. | hora | 時間 |
| h.d. | hora decubitus | 就眠時 |
| h.s. | hora somni | 就眠時 |
| id. | idem | 同上，同じ |
| i.e. | id est | すなわち |
| m. | mane | 朝 |
| m.d. | more dicto | 指示の通り |
| n. | nocte | 夜 |
| NPO | nil per os, non per os | 経口摂取なし，絶飲食 |
| o.m. | omni mane | 毎朝 |
| o.n. | omni nocte | 毎晩 |
| p.c. | post cibum | 食後 |
| p.o. | per os | 経口 |
| p.r.n. | pro re nata | 必要に応じて |
| pulv. | pulvis | 粉末 |
| q.d. | quaque die | 毎日 |

| 略語 | | 訳語 |
| --- | --- | --- |
| q.h. | quaque hora | 毎時 |
| q.i.d. | quater in die | 1日4回 |
| q.l. | quantum libet | 好むだけ |
| q.p. | quantum placet | 好みの量 |
| q.q.h. | quaque quarta hora | 4時間ごとに |
| q.s. | quantum satis, quantum sufficiat | 十分量 |
| q.v. | quantum volueris, quantum vis | 欲するだけ |
| R. | recipe | 服用せよ，処方せよ |
| r.e.p. | reperatur | 反復せよ |
| Rp. | recipe | 服用せよ，処方せよ |
| Rx. | recipe | 服用せよ，処方せよ |
| s. | sine | なし，除いて |
| s.o.s. | si opus sit | 必要ならば |
| ss. | semis | 半量 |
| stat. | statim | ただちに |
| syr. | syrupus | シロップ |
| tab. | tabella | 錠剤 |
| t.i.d. | ter in die | 1日3回 |
| t.m. | tota massa | 全量 |
| Ug. | unguentum | 軟膏 |
| ung. | unguentum | 軟膏 |
| ungt. | unguentum | 軟膏 |
| ut dict. | ut dictum | 指示による |

# ギリシャ文字

| 大文字 | 小文字 | 対応英字 | 対応英語 | 日本語読み |
|---|---|---|---|---|
| A | $\alpha$ | a | alpha | アルファ |
| B | $\beta$ | b | beta | ベータ |
| Γ | $\gamma$ | g | gamma | ガンマ |
| Δ | $\delta$ | d | delta | デルタ |
| E | $\varepsilon$ | e（短音） | epsilon | エプシロン |
| Z | $\zeta$ | z | zeta | ズィータ |
| H | $\eta$ | e（長音） | eta | イータ |
| Θ | $\theta$ | th | theta | シータ |
| I | $\iota$ | i | iota | イオタ |
| K | $\kappa$ | k | kappa | カッパ |
| Λ | $\lambda$ | l | lambda | ラムダ |
| M | $\mu$ | m | mu | ミュー |
| N | $\nu$ | n | nu | ニュー |
| Ξ | $\xi$ | x | xi | グザイ |
| O | $o$ | o（短音） | omicron | オミクロン |
| Π | $\pi$ | p | pi | パイ |
| P | $\rho$ | r | rho | ロー |
| Σ | $\sigma$ | s | sigma | シグマ |
| T | $\tau$ | t | tau | トー（タウ） |
| Υ | $\upsilon$ | y | upsilon | イプシロン |
| Φ | $\phi$ | ph | phi | ファイ |
| X | $\chi$ | ch | chi | カイ |
| Ψ | $\psi$ | ps | psi | サイ |
| Ω | $\omega$ | o（長音） | omega | オメガ |

## べき (冪)

| submultiple | prefix | symbol | multiple | prefix | symbol |
|---|---|---|---|---|---|
| $10^{-1}$ | deci- | d | $10^1$ | deca- | da |
| $10^{-2}$ | centi- | c | $10^2$ | hecto- | h |
| $10^{-3}$ | milli- | m | $10^3$ | kilo- | k |
| $10^{-6}$ | micro- | $\mu$ | $10^6$ | mega- | M |
| $10^{-9}$ | nano- | n | $10^9$ | giga- | G |
| $10^{-12}$ | pico- | p | $10^{12}$ | tera- | T |
| $10^{-15}$ | femto- | f | $10^{15}$ | peta- | P |
| $10^{-18}$ | atto- | a | $10^{18}$ | exa- | E |

英 和

# 【A】

| | |
|---|---|
| abdominal aortic aneurysm (AAA) | 腹部大動脈瘤 ふくぶだいどうみゃくりゅう |
| abdominal breathing | 腹式呼吸 ふくしきこきゅう |
| abdominal distention | 腹部膨満 ふくぶぼうまん, 腹部膨隆 ふくぶぼうりゅう |
| abdominal pain | 腹痛 ふくつう |
| abdominal paracentesis | 腹腔穿刺 ふくくうせんし |
| abdominal pressure | 腹腔内圧 ふくくうないあつ |
| abdominal reflex | 腹壁反射 ふくへきはんしゃ |
| abdominal respiration | 腹式呼吸 ふくしきこきゅう |
| aberrant conduction | 変行伝導 へんこうでんどう |
| ablation | 剥離 はくり, 離解 りかい, 切除 せつじょ, 切断 せつだん, 焼灼 しょうしゃく |
| abortion | 流産 りゅうざん |
| abortive infection | 不発感染 ふはつかんせん, 不全感染 ふぜんかんせん, 頓挫感染 とんざかんせん |
| abrasion | 剥離 はくり, 剥脱 はくだつ |
| abruption | 剥離 はくり |
| abruption of placenta | 胎盤早期剥離 たいばんそうきはくり |
| abscess | 膿瘍 のうよう |
| absolute alcohol | 無水アルコール むすいあるこーる |
| absolute arrhythmia | 絶対不整脈 ぜったいふせいみゃく |
| absolute humidity | 絶対湿度 ぜったいしつど |
| absolute refractory period | 絶対不応期 ぜったいふおうき |
| absorbance | 吸収度 きゅうしゅうど, 吸光度 きゅうこうど |
| absorbed dose | 吸収量 きゅうしゅうりょう |
| absorbent | 吸収剤 きゅうしゅうざい |
| absorption | 吸収 きゅうしゅう, 吸着 きゅうちゃく |
| absorption coefficient | 吸収係数 きゅうしゅうけいすう |
| absorption curve | 吸収曲線 きゅうしゅうきょくせん |
| abstinence symptom | 禁断症状 きんだんしょうじょう |
| abstinence syndrome | 禁断症候群 きんだんしょうこうぐん |
| abuse | 乱用 らんよう |
| acceleration time | 加速時間 かそくじかん |

| | |
|---|---|
| acceleromyograph | 加速度感知型筋弛緩モニター かそくどかんちがたきんしかんもにたー |
| accelometry | 加速度計測 かそくどけいそく |
| accessory conduction pathway | 副伝導路 ふくでんどうろ |
| accessory pathway | 副伝導路 ふくでんどうろ |
| accident | 偶発症 ぐうはつしょう, 不慮の事故 ふりょのじこ, 災害 さいがい |
| accidental death | 偶発死 ぐうはつし, 事故死 じこし, 災害死 さいがいし |
| accidental dural puncture | 偶発的硬膜穿刺 ぐうはつてきこうまくせんし |
| accidental extubation | 偶発抜管 ぐうはつばっかん, 事故抜管 じこばっかん |
| accumulated dose | 蓄積量 ちくせきりょう, 蓄積線量 ちくせきせんりょう |
| accumulation | 蓄積 ちくせき |
| acetate | 酢酸塩 さくさんえん |
| acetic acid | 酢酸 さくさん |
| acetone body | アセトン体 あせとんたい |
| aching pain | うずく痛み うずくいたみ |
| acid aspiration | 胃酸吸引 いさんきゅういん |
| acid-base | 酸塩基 さんえんき |
| acid-base balance | 酸塩基平衡 さんえんきへいこう |
| acid-base equilibrium | 酸塩基平衡 さんえんきへいこう |
| acid-base imbalance | 酸塩基平衡異常 さんえんきへいこういじょう |
| acid-base regulation | 酸塩基調節 さんえんきちょうせつ |
| acid-citrate-dextrose (ACD) | クエン酸-クエン酸塩-ブドウ糖 くえんさんくえんさんえんぶどうとう |
| acid-citrate-dextrose solution (ACD solution) | ACD液 ACDえき |
| acid diuresis | 酸性化利尿 さんせいかりにょう |
| acidemia | 酸血[症] さんけつ[しょう] |
| acidification | 酸性化 さんせいか |
| acidifying diuretic | 酸性化利尿薬 さんせいかりにょうやく |
| acidity | 酸[性]度 さん[せい]ど |
| acidosis | アシドーシス あしどーしす |
| acquired immunity | 後天免疫 こうてんめんえき, 獲得免疫 かくとくめんえき |
| acquired immunodeficiency syndrome (AIDS) | 後天性免疫不全症候群 こうてんせいめんえきふぜんしょうこうぐん, エイズ えいず |

| | |
|---|---|
| acquisition | 習得 しゅうとく，獲得 かくとく |
| acrocyanosis | 肢端チアノーゼ したんちあのーぜ，肢端青色症 したんせいしょくしょう |
| acromegaly | 先端巨大症 せんたんきょだいしょう，末端肥大症 まったんひだいしょう |
| actin | アクチン あくちん |
| action current | 活動電流 かつどうでんりゅう |
| action mechanism | 作用機序 さようきじょ |
| action potential | 活動電位 かつどうでんい |
| action potential amplitude | 活動電位振幅 かつどうでんいしんぷく |
| action potential duration | 活動電位持続時間 かつどうでんいじぞくじかん |
| action tremor | 動作時振戦 どうさじしんせん |
| activated charcoal | 活性炭 かっせいたん |
| activated clotting time (ACT) | 活性凝固時間 かっせいぎょうこじかん |
| activated coagulation time (ACT) | 活性凝固時間 かっせいぎょうこじかん |
| activated partial thromboplastin time (APTT) | 活性化部分トロンボプラスチン時間 かっせいかぶぶんとろんぼぷらすちんじかん |
| activated protein C (APC) | 活性化プロテインC かっせいかぷろていんC |
| activation energy | 活性化エネルギー かっせいかえねるぎー |
| activator | 賦活体 ふかつたい，活性化物質 かっせいかぶっしつ，活性薬 かっせいやく |
| active carrier | 活動性保菌者 かつどうせいほきんしゃ |
| active immunity | 能動免疫 のうどうめんえき |
| active oxygen | 活性酸素 かっせいさんそ |
| active transport | 能動輸送 のうどうゆそう |
| activities of daily living (ADL) | 日常生活能 にちじょうせいかつのう，日常生活活動性 にちじょうせいかつかつどうせい |
| activity coefficient | イオン活動度係数 いおんかつどうどけいすう，活動度係数 かつどうどけいすう |
| actmyosin | アクトミオシン あくとみおしん |
| acupuncture | 鍼 はり |
| acupuncture therapy | 鍼治療 はりちりょう |
| acute abdomen | 急性腹症 きゅうせいふくしょう |
| acute detoxification | 急速解毒 きゅうそくげどく |
| acute exposure | 急性曝露 きゅうせいばくろ，急性被曝 きゅうせいひばく |
| acute fatigue | 急性疲労 きゅうせいひろう |

| | |
|---|---|
| acute lung injury (ALI) | 急性肺傷害 きゅうせいはいしょうがい，急性肺損傷 きゅうせいはいそんしょう |
| acute myocardial infarction (AMI) | 急性心筋梗塞 きゅうせいしんきんこうそく |
| acute normovolemic hemodilution | 急性等容積性血液希釈 きゅうせいとうようせきせいけつえききしゃく |
| acute pain | 急性痛 きゅうせいつう |
| acute pain crisis | 急性痛クリーゼ きゅうせいつうくりーぜ |
| acute poisoning | 急性中毒 きゅうせいちゅうどく |
| acute renal failure (ARF) | 急性腎不全 きゅうせいじんふぜん |
| acute respiratory distress syndrome (ARDS) | 急性呼吸促迫症候群 きゅうせいこきゅうそくはくしょうこうぐん |
| acute respiratory failure (ARF) | 急性呼吸不全 きゅうせいこきゅうふぜん |
| acute toxicity | 急性毒性 きゅうせいどくせい |
| acyanotic | 非チアノーゼ性 ひちあのーぜせい |
| Adamkiewicz artery | アダムキーヴィッツ（Adamkiewicz）動脈 あだむきーうぃっつどうみゃく，大根動脈 だいこんどうみゃく |
| Adams-Stokes syndrome | アダムス・ストークス（Adams-Stokes）症候群 あだむすすとーくすしょうこうぐん |
| addict | 常習者 じょうしゅうしゃ |
| addicted patient | 依存患者 いぞんかんじゃ |
| addiction | 嗜癖 しへき，依存[症] いぞん[しょう] |
| additive action | 相加作用 そうかさよう |
| additive effect | 相加効果 そうかこうか |
| adduction atlantodental distance (ADD) | 屈曲環軸歯突起間距離 くっきょくかんじくしとっきかんきょり |
| adenoidectomy | アデノイド切除 あでのいどせつじょ，咽頭扁桃切除 いんとうへんとうせつじょ |
| adenoidectomy & tonsillectomy (A&T) | アデノイド切除・扁桃摘出[術] あでのいどせつじょへんとうてきしゅつ[じゅつ] |
| adenosine monophosphate (AMP) | アデノシン一リン酸 あでのしんいちりんさん |
| adenosine diphosphate (ADP) | アデノシン二リン酸 あでのしんにりんさん |
| adenosine triphosphate (ATP) | アデノシン三リン酸 あでのしんさんりんさん |
| adhesion | 粘着 ねんちゃく，接着 せっちゃく，癒着 ゆちゃく，癒合 ゆごう |
| adhesion molecule | 接着分子 せっちゃくぶんし |

| | |
|---|---|
| adjustable pressure limiting valve | 調節式圧制御弁 ちょうせつしきあつせいぎょべん |
| adjuvant | 併用薬 へいようやく，医薬品添加薬 いやくひんてんかやく，佐薬 さやく |
| adjuvant-induced inflammation | アジュバント誘発炎症反応 あじゅばんとゆうはつえんしょうはんのう |
| administrative autopsy | 行政解剖 ぎょうせいかいぼう |
| admixture | 混合物 こんごうぶつ，混加物 こんかぶつ |
| adolescence | 青年期 せいねんき，青春期 せいしゅんき，未成年期 みせいねんき |
| adrenal crisis | 副腎クリーゼ ふくじんくりーぜ |
| adrenal insufficiency | 副腎不全 ふくじんふぜん |
| adrenalectomy | 副腎摘出 ふくじんてきしゅつ |
| adrenergic blocking drug | アドレナリン[作動性]受容体遮断薬 あどれなりん[さどうせい]じゅようたいしゃだんやく，アドレナリン遮断薬 あどれなりんしゃだんやく |
| adrenergic drug | アドレナリン受容体作動薬 あどれなりんじゅようたいさどうやく |
| adrenergic function | アドレナリン作動性機能 あどれなりんさどうせいきのう |
| adrenergic inhibitor | アドレナリン[作動性]受容体遮断薬 あどれなりん[さどうせい]じゅようたいしゃだんやく，アドレナリン遮断薬 あどれなりんしゃだんやく |
| adrenergic receptor | アドレナリン受容体 あどれなりんじゅようたい |
| adrenergic stimulating drug | アドレナリン[作動性]受容体刺激薬 あどれなりん[さどうせい]じゅようたいしげきやく，アドレナリン刺激薬 あどれなりんしげきやく |
| adrenergic sweating | アドレナリン性発汗 あどれなりんせいはっかん |
| adrenoceptor | アドレナリン受容体 あどれなりんじゅようたい |
| adrenoceptor agonist | アドレナリン[作動性]受容体刺激薬 あどれなりん[さどうせい]じゅようたいしげきやく，アドレナリン刺激薬 あどれなりんしげきやく |
| adrenoceptor antagonist | アドレナリン[作動性]受容体遮断薬 あどれなりん[さどうせい]じゅようたいしゃだんやく，アドレナリン遮断薬 あどれなりんしゃだんやく |
| adrenoceptor blocker | アドレナリン[作動性]受容体遮断薬 あどれなりん[さどうせい]じゅようたいしゃだんやく，アドレナリン遮断薬 あどれなりんしゃだんやく |

| | |
|---|---|
| adrenoceptor drug | アドレナリン受容体作動薬 あどれなりんじゅようたいさどうやく |
| adrenoceptor stimulant | アドレナリン[作動性]受容体刺激薬 あどれなりん[さどうせい]じゅようたいしげきやく, アドレナリン刺激薬 あどれなりんしげきやく |
| adrenocortical hormone | 副腎皮質ホルモン ふくじんひしつほるもん |
| adrenocortical insufficiency | 副腎皮質機能不全 ふくじんひしつきのうふぜん |
| adrenocorticosteroid | 副腎皮質ステロイド ふくじんひしつすてろいど, コルチコステロイド こるちこすてろいど |
| adrenocorticotropic hormone (ACTH) | 副腎皮質刺激ホルモン ふくじんひしつしげきほるもん |
| adrenogenital syndrome | 副腎性器症候群 ふくじんせいきしょうこうぐん |
| adsorbent | 吸着剤 きゅうちゃくざい |
| adsorption | 吸着 きゅうちゃく |
| advanced cardiac life support (ACLS) | 二次心臓救命処置 にじしんぞうきゅうめいしょち |
| advanced life support (ALS) | 二次救命処置 にじきゅうめいしょち |
| advanced stage | 末期 まっき, 進行期 しんこうき, 進展期 しんてんき |
| adventitial cell | 血管外膜細胞 けっかんがいまくさいぼう |
| adverse effect | 副作用 ふくさよう, 有害作用 ゆうがいさよう, 逆効果 ぎゃくこうか |
| adverse event | 有害事象 ゆうがいじしょう |
| adverse reaction | 有害反応 ゆうがいはんのう, 副作用 ふくさよう |
| aerobic infection | 好気性感染 こうきせいかんせん |
| aerobic metabolism | 好気性代謝 こうきせいたいしゃ |
| aerophagia | 空気嚥下[症] くうきえんげ[しょう] |
| aerosol therapy | 噴霧療法 ふんむりょうほう, エアゾール療法 えあぞーるりょうほう |
| aerosolization | エアゾール投与 えあぞーるとうよ, 噴霧化 ふんむか |
| afferent impulse | 求心性インパルス きゅうしんせいいんぱるす |
| affinity | 親和性 しんわせい, 親和力 しんわりょく, 結合性 けつごうせい |
| aftercontraction | 後収縮 こうしゅうしゅく |
| afterdepolarization | 後脱分極 こうだつぶんきょく |
| afterdrop | 残効低下 ざんこうていか |

| | |
|---|---|
| aftereffect | 残効 ざんこう，後効果 こうこうか，後続作用 こうぞくさよう |
| afterhyperpolarization | 後過分極 こうかぶんきょく |
| afterload | 後負荷 こうふか |
| afterload reduction | 後負荷軽減 こうふかけいげん |
| afterpotential | 後電位 こうでんい |
| agglutination | 凝集反応 ぎょうしゅうはんのう |
| agglutinin | 凝集素 ぎょうしゅうそ |
| aggregation | 凝集 ぎょうしゅう，集合 しゅうごう |
| agnosia | 失認 しつにん，認知不能 にんちふのう |
| agonal breathing | 末期呼吸 まっきこきゅう |
| agonist | 刺激薬 しげきやく，アゴニスト あごにすと |
| air bronchogram | 気管支含気像 きかんしがんきぞう，気管支透亮 きかんしとうりょう |
| air embolism | 空気塞栓 くうきそくせん |
| air encephalogram | 気脳図 きのうず |
| air flow | 気流[量] きりゅう[りょう] |
| air fluid level | 空気液面 くうきえきめん，ニボー にぼー |
| air hunger | 空気飢餓 くうききが，クスマウル(Kussmaul)大呼吸 くすまうるだいこきゅう |
| air-liquid interface | 気液界面 きえきかいめん，気相液相界面 きそうえきそうかいめん |
| air pollution | 大気汚染 たいきおせん |
| Air Pollution Control Act | 大気汚染防止法 たいきおせんぼうしほう |
| air release valve | 安全弁 あんぜんべん，空気開放弁 くうきかいほうべん |
| air space | 気腔 きくう，ガス像 がすぞう |
| air trapping | 空気とらえこみ くうきとらえこみ，空気トラッピング くうきとらっぴんぐ |
| air velocity index | 気速指数 きそくしすう |
| airway | 気道 きどう，エアウェイ えあうぇい |
| airway closure | 気道閉鎖 きどうへいさ |
| airway conductance | 気道コンダクタンス きどうこんだくたんす |
| airway control | 気道確保 きどうかくほ |
| airway obstruction | 気道閉塞 きどうへいそく |
| airway occlusion pressure | 気道閉塞圧 きどうへいそくあつ |
| airway pressure | 気道[内]圧 きどう[ない]あつ |

| | |
|---|---|
| airway pressure release ventilation (APRV) | 気道圧開放換気 きどうあつかいほうかんき |
| airway resistance | 気道抵抗 きどうていこう |
| airway stenosis | 気道狭窄 きどうきょうさく |
| akinesia | 壁運動消失 へきうんどうしょうしつ, アキネジア あきねじあ |
| akinesis | 運動不能 うんどうふのう, 無動 むどう, 失動 しつどう |
| alarm reaction | 警告反応 けいこくはんのう |
| alaryngeal voice production | 人工喉頭発声法 じんこうこうとうはっせいほう |
| alcoholic encephalopathy | アルコール性脳障害 あるこーるせいのうしょうがい, アルコール性脳症 あるこーるせいのうしょう |
| alcoholic intoxication | アルコール中毒 あるこーるちゅうどく |
| alcoholic liver cirrhosis | アルコール性肝硬変 あるこーるせいかんこうへん |
| alcoholic neuropathy | アルコール神経障害 あるこーるしんけいしょうがい |
| alcoholism | アルコール依存症 あるこーるいぞんしょう, アルコール中毒 あるこーるちゅうどく |
| alert wakefulness | 完全覚醒 かんぜんかくせい |
| alertness | 覚醒 かくせい |
| alexithymia | 失感情症 しつかんじょうしょう, 感情表出言語欠損症 かんじょうひょうしゅつげんごけっそんしょう, アレキシチミア あれきしちみあ |
| algesia | 痛覚過敏 つうかくかびん |
| algesic substance | 発痛物質 はっつうぶっしつ |
| algesimetry | 痛覚測定 つうかくそくてい |
| algesi[o]meter | 痛覚計 つうかくけい, 疼痛計 とうつうけい, 圧痛計 あっつうけい |
| algogenic substance | 発痛物質 はっつうぶっしつ |
| algology | 疼痛学 とうつうがく |
| algorithm | アルゴリズム あるごりずむ, 算法 さんぽう |
| alimentary tract | 消化管 しょうかかん |
| alimentation | 栄養法 えいようほう |
| alkalemia | アルカリ血[症] あるかりけつ[しょう] |
| alkali reserve | アルカリ予備 あるかりよび, 予備アルカリ よびあるかり |
| alkaline diuresis | アルカリ化利尿 あるかりかりにょう |
| alkalinity | アルカリ度 あるかりど |
| alkalization | アルカリ化 あるかりか |

| | |
|---|---|
| alkalosis | アルカローシス あるかろーしす |
| alkaluria | アルカリ尿 あるかりにょう |
| alkylating agent | アルキル化薬 あるきるかやく |
| all fresh air system | 全新鮮空気式空調 ぜんしんせんくうきしきくうちょう, 全新鮮空気システム ぜんしんせんくうきしすてむ |
| all or none law | 悉無律 しつむりつ, 全か無かの法則 ぜんかむかのほうそく |
| allergen | アレルゲン あれるげん |
| allergic bronchitis | アレルギー性気管支炎 あれるぎーせいきかんしえん |
| allergic dermatitis | アレルギー性皮膚炎 あれるぎーせいひふえん |
| allergic diathesis | アレルギー体質 あれるぎーたいしつ, アレルギー素質 あれるぎーそしつ |
| allergic disease | アレルギー疾患 あれるぎーしっかん |
| allergic reaction | アレルギー反応 あれるぎーはんのう |
| allergic rhinitis | アレルギー性鼻炎 あれるぎーせいびえん |
| allergization | アレルギー化 あれるぎーか |
| alloantibody | アロ抗体 あろこうたい, 同類抗体 どうるいこうたい |
| allodynia | 異痛 いつう, アロディニア あろでぃにあ |
| alloesthesia | 部位錯誤 ぶいさくご, 異所感覚 いしょかんかく |
| allogen[e]ic immunity | 同種免疫 どうしゅめんえき |
| allograft | 同種移植片 どうしゅいしょくへん |
| allograft rejection | 同種移植片拒絶 どうしゅいしょくへんきょぜつ |
| allosteric | アロステリック《酵素の活性部以外の》 あろすてりっく, 分子変容 ぶんしへんよう |
| allotransplantation | 同種移植 どうしゅいしょく |
| allowance | 許容量 きょようりょう |
| alpha-adrenergic blocking drug | [アドレナリン作動性] α受容体遮断薬 [あどれなりんさどうせい]あるふぁじゅようたいしゃだんやく |
| alpha-adrenergic drug | [アドレナリン作動性] α受容体 [あどれなりんさどうせい]あるふぁじゅようたい |
| alpha-adrenergic receptor | [アドレナリン作動性] α受容体 [あどれなりんさどうせい]あるふぁじゅようたい |
| alpha-adrenoceptor | [アドレナリン作動性] α受容体 [あどれなりんさどうせい]あるふぁじゅようたい |
| alpha-adrenoceptor agonist | [アドレナリン作動性] α受容体刺激薬 [あどれなりんさどうせい]あるふぁじゅようたいしげきやく |

| | |
|---|---|
| alpha-adrenoceptor stimulant | ［アドレナリン作動性］α受容体刺激薬 ［あどれなりんさどうせい］あるふぁじゅようたいしげきやく |
| alpha-adrenoceptor blocker | ［アドレナリン作動性］α受容体遮断薬 ［あどれなりんさどうせい］あるふぁじゅようたいしゃだんやく |
| alpha-antagonist | α遮断薬 あるふぁしゃだんやく，αアンタゴニスト あるふぁあんたごにすと |
| alpha-blocker | ［アドレナリン作動性］α受容体遮断薬 ［あどれなりんさどうせい］あるふぁじゅようたいしゃだんやく，α遮断薬 あるふぁしゃだんやく |
| alpha-blocking drug | ［アドレナリン作動性］α受容体遮断薬 ［あどれなりんさどうせい］あるふぁじゅようたいしゃだんやく，α遮断薬 あるふぁしゃだんやく |
| alpha motoneuron | α運動ニューロン あるふぁうんどうにゅーろん |
| alpha-receptor | α受容体 あるふぁじゅようたい |
| alpha-receptor blocking drug | ［アドレナリン作動性］α受容体遮断薬 ［あどれなりんさどうせい］あるふぁじゅようたいしゃだんやく |
| alpha rhythm | αリズム あるふぁりずむ，α波 あるふぁは |
| alpha-stimulant | ［アドレナリン作動性］α受容体刺激薬 ［あどれなりんさどうせい］あるふぁじゅようたいしげきやく，α刺激薬 あるふぁしげきやく |
| alpha-stimulating drug | ［アドレナリン作動性］α受容体刺激薬 ［あどれなりんさどうせい］あるふぁじゅようたいしげきやく，α刺激薬 あるふぁしげきやく |
| alteration | 変調 へんちょう，変質 へんしつ，変性 へんせい |
| alternance | 交代 こうたい，交互 こうご |
| alternate pathway | 副経路 ふくけいろ，代替経路 だいたいけいろ |
| alternating pulse | 交互脈 こうごみゃく，交代脈 こうたいみゃく |
| alternative pathway | 副経路 ふくけいろ，代替経路 だいたいけいろ |
| alveolar air | 肺胞気 はいほうき |
| alveolar anoxia | 肺胞性無酸素［症］はいほうせいむさんそ［しょう］ |
| alveolar-arterial difference | 肺胞-動脈血較差 はいほうどうみゃくけつかくさ |
| alveolar-arterial oxygen tension difference (A-aDO$_2$) | 肺胞-動脈血酸素分圧較差 はいほうどうみゃくけつさんそぶんあつかくさ |
| alveolar breathing sound | 肺胞呼吸音 はいほうこきゅうおん |
| alveolar-capillary barrier | 肺胞毛細管関門 はいほうもうさいかんかんもん |
| alveolar dead space | 肺胞死腔 はいほうしくう |

| | |
|---|---|
| alveolar edema | 肺胞水腫 はいほうすいしゅ，肺胞浮腫 はいほうふしゅ |
| alveolar equation | 肺胞式 はいほうしき |
| alveolar fluid clearance | 肺胞液クリアランス はいほうえきくりあらんす |
| alveolar gas | 肺胞気 はいほうき |
| alveolar gas exchange | 肺胞ガス交換 はいほうがすこうかん |
| alveolar hypoventilation | 肺胞低換気 はいほうていかんき |
| alveolar hypoxia | 肺胞性低酸素[症] はいほうせいていさんそ[しょう] |
| alveolar lining layer | 肺胞被覆層 はいほうひふくそう |
| alveolar macrophage | 肺胞マクロファージ はいほうまくろふぁーじ |
| alveolar oxygen partial pressure | 肺胞酸素分圧 はいほうさんそぶんあつ |
| alveolar pressure | 肺胞[内]圧 はいほう[ない]あつ |
| alveolar proteinosis | 肺胞タンパク症 はいほうたんぱくしょう |
| alveolar space | 肺胞腔 はいほうくう |
| alveolar ventilation | 肺胞換気[量] はいほうかんき[りょう] |
| alveolar ventilation volume | 肺胞換気量 はいほうかんきりょう |
| ambient temperature | 環境温 かんきょうおん，外気温 がいきおん |
| ambient temperature and pressure-saturated with water vapor (ATPS) | 室温大気圧水蒸気飽和状態 しつおんたいきあつすいじょうきほうわじょうたい |
| ambulatory anesthesia | 日帰り麻酔 ひがえりますい，外来麻酔 がいらいますい |
| ambulatory electrocardiographic monitoring | 携帯型心電図監視 けいたいがたしんでんずかんし |
| ambulatory surgery | 日帰り手術 ひがえりしゅじゅつ，外来手術 がいらいしゅじゅつ |
| amnesia | 記憶喪失 きおくそうしつ，健忘 けんぼう |
| amniocentesis | 羊水穿刺 ようすいせんし |
| amniotic [fluid] embolism | 羊水塞栓 ようすいそくせん |
| amplitude | 振幅 しんぷく |
| amyelinated nerve fiber | 無髄神経線維 むずいしんけいせんい |
| amyelotrophy | 脊髄萎縮 せきずいいしゅく |
| amyotonia | 筋無緊張[症] きんむきんちょう[しょう] |
| amyotrophic lateral sclerosis (ALS) | 筋萎縮性側索硬化症 きんいしゅくせいそくさくこうかしょう |
| amyotrophy | 筋萎縮 きんいしゅく |
| anabolism | 同化 どうか |

| | |
|---|---|
| anaerobe | 嫌気性菌 けんきせいきん, 嫌気性生物 けんきせいせいぶつ |
| anaerobic bacteria | 嫌気性菌 けんきせいきん |
| anaerobic culture | 嫌気培養 けんきばいよう |
| anaerobic infection | 嫌気性感染[症] けんきせいかんせん[しょう] |
| anaerobic metabolism | 嫌気性代謝 けんきせいたいしゃ |
| anaerobic respiration | 嫌気性呼吸 けんきせいこきゅう |
| anaerobic threshold | 無酸素閾値 むさんそいきち |
| anal sphincter | 肛門括約筋 こうもんかつやくきん |
| analeptic | 興奮薬 こうふんやく, 興奮性の こうふんせいの |
| analgesia | 鎮痛 ちんつう, 痛覚消失 つうかくしょうしつ |
| analgesic | 鎮痛薬 ちんつうやく, 鎮痛性の ちんつうせいの |
| analgesic action | 鎮痛作用 ちんつうさよう |
| analgesic drug | 鎮痛薬 ちんつうやく |
| analgesic ladder | 段階的疼痛治療 だんかいてきとうつうちりょう, 鎮痛ラダー ちんつうらだー |
| analogous drug | 類似構造薬 るいじこうぞうやく |
| analogue | 類似体 るいじたい, 類似化合物 るいじかごうぶつ, アナログ あなろぐ |
| anaphylactic diathesis | 過敏性素質 かびんせいそしつ |
| anaphylactic reaction | アナフィラキシー反応 あなふぃらきしーはんのう |
| anaphylactic shock | アナフィラキシーショック あなふぃらきしーしょっく |
| anaphylactoid reaction | アナフィラキシー様反応 あなふぃらきしーようはんのう |
| anaphylactoid shock | アナフィラキシー様ショック あなふぃらきしーようしょっく |
| anaphylatoxin | アナフィラトキシン あなふぃらときしん |
| anaphylaxis | アナフィラキシー あなふぃらきしー |
| anastomosis | 吻合 ふんごう |
| anatomical dead space | 解剖学的死腔 かいぼうがくてきしくう |
| anatomical diagnosis | 解剖学的診断 かいぼうがくてきしんだん |
| anemic anoxia | 貧血性無酸素[症] ひんけつせいむさんそ[しょう] |
| anemic hypoxia | 貧血性低酸素[症] ひんけつせいていさんそ[しょう] |
| anencephalia | 無脳症 むのうしょう |
| anesthesia | 麻酔 ますい, 感覚脱失 かんかくだっしつ, 無感覚 むかんかく |
| anesthesia machine | 麻酔器 ますいき |

| | |
|---|---|
| anesthesia record | 麻酔記録 ますいきろく |
| anesthesiologist | 麻酔科医 ますいかい |
| anesthesiology | 麻酔科学 ますいかがく |
| anesthetic | 麻酔薬 ますいやく，麻酔の ますいの，感覚脱失の かんかくだっしつの，無感覚の むかんかくの |
| anesthetic action | 麻酔作用 ますいさよう |
| anesthetic apparatus | 麻酔器 ますいき |
| anesthetic drug | 麻酔薬 ますいやく |
| anesthetic exposure | 麻酔ガス曝露 ますいがすばくろ |
| anesthetic gas scavenging system | 麻酔ガス排除装置 ますいがすはいじょそうち |
| anesthetic instrument | 麻酔機器 ますいきき |
| anesthetic machine | 麻酔器 ますいき |
| anesthetic pollution | 麻酔ガス汚染 ますいがすおせん |
| anesthetic potency | 麻酔力価 ますいりきか |
| anesthetic risk | 麻酔リスク ますいりすく |
| anesthetic toxicity | 麻酔薬毒性 ますいやくどくせい |
| aneurysm | 動脈瘤 どうみゃくりゅう |
| aneurysmal varix | 動脈瘤性静脈瘤 どうみゃくりゅうせいじょうみゃくりゅう |
| aneurysmectomy | 動脈瘤切除 どうみゃくりゅうせつじょ |
| aneurysmorrhaphy | 動脈瘤縫縮 どうみゃくりゅうほうしゅく |
| aneurysmotomy | 動脈瘤切開 どうみゃくりゅうせっかい |
| angialgia | 血管痛 けっかんつう |
| angiectasia | 血管拡張 けっかんかくちょう |
| angina | 狭心症 きょうしんしょう，アンギナ あんぎな，口峡炎 こうきょうえん，扁桃炎 へんとうえん |
| angina at rest | 安静狭心症 あんせいきょうしんしょう |
| angina decubitus | 安静狭心症 あんせいきょうしんしょう |
| angina on effort | 労作性狭心症 ろうさせいきょうしんしょう |
| angina pectoris (AP) | 狭心症 きょうしんしょう |
| anginal attack | 狭心症発作 きょうしんしょうほっさ |
| anginal pain | 狭心痛 きょうしんつう |
| angioedema | 血管性浮腫 けっかんせいふしゅ，血管性水腫 けっかんせいすいしゅ |
| angiogenesis | 血管新生 けっかんしんせい |
| angiogram | 血管造影図 けっかんぞうえいず |
| angiography | 血管造影 けっかんぞうえい |

| | |
|---|---|
| angioneuralgia | 血管性神経痛 けっかんせいしんけいつう |
| angioplasty | 血管形成術 けっかんけいせいじゅつ |
| angioscopy | 血管内視鏡法 けっかんないしきょうほう |
| angiospasm | 血管攣縮 けっかんれんしゅく，血管スパズム けっかんすぱずむ |
| angiotensin converting enzyme (ACE) | アンギオテンシン変換酵素 あんぎおてんしんへんかんこうそ |
| angiotensin converting enzyme inhibitor (ACE-I) | アンギオテンシン変換酵素阻害薬 あんぎおてんしんへんかんこうそがいやく |
| angry backfiring C-nociceptor (ABC) syndrome | 逆転性C線維興奮症候群 ぎゃくてんせいCせんいこうふんしょうこうぐん，ABC症候群 ABCしょうこうぐん |
| anhidrosis | 無汗症 むかんしょう，無発汗 むはっかん |
| anhydrase | 脱水酵素 だっすいこうそ |
| anion | 陰イオン いんいおん |
| anion exchange resin | 陰イオン交換樹脂 いんいおんこうかんじゅし |
| anion gap | 陰イオンギャップ いんいおんぎゃっぷ，アニオンギャップ あにおんぎゃっぷ |
| anisocoria | 瞳孔不同 どうこうふどう |
| annuloplasty | 弁輪形成 べんりんけいせい |
| anode | 陽極 ようきょく |
| anomalous pulmonary venous return | 肺静脈還流異常 はいじょうみゃくかんりゅういじょう，肺血管還流異常 はいけっかんかんりゅういじょう |
| anomaly | 異常 いじょう，奇形 きけい |
| anorexia | 食欲不振 しょくよくふしん |
| anorexia nervosa | 神経性食欲不振 しんけいせいしょくよくふしん |
| anosmia | 嗅覚脱失 きゅうかくだっしつ |
| anoxemia | 無酸素血 むさんそけつ |
| anoxia | 無酸素[症] むさんそ[しょう]，酸素欠乏 さんそけつぼう |
| anoxic anoxia | 酸素欠乏性無酸素[症] さんそけつぼうせいむさんそ[しょう] |
| antacid | 制酸薬 せいさんやく |
| antagonism | 拮抗[作用] きっこう[さよう] |
| antagonist | 拮抗薬 きっこうやく，遮断薬 しゃだんやく，アンタゴニスト あんたごにすと |
| antagonistic action | 拮抗作用 きっこうさよう |

| | |
|---|---|
| antagonistic drug | 拮抗薬 きっこうやく，遮断薬 しゃだんやく |
| antegrade cadioplegia | 順行性心筋保護 じゅんこうせいしんきんほご |
| antegrade conduction | 順行伝導 じゅんこうでんどう |
| anterograde amnesia | 前向性健忘 ぜんこうせいけんぼう |
| anthrax | 炭疽 たんそ，脾脱疽 ひだっそ |
| antiagglutinin | 抗凝集素 こうぎょうしゅうそ |
| antiallergic drug | 抗アレルギー薬 こうあれるぎーやく |
| antianxiety drug | 抗不安薬 こうふあんやく |
| antiarrhythmic | 抗不整脈薬 こうふせいみゃくやく，抗不整脈性 こうふせいみゃくせい |
| antiarrhythmic drug | 抗不整脈薬 こうふせいみゃくやく |
| antiasthmatic drug | 抗喘息薬 こうぜんそくやく |
| antibacterial spectrum | 抗菌スペクトル こうきんすぺくとる |
| antibiotic | 抗生物質 こうせいぶっしつ |
| antibiotic action | 抗菌作用 こうきんさよう |
| antibiotic drug | 抗生物質 こうせいぶっしつ |
| antibiotic resistance | 抗生物質抵抗性 こうせいぶっしつていこうせい |
| antibody | 抗体 こうたい |
| antibody titer | 抗体価 こうたいか |
| anticholinergic | 抗コリン作動薬 こうこりんさどうやく，抗コリン作動性の こうこりんさどうせいの |
| anticholinergic drug | 抗コリン作動薬 こうこりんさどうやく |
| anticholinesterase | 抗コリンエステラーゼ こうこりんえすてらーぜ |
| anticoagulant | 抗凝固薬 こうぎょうこやく，抗凝固性 こうぎょうこせい |
| anticoagulant drug | 抗凝固薬 こうぎょうこやく |
| anticoagulation | 抗凝固療法 こうぎょうこりょうほう |
| anticonvulsant | 抗痙攣薬 こうけいれんやく，抗痙攣性の こうけいれんせいの |
| anticonvulsive | 抗痙攣薬 こうけいれんやく，抗痙攣性の こうけいれんせいの |
| anticonvulsive drug | 抗痙攣薬 こうけいれんやく |
| anticurare effect | 抗クラーレ効果 こうくらーれこうか |
| antidepressant | 抗うつ薬 こううつやく，抗うつ作用 こううつさよう |
| antidepressant drug | 抗うつ薬 こううつやく |
| antidiuretic | 抗利尿薬 こうりにょうやく，抗利尿作用の こうりにょうさようの |

| | |
|---|---|
| antidiuretic drug | 抗利尿薬 こうりにょうやく |
| antidiuretic hormone (ADH) | 抗利尿ホルモン こうりにょうほるもん |
| antidote | 解毒薬 げどくやく |
| antidromic conduction | 逆方向性伝導 ぎゃくほうこうせいでんどう，逆行性伝導 ぎゃっこうせいでんどう |
| antiemetic | 制吐薬 せいとやく，制吐の せいとの |
| antiemetic drug | 制吐薬 せいとやく |
| antiendotoxin | 抗内毒素 こうないどくそ，抗エンドトキシン こうえんどときしん |
| antifibrolytic drug | 抗線溶薬 こうせんようやく |
| antifungal | 抗真菌薬 こうしんきんやく，抗真菌の こうしんきんの |
| antigen (Ag) | 抗原 こうげん |
| antigenic specificity | 抗原特異性 こうげんとくいせい |
| antigenicity | 抗原性 こうげんせい |
| antihistaminic drug | 抗ヒスタミン薬 こうひすたみんやく |
| antihypertensive | 降圧薬 こうあつやく，降圧の こうあつの |
| antihypertensive drug | 降圧薬 こうあつやく，抗高血圧薬 こうこうけつあつやく |
| antiinflammatory drug | 消炎薬 しょうえんやく，抗炎症薬 こうえんしょうやく |
| antimicrobial | 抗菌薬 こうきんやく，抗菌の こうきんの |
| antimuscarinic action | 抗ムスカリン作用 こうむすかりんさよう |
| antinarcotic | 麻薬拮抗薬 まやくきっこうやく |
| antinociception | 抗侵害性 こうしんがいせい，抗侵害受容[作用] こうしんがいじゅよう[さよう] |
| antinociceptive descending system | 下行性侵害刺激抑制系 かこうせいしんがいしげきよくせいけい |
| antiplatelet drug | 抗血小板薬 こうけっしょうばんやく |
| antiplatelet therapy | 抗血小板療法 こうけっしょうばんりょうほう |
| antipruritic | 鎮痒薬 ちんようやく，鎮痒の ちんようの |
| antipruritic drug | 鎮痒薬 ちんようやく |
| antipsychotic drug | 抗精神薬 こうせいしんやく |
| antipyretic | 解熱薬 げねつやく，解熱の げねつの |
| antipyretic drug | 解熱薬 げねつやく |
| antisepsis | 消毒[法] しょうどく[ほう]，防腐[法] ぼうふ[ほう] |

| | |
|---|---|
| **antiseptic** | 消毒薬 しょうどくやく，防腐剤 ぼうふざい，消毒の しょうどくの，防腐の ぼうふの |
| **antishock** | 抗ショック こうしょっく |
| **antisialic** | 唾液分泌抑制薬 だえきぶんぴ[つ]よくせいやく |
| **antispasmodic** | 鎮痙薬 ちんけいやく，抗痙攣薬 こうけいれんやく |
| **antithrombin III (AT-III)** | アンチトロンビンIII あんちとろんびんIII |
| **antithrombocytic drug** | 抗血小板薬 こうけっしょうばんやく |
| **antithrombotic drug** | 抗血栓症薬 こうけっせんしょうやく |
| **antitoxin** | 抗毒素 こうどくそ |
| **antitussive drug** | 鎮咳薬 ちんがいやく |
| **antitussive effect** | 鎮咳効果 ちんがいこうか |
| **anuria** | 無尿 むにょう |
| **anxiety** | 不安 ふあん，苦悶 くもん，恐怖 きょうふ |
| **anxiolytic drug** | 抗不安薬 こうふあんやく |
| **aortectasia** | 大動脈拡張[症] だいどうみゃくかくちょう[しょう] |
| **aortic aneurysm** | 大動脈瘤 だいどうみゃくりゅう |
| **aortic angioplasty** | 大動脈血管形成[術] だいどうみゃくけっかんけいせい[じゅつ] |
| **aortic arch aneurysm** | 大動脈弓動脈瘤 だいどうみゃくきゅうどうみゃくりゅう |
| **aortic arch interruption** | 大動脈弓離断 だいどうみゃくきゅうりだん |
| **aortic arch occlusive disease** | 大動脈弓閉塞症 だいどうみゃくきゅうへいそくしょう |
| **aortic arch syndrome** | 大動脈弓症候群 だいどうみゃくきゅうしょうこうぐん |
| **aortic atherosclerosis** | アテローム性大動脈硬化症 あてろーむせいだいどうみゃくこうかしょう |
| **aortic baroreceptor** | 大動脈圧受容体 だいどうみゃくあつじゅようたい |
| **aortic body chemoreceptor** | 大動脈体化学受容体 だいどうみゃくたいかがくじゅようたい |
| **aortic body reflex** | 大動脈体反射 だいどうみゃくたいはんしゃ |
| **aortic coarctation** | 大動脈縮窄[症] だいどうみゃくしゅくさく[しょう] |
| **aortic conduit** | 大動脈連結人工血管 だいどうみゃくれんけつじんこうけっかん |
| **aortic cross clamping** | 大動脈遮断 だいどうみゃくしゃだん |
| **aortic dissection** | 大動脈解離 だいどうみゃくかいり |
| **aortic elastance (Ea)** | 実効大動脈弾性率 じっこうだいどうみゃくだんせいりつ，実効大動脈エラスタンス じっこうだいどうみゃくえらすたんす |

| | |
|---|---|
| **aortic insufficiency (AI)** | 大動脈弁閉鎖不全[症] だいどうみゃくべんへいさふぜん[しょう] |
| **aortic pressure** | 大動脈圧 だいどうみゃくあつ |
| **aortic regurgitation (AR)** | 大動脈弁閉鎖不全[症] だいどうみゃくべんへいさふぜん[しょう] |
| **aortic sinus baroreceptor** | 大動脈洞圧受容体 だいどうみゃくどうあつじゅようたい |
| **aortic stenosis (AS)** | 大動脈弁狭窄[症] だいどうみゃくべんきょうさく[しょう] |
| **aortic stenosis and regurgitation (ASR)** | 大動脈弁狭窄・閉鎖不全 だいどうみゃくべんきょうさくへいさふぜん |
| **aortic valve area** | 大動脈弁口面積 だいどうみゃくべんこうめんせき |
| **aortic valve replacement (AVR)** | 大動脈弁置換[術] だいどうみゃくべんちかん[じゅつ] |
| **aortic valvuloplasty** | 大動脈弁形成[術] だいどうみゃくべんけいせい[じゅつ] |
| **aortitis** | 大動脈炎 だいどうみゃくえん |
| **aortofemoral bypass graft** | 大動脈大腿動脈バイパス だいどうみゃくだいたいどうみゃくばいぱす |
| **aortography** | 大動脈造影 だいどうみゃくぞうえい |
| **aortoiliac bypass graft** | 大動脈腸骨動脈バイパス だいどうみゃくちょうこつどうみゃくばいぱす |
| **aortopulmonary window** | 大動脈肺動脈窓 だいどうみゃくはいどうみゃくそう |
| **aortotomy** | 大動脈切開 だいどうみゃくせっかい |
| **apathy** | 無関心 むかんしん，アパシー あぱしー |
| **aperture** | 開口[部] かいこう[ぶ] |
| **aphasia** | 失語症 しつごしょう |
| **apheresis** | 成分除去 せいぶんじょきょ，アフェレーシス あふぇれーしす |
| **aphonia** | 失声[症] しっせい[しょう] |
| **aplasia** | 無形成 むけいせい，形成不全 けいせいふぜん |
| **apnea** | 無呼吸 むこきゅう，呼吸停止 こきゅうていし |
| **apneic attack** | 無呼吸発作 むこきゅうほっさ |
| **apneic diffusion oxygenation** | 無呼吸性拡散性酸素化 むこきゅうせいかくさんせいさんそか |
| **apneic oxygenation** | 無呼吸性酸素化 むこきゅうせいさんそか |
| **apneusis** | 持続性吸息 じぞくせいきゅうそく |

| | |
|---|---|
| apneustic center | 持続性吸息中枢 じぞくせいきゅうそくちゅうすう, 無呼吸中枢 むこきゅうちゅうすう |
| apoplectic stroke | 卒中発作 そっちゅうほっさ |
| apoplexy | [脳]卒中 [のう]そっちゅう |
| apparatus | 装置 そうち, 器具 きぐ, 装具 そうぐ, 器械 きかい |
| apparatus dead space | 器械死腔 きかいしくう |
| apparatus internal compliance | 器械内コンプライアンス きかいないこんぷらいあんす |
| apprehension | 不安 ふあん, 心配 しんぱい, 懸念 けねん, 理解 りかい |
| aqueous solution | 水溶液 すいようえき |
| aqueous suspension | 水性懸濁液 すいせいけんだくえき |
| arachidonic acid | アラキドン酸 あらきどんさん |
| arachnoid | くも膜 くもまく, くも膜の くもまくの |
| arachnoid membrane | くも膜 くもまく |
| area under curve (AUC) | 血中濃度曲線下面積 けっちゅうのうどきょくせんかめんせき |
| areflexia | 反射消失 はんしゃしょうしつ, 無反射 むはんしゃ |
| armored tube | らせん入りチューブ らせんいりちゅーぶ |
| aromatic amino acid | 芳香族アミノ酸 ほうこうぞくあみのさん |
| arousal reaction | 覚醒反応 かくせいはんのう |
| arrest | 停止 ていし |
| arrhythmia | 不整脈 ふせいみゃく |
| arrhythmogenic | 不整脈惹起性 ふせいみゃくじゃっきせい, 不整脈発現性 ふせいみゃくはつげんせい |
| arrhythmogenic right ventricular dysplasia | 不整脈発現性右室異形成 ふせいみゃくはつげんせいうしつういけいせい |
| arsenic | ヒ素 ひそ |
| arterial-alveolar carbon dioxide tension difference (a-ADCO$_2$) | 動脈血-肺胞二酸化炭素分圧較差 どうみゃくけつはいほうにさんかたんそぶんあつかくさ |
| arterial embolism | 動脈塞栓[症] どうみゃくそくせん[しょう] |
| arterial keton body ratio (AKBR) | 動脈血中ケトン体比 どうみゃくけっちゅうけとんたいひ |
| arterial oxygen tension | 動脈血酸素分圧 どうみゃくけつさんそぶんあつ |
| arterial pressure | 動脈圧 どうみゃくあつ |
| arterial pulse | 動脈拍動 どうみゃくはくどう |

| | |
|---|---|
| arterial sclerosis | 動脈硬化症 どうみゃくこうかしょう |
| arterial switch operation | 大血管転換術 だいけっかんてんかんじゅつ |
| arterial thrombosis | 動脈血栓症 どうみゃくけっせんしょう |
| arterialization | 動脈血化 どうみゃくけつか |
| arteriectomy | 動脈切除 どうみゃくせつじょ |
| arteriography | 動脈造影 どうみゃくぞうえい |
| arteriolar dilator | 細動脈拡張薬 さいどうみゃくかくちょうやく |
| arteriosclerosis | 動脈硬化症 どうみゃくこうかしょう |
| arteriosclerosis obliterans (ASO) | 閉塞性動脈硬化症 へいそくせいどうみゃくこうかしょう |
| arteriospasm | 動脈攣縮 どうみゃくれんしゅく, 動脈スパズム どうみゃくすぱずむ |
| arteriostenosis | 動脈狭窄 どうみゃくきょうさく |
| arteriotomy | 動脈切開 どうみゃくせっかい |
| arteriovenous (AV) | 動静脈 どうじょうみゃく |
| arteriovenous anastomosis | 動静脈吻合 どうじょうみゃくふんごう |
| arteriovenous aneurysm | 動静脈瘤 どうじょうみゃくりゅう |
| arteriovenous crossing | 動静脈交差 どうじょうみゃくこうさ |
| arteriovenous fistula | 動静脈瘻 どうじょうみゃくろう |
| arteriovenous malformation (AVM) | 動静脈奇形 どうじょうみゃくきけい |
| arteriovenous oxygen difference | 動静脈血酸素較差 どうじょうみゃくけつさんそかくさ |
| arteriovenous shunt (AV shunt) | 動静脈短絡 どうじょうみゃくたんらく, 動静脈シャント どうじょうみゃくしゃんと, 動静脈吻合 どうじょうみゃくふんごう |
| arthralgia | 関節痛 かんせつつう |
| arthroplasty | 関節形成 かんせつけいせい |
| arthroscope | 関節鏡 かんせつきょう |
| arthroscopy | 関節鏡検査 かんせつきょうけんさ |
| artificial circulation | 人工循環 じんこうじゅんかん |
| artificial conception | 人工受胎[法] じんこうじゅたい[ほう] |
| artificial heart-lung machine | 人工心肺[装置] じんこうしんぱい[そうち] |
| artificial hibernation | 人工冬眠[法] じんこうとうみん[ほう], 薬物冬眠[法] やくぶつとうみん[ほう] |
| artificial insemination | 人工授精 じんこうじゅせい |
| artificial life support control | 人工的生命維持管理 じんこうてきせいめいいじかんり |

| | |
|---|---|
| artificial nose | 人工鼻 じんこうばな |
| artificial ventilation | 人工換気 じんこうかんき，人工呼吸 じんこうこきゅう |
| ascending reticular activating system | 上行性網様体賦活系 じょうこうせいもうようたいふかつけい |
| ascites | 腹水 ふくすい |
| asepsis | 無菌 むきん，防腐 ぼうふ |
| aseptic necrosis | 無菌性壊死 むきんせいえし |
| asomatognosia | 身体失認 しんたいしつにん |
| asphyxia | 仮死 かし，窒息 ちっそく |
| asphyxia of newborn | 新生児仮死 しんせいじかし |
| asphyxiation | 仮死 かし，窒息 ちっそく |
| aspiration | 吸引 きゅういん，誤嚥 ごえん |
| aspiration biopsy | 吸引生検 きゅういんせいけん |
| aspiration pneumonia | 吸引性肺炎 きゅういんせいはいえん，誤嚥性肺炎 ごえんせいはいえん |
| aspiration pneumonitis | 吸引性間質肺炎 きゅういんせいかんしつはいえん，誤嚥性間質肺炎 ごえんせいかんしつはいえん |
| aspirator | 吸引器 きゅういんき，吸引装置 きゅういんそうち |
| assisted ventilation | 補助換気 ほじょかんき |
| asthma | 喘息 ぜんそく |
| asthmatic attack | 喘息発作 ぜんそくほっさ |
| asthmatic status | 喘息重積状態 ぜんそくじゅうせきじょうたい，喘息持続状態 ぜんそくじぞくじょうたい |
| asymmetry | 非対称 ひたいしょう，左右不同 さゆうふどう |
| asymptomatic carrier | 無症候性キャリア むしょうこうせいきゃりあ，無症候性保菌者 むしょうこうせいほきんしゃ |
| asynergy | 共同運動不能 きょうどううんどうふのう，共同運動消失 きょうどううんどうしょうしつ |
| asystole | 心停止 しんていし，無収縮 むしゅうしゅく |
| ataractic | 精神安定薬 せいしんあんていやく，精神安定の せいしんあんていの |
| ataraxic | 精神安定薬 せいしんあんていやく，精神安定の せいしんあんていの |
| ataxia | 運動失調 うんどうしっちょう |
| ataxic gait | 失調歩行 しっちょうほこう |
| ataxy | 運動失調 うんどうしっちょう |
| atelectasis | 無気肺 むきはい |

| | |
|---|---|
| **atelognathia** | 顎発育不全 がくはついくふぜん |
| **atherectomy** | アテローム切除 あてろーむせつじょ，粥腫切除 じゅくしゅせつじょ |
| **atheroma** | アテローム あてろーむ，粥腫 じゅくしゅ |
| **atherosclerosis** | アテローム動脈硬化 あてろーむどうみゃくこうか，粥状硬化 じゅくじょうこうか |
| **atherothrombosis** | アテローム血栓症 あてろーむけっせんしょう，粥状血栓 じゅくじょうけっせん |
| **athetosis** | アテトーシス あてとーしす |
| **atmospheric anoxia** | 大気性無酸素[症] たいきせいむさんそ[しょう] |
| **atmospheric hypoxia** | 大気性低酸素[症] たいきせいていさんそ[しょう] |
| **atmospheric pressure** | 大気圧 たいきあつ |
| **atmospheric temperature and pressure** | 大気標準状態《0℃，1気圧》 たいきひょうじゅんじょうたい |
| **atomizer** | 噴霧器 ふんむき，アトマイザ あとまいざ |
| **atonic bleeding** | 弛緩出血 しかんしゅっけつ |
| **atopy** | アトピー あとぴー |
| **ATP-dependent K channel** | ATP依存性カリウムチャネル ATPいぞんせいかりうむちゃねる，ATP感受性カリウムチャネル ATPかんじゅせいかりうむちゃねる |
| **ATPase** | アデノシントリホスファターゼ あでのしんとりほすふぁたーぜ |
| **atresia** | 閉鎖[症] へいさ[しょう] |
| **atrial arrest** | 心房停止 しんぼうていし |
| **atrial arrhythmia** | 心房性不整脈 しんぼうせいふせいみゃく |
| **atrial contraction** | 心房収縮 しんぼうしゅうしゅく |
| **atrial escape rhythm** | 心房補充調律 しんぼうほじゅうちょうりつ |
| **atrial extrasystole** | 心房性期外収縮 しんぼうせいきがいしゅうしゅく |
| **atrial fibrillation** | 心房細動 しんぼうさいどう |
| **atrial flutter** | 心房粗動 しんぼうそどう |
| **atrial kick** | 心房収縮 しんぼうしゅうしゅく，心房キック しんぼうきっく |
| **atrial natriuretic factor** | 心房性ナトリウム利尿因子 しんぼうせいなとりうむりにょういんし |
| **atrial natriuretic peptide (ANP)** | 心房性ナトリウム利尿ペプチド しんぼうせいなとりうむりにょうぺぷちど |
| **atrial pacing** | 心房ペーシング しんぼうぺーしんぐ |

| | |
|---|---|
| atrial preexcitation phenomenon | 心房早期興奮現象 しんぼうそうきこうふんげんしょう |
| atrial premature beat (APB) | 心房性期外収縮 しんぼうせいきがいしゅうしゅく |
| atrial premature contraction (APC) | 心房性期外収縮 しんぼうせいきがいしゅうしゅく |
| atrial pressure | 心房圧 しんぼうあつ |
| atrial septal defect (ASD) | 心房中隔欠損 しんぼうちゅうかくけっそん |
| atrial standstill | 心房停止 しんぼうていし |
| atrial switch operation | 心房内血流転換術 しんぼうないけつりゅうてんかんじゅつ |
| atrial tachycardia | 心房性頻拍 しんぼうせいひんぱく |
| atriotomy | 心房切開 しんぼうせっかい |
| atrioventricular block (AV block) | 房室ブロック ぼうしつぶろっく |
| atrioventricular conduction | 房室伝導 ぼうしつでんどう |
| atrioventricular dissociation (AV dissociation) | 房室解離 ぼうしつかいり |
| atrioventricular extrasystole | 房室性期外収縮 ぼうしつせいきがいしゅうしゅく |
| atrioventricular nodal conduction | 房室結節伝導 ぼうしつけっせつでんどう |
| atrioventricular nodal pathway | 房室結節伝導路 ぼうしつけっせつでんどうろ |
| atrioventricular nodal rhythm | 房室結節調律 ぼうしつけっせつちょうりつ |
| atrioventricular pathway | 房室伝導路 ぼうしつでんどうろ |
| atrioventricular rhythm | 房室リズム ぼうしつりずむ, 房室調律 ぼうしつちょうりつ |
| atrioventricular synchrony | 房室同期 ぼうしつどうき |
| atrophy | 萎縮 いしゅく |
| attenuation | 減弱 げんじゃく, 減衰 げんすい |
| atypical cholinesterase | 異型コリンエステラーゼ いけいこりんえすてらーぜ |
| atypical facial pain | 非定型顔面痛 ひていけいがんめんつう |
| auditory acuity | 聴力 ちょうりょく |
| auditory brain stem response (ABR, ABSR) | 聴性脳幹反応 ちょうせいのうかんはんのう |
| auditory disorder | 聴力障害 ちょうりょくしょうがい, 難聴 なんちょう |
| auditory evoked potential | 聴性誘発電位 ちょうせいゆうはつでんい |
| auditory perception | 聴覚 ちょうかく |
| augmentation | 増強 ぞうきょう, 促進 そくしん, 強化 きょうか |

| | |
|---|---|
| auscultation | 聴診 ちょうしん |
| autoantibody | 自己抗体 じここうたい |
| autoantigen | 自己抗原 じここうげん |
| autoclave | 高圧蒸気滅菌器 こうあつじょうきめっきんき，オートクレーブ おーとくれーぷ |
| autogenous transplant | 自己移植片 じこいしょくへん |
| autograft | 自家移植 じかいしょく，自家移植片 じかいしょくへん |
| autografting | 自己移植 じこいしょく |
| autoimmune | 自己免疫 じこめんえき |
| autologous blood | 自己血 じこけつ |
| autologous transfusion | 自己輸血[法] じこゆけつ[ほう] |
| automatic implantable defibrillator (AID) | 植え込み型自動除細動器 うえこみがたじどうじょさいどうき |
| autonomic disturbance | 自律神経障害 じりつしんけいしょうがい |
| autonomic imbalance | 自律神経失調 じりつしんけいしっちょう |
| autonomic instability | 自律神経不安定[症] じりつしんけいふあんてい[しょう] |
| autonomic nervous system | 自律神経系 じりつしんけいけい |
| autonomic reflex | 自律神経反射 じりつしんけいはんしゃ |
| autonomy | 自律性 じりつせい |
| autopsy | 剖検 ぼうけん，検死 けんし，死体解剖 したいかいぼう |
| autoregulation | 自己調節 じこちょうせつ，自動調節 じどうちょうせつ |
| autotransfusion | 自己血輸血 じこけつゆけつ |
| autotransplant | 自己移植 じこいしょく，個体内移植 こたいないいしょく |
| autotransplantation | 自家移植 じかいしょく，自己移植 じこいしょく |
| awake intubation | 意識下挿管 いしきかそうかん，覚醒時挿管 かくせいじそうかん |
| awakening | 覚醒 かくせい |
| awareness | 覚醒[状態] かくせい[じょうたい]，意識 いしき |
| axillary temperature | 腋窩温 えきかおん |
| axillo-femoral bypass | 腋窩大腿動脈バイパス えきかだいたいどうみゃくばいぱす |
| axis deviation | 軸偏位 じくへんい |
| axon | 軸索 じくさく |

| | |
|---|---|
| axonal flow | 軸索流 じくさくりゅう |
| axonal transport | 軸索輸送 じくさくゆそう |
| axoplasmic flow | 軸索流 じくさくりゅう |
| axoplasmic transport | 軸索[内]輸送 じくさく[ない]ゆそう |
| azeotropic mixture | 共沸混合物 きょうふつこんごうぶつ |
| azotemia | [高]窒素血 [こう]ちっそけつ |

# 【B】

| | |
|---|---|
| back blow | 背部叩打 はいぶこうだ |
| backward | 後方 こうほう，逆行性 ぎゃっこうせい |
| backward tilt | 後屈 こうくつ |
| bacteremia | 菌血症 きんけつしょう |
| bacterial endocarditis | 細菌性心内膜炎 さいきんせいしんないまくえん |
| bacterial shock | 細菌性ショック さいきんせいしょっく |
| bactericidal action | 殺菌作用 さっきんさよう |
| bactericidal agent | 殺菌薬 さっきんやく |
| bactericidal antibiotics | 殺菌性抗生物質 さっきんせいこうせいぶっしつ |
| bactericide | 殺菌薬 さっきんやく |
| bacteriemia | 菌血症 きんけつしょう |
| bacteriostasis | 静菌[作用] せいきん[さよう] |
| bacteriostatic | 静菌薬 せいきんやく，静菌性の せいきんせいの |
| bacteriostatic action | 静菌作用 せいきんさよう |
| bacteriostatic antibiotic | 静菌性抗生物質 せいきんせいこうせいぶっしつ |
| bacteriostatic drug | 静菌薬 せいきんやく |
| bag-valve-mask system | 弁付バッグマスク呼吸器 べんつきばっぐますくこきゅうき |
| bag-valve-mask technique | 弁付バッグマスク呼吸法 べんつきばっぐますくこきゅうほう |
| balanced anesthesia | バランス麻酔[法] ばらんすますい[ほう] |
| balloon angioplasty | バルーン血管形成術 ばるーんけっかんけいせいじゅつ |
| balloon atrioseptostomy (BAS) | バルーン心房裂開 ばるーんしんぼうれっかい |
| balloon valvuloplasty | バルーン弁形成 ばるーんべんけいせい |
| ballooning | 風船様腫大 ふうせんようしゅだい |
| banding | 絞扼[術] こうやく[じゅつ] |
| barometric pressure | 大気圧 たいきあつ |
| baroreceptor | 圧受容体 あつじゅようたい |

| | |
|---|---|
| baroreceptor reflex | 圧受容体反射 あつじゅようたいはんしゃ |
| barotrauma | 圧外傷 あつがいしょう，圧傷害 あつしょうがい |
| barrel chest | 樽状胸 たるじょうきょう |
| basal anesthesia | 基礎麻酔 きそますい |
| basal anesthetic agent | 基礎麻酔薬 きそますいやく |
| basal body temperature | 基礎体温 きそたいおん |
| basal metabolic rate (BMR) | 基礎代謝率 きそたいしゃりつ |
| basal metabolism | 基礎代謝 きそたいしゃ |
| basal narcosis | 基礎麻酔 きそますい |
| base | 塩基 えんき，基剤 きざい，基底 きてい |
| base deficit (BD) | 塩基欠乏 えんきけつぼう |
| base excess (BE) | 塩基過剰 えんきかじょう |
| basement membrane | 基底膜 きていまく |
| basic life support (BLS) | 一次救命処置 いちじきゅうめいしょち |
| basilar fracture | 頭蓋底骨折 とうがいていこっせつ |
| Bell palsy | ベル（Bell）麻痺 べるまひ，顔面神経麻痺 がんめんしんけいまひ |
| bends | 潜函病 せんかんびょう |
| benign prostatic hypertrophy (BPH) | 前立腺肥大症 ぜんりつせんひだいしょう |
| beta-adrenergic blocking drug | [アドレナリン作動性] $\beta$ 受容体遮断薬 [あどれなりんさどうせい]べーたじゅようたいしゃだんやく |
| beta-adrenergic drug | [アドレナリン作動性] $\beta$ 受容体 [あどれなりんさどうせい]べーたじゅようたい |
| beta-adrenergic receptor | [アドレナリン作動性] $\beta$ 受容体 [あどれなりんさどうせい]べーたじゅようたい |
| beta-adrenoceptor | [アドレナリン作動性] $\beta$ 受容体 [あどれなりんさどうせい]べーたじゅようたい |
| beta-adrenoceptor agonist | [アドレナリン作動性] $\beta$ 受容体刺激薬 [あどれなりんさどうせい]べーたじゅようたいしげきやく |
| beta-adrenoceptor stimulant | [アドレナリン作動性] $\beta$ 受容体刺激薬 [あどれなりんさどうせい]べーたじゅようたいしげきやく |
| beta-adrenoceptor blocker | [アドレナリン作動性] $\beta$ 受容体遮断薬 [あどれなりんさどうせい]べーたじゅようたいしゃだんやく |
| beta-antagonist | $\beta$ 遮断薬 べーたしゃだんやく，$\beta$ アンタゴニスト べーたあんたごにすと |

| | |
|---|---|
| **beta-blocker** | ［アドレナリン作動性］$\beta$受容体遮断薬 ［あどれなりんさどうせい］べーたじゅようたいしゃだんやく, $\beta$遮断薬 べーたしゃだんやく |
| **beta-blocking drug** | ［アドレナリン作動性］$\beta$受容体遮断薬 ［あどれなりんさどうせい］べーたじゅようたいしゃだんやく, $\beta$遮断薬 べーたしゃだんやく |
| **beta-oxidation** | $\beta$酸化 べーたさんか |
| **beta-receptor** | $\beta$受容体 べーたじゅようたい |
| **beta-receptor blocking drug** | ［アドレナリン作動性］$\beta$受容体遮断薬 ［あどれなりんさどうせい］べーたじゅようたいしゃだんやく |
| **beta rhythm** | $\beta$リズム べーたりずむ, $\beta$波 べーたは |
| **beta-selective partial agonist** | $\beta$選択性部分刺激薬 べーたせんたくせいぶぶんしげきやく |
| **beta-stimulant** | ［アドレナリン作動性］$\beta$受容体刺激薬 ［あどれなりんさどうせい］べーたじゅようたいしげきやく, $\beta$刺激薬 べーたしげきやく |
| **beta-stimulating drug** | ［アドレナリン作動性］$\beta$受容体刺激薬 ［あどれなりんさどうせい］べーたじゅようたいしげきやく, $\beta$刺激薬 べーたしげきやく |
| **bevel** | 斜端《注射針，気管チューブなどの》 しゃたん, ベベル べべる |
| **bicarbonate** | 炭酸水素塩 たんさんすいそえん, 重炭酸塩 じゅうたんさんえん |
| **bicarbonate buffer system** | 炭酸水素緩衝系 たんさんすいそかんしょうけい, 重炭酸緩衝系 じゅうたんさんかんしょうけい |
| **bicarbonate ion** | 炭酸水素イオン たんさんすいそいおん, 重炭酸イオン じゅうたんさんいおん |
| **bicuspid valve** | 二尖弁 にせんべん |
| **bidirectional** | 両方向性 りょうほうこうせい |
| **bidirectional conduction** | 両方向伝導 りょうほうこうでんどう |
| **bigeminal pulse** | 二段脈 にだんみゃく |
| **bigeminy** | 二段脈 にだんみゃく |
| **bilaterality** | 両側性 りょうそくせい |
| **binding site** | 結合部位 けつごうぶい |
| **bioactivation** | 生物活性 せいぶつかっせい |
| **bioassay** | 生物学的検定法 せいぶつがくてきけんていほう, バイオアッセイ ばいおあっせい |

| | |
|---|---|
| bioavailability | 生物学的利用能 せいぶつがくてきりようのう, 生体内利用率 せいたいないりようりつ |
| biodegradation | 生[体内]分解 せい[たいない]ぶんかい |
| bioethics | 生命倫理 せいめいりんり, 医の倫理 いのりんり |
| biological assay | 生物学的検定法 せいぶつがくてきけんていほう, バイオアッセイ ばいおあっせい |
| biological cycle | 生体リズム せいたいりずむ, 生体時計 せいたいどけい, バイオリズム ばいおりずむ |
| biological drug | 生物学的製剤 せいぶつがくてきせいざい |
| biological half-life | 生物学的半減期 せいぶつがくてきはんげんき |
| biological reaction | 生物学的反応 せいぶつがくてきはんのう |
| biological valence | 生物学的力価 せいぶつがくてきりきか |
| biologically active substance | 生物活性物質 せいぶつかっせいぶっしつ |
| biomedical | 生物医学的な せいぶついがくてきな |
| biomedical engineering | 生物医用工学 せいぶついようこうがく |
| biomedicine | 生物医学 せいぶついがく |
| bioprosthetic valve | 生体弁 せいたいべん |
| biopsy | 生検 せいけん, バイオプシー ばいおぷしー, 生体組織検査 せいたいそしきけんさ |
| biosynthesis | 生合成 せいごうせい |
| biotransformation | 生体内変化 せいたいないへんか |
| Biot respiration | ビオ(Biot)呼吸 びおこきゅう |
| biparietal diameter | 大横径 だいおうけい, 両頭頂径 りょうとうちょうけい |
| biphasic action | 二相性作用 にそうせいさよう |
| biphasic block | 二相性ブロック にそうせいぶろっく |
| biphasic positive airway pressure (BiPAP) | 二相性陽圧呼吸 にそうせいようあつこきゅう |
| bipolar | 双極形 そうきょくけい |
| bipolar electrode | 双極電極 そうきょくでんきょく |
| bipolar lead | 双極誘導 そうきょくゆうどう |
| bisferiens pulse | 二峰性脈 にほうせいみゃく |
| bite block | バイトブロック ばいとぶろっく, 咬合阻止器 こうごうそしき |
| bitemporal hemianopsia | 両耳側性半盲 りょうじそくせいはんもう |
| bladder temperature | 膀胱温 ぼうこうおん |
| blade | ブレード ぶれーど |

| | |
|---|---|
| **Blalock-Taussig shunt (B-T shunt)** | ブラロック・トーシッヒ (Blalock-Taussig) シャント ぶらろっくとーしっひしゃんと, 鎖骨下動脈肺動脈吻合 さこつかどうみゃくはいどうみゃくふんごう |
| **bleb** | 肺胞性嚢胞 はいほうせいのうほう, 胸膜下嚢胞 きょうまくかのうほう, ブレブ ぶれぶ |
| **bleeding tendency** | 出血傾向 しゅっけつけいこう |
| **bleeding time** | 出血時間 しゅっけつじかん |
| **blind intubation** | 盲目的挿管 もうもくてきそうかん |
| **blister** | 水疱 すいほう |
| **block** | 遮断 しゃだん, ブロック ぶろっく |
| **blocker** | 遮断薬 しゃだんやく, 拮抗薬 きっこうやく, 閉塞子 へいそくし |
| **blocking antibody** | 遮断抗体 しゃだんこうたい |
| **blocking drug** | 遮断薬 しゃだんやく, 拮抗薬 きっこうやく |
| **blood brain barrier (BBB)** | 血液脳関門 けつえきのうかんもん |
| **blood clotting** | 血液凝固 けつえきぎょうこ |
| **blood coagulation factor** | 血液凝固因子 けつえきぎょうこいんし |
| **blood component therapy** | 成分輸血 せいぶんゆけつ |
| **blood component transfusion** | 成分輸血 せいぶんゆけつ |
| **blood concentration** | 血中濃度 けっちゅうのうど |
| **blood culture** | 血液培養 けつえきばいよう |
| **blood distribution** | 血液分布 けつえきぶんぷ |
| **blood donation** | 供血 きょうけつ |
| **blood donor** | 供血者 きょうけつしゃ |
| **blood flow** | 血流 [量] けつりゅう [りょう] |
| **blood flow velocity** | 血流速度 けつりゅうそくど |
| **blood flowmeter** | 血流計 けつりゅうけい |
| **blood group compatibility** | 血液型適合 けつえきがたてきごう |
| **blood group incompatibility** | 血液型不適合 けつえきがたふてきごう |
| **blood grouping** | 血液型判定 けつえきがたはんてい |
| **blood patch** | 血液パッチ《硬膜外腔への》 けつえきぱっち |
| **blood perfusion** | 血液灌流 けつえきかんりゅう |
| **blood placental barrier** | 血液胎盤関門 けつえきたいばんかんもん |
| **blood plasma** | 血漿 けっしょう |
| **blood plasma substitute** | 代用血漿 だいようけっしょう |
| **blood preparation** | 血液製剤 けつえきせいざい |
| **blood preservation** | 血液保存 けつえきほぞん |

| | |
|---|---|
| blood purification | 血液浄化 けつえきじょうか |
| blood recipient | 受血者 じゅけつしゃ |
| blood stagnation | 血流停滞 けつりゅうていたい |
| blood stasis | うっ血 うっけつ |
| blood substitute | 代用血液 だいようけつえき |
| blood transfusion | 輸血 ゆけつ |
| blood transfusion reaction | 輸血副作用 ゆけつふくさよう |
| blood typing | 血液型検査 けつえきがたけんさ, 血液型判定 けつえきがたはんてい |
| blood urea nitrogen (BUN) | 血中尿素窒素 けっちゅうにょうそちっそ |
| blood viscosity | 血液粘度 けつえきねんど |
| blood volume (BV) | 血液量 けつえきりょう |
| bloody tap | 血性穿刺《くも膜穿刺時の》 けっせいせんし |
| blush | [顔面]紅潮 [がんめん]こうちょう |
| bobbin float | 糸巻き型浮子 いとまきがたうき, ボビンフロート ぼびんふろーと |
| body fluid | 体液 たいえき |
| body mass index (BMI) | 肥満指数 ひまんしすう, 体型指数 たいけいしすう |
| body plethysmograph | 体プレチスモグラフ たいぷれちすもぐらふ |
| body position | 体位 たいい |
| body surface | 体表 たいひょう |
| body surface area (BSA) | 体表面積 たいひょうめんせき |
| body temperature | 体温 たいおん |
| body temperature and ambient pressure saturated with water vapor (BTPS) | 体温大気圧水蒸気飽和状態 たいおんたいきあつすいじょうきほうわじょうたい |
| Bohr effect | ボーア(Bohr)効果 ぼーあこうか |
| boiling point | 沸点 ふってん |
| boiling sterilization | 煮沸滅菌 しゃふつめっきん |
| bolus injection | 1回注入 いっかいちゅうにゅう, ボーラス注入 ぼーらすちゅうにゅう |
| bonded cuff | 固定カフ こていかふ |
| bone marrow puncture | 骨髄穿刺 こつずいせんし |
| bone marrow transfusion | 骨髄移植 こつずいいしょく |
| bone marrow transplantation (BMT) | 骨髄移植 こつずいいしょく |
| bone pain | 骨痛 こつつう |
| bone transplantation | 骨移植 こついしょく |

| | |
|---|---|
| booster | 追加免疫 ついかめんえき, ブースタ ぶーすた |
| boring pain | 穿刺痛 せんしつう, 穿孔痛 せんこうつう, 刺すような痛み さすようないたみ |
| bound water | 結合水 けつごうすい |
| brachial plexus block | 腕神経叢ブロック わんしんけいそうぶろっく |
| brachial plexus block by axillary route | 腕神経叢ブロック腋窩法 わんしんけいそうぶろっくえきかほう |
| brachial plexus block by interscalene route | 腕神経叢ブロック斜角筋間法 わんしんけいそうぶろっくしゃかくきんかんほう |
| brachial plexus block by supraclavicular route | 腕神経叢ブロック鎖骨上法 わんしんけいそうぶろっくさこつじょうほう |
| bradyarrhythmia | 徐脈性不整脈 じょみゃくせいふせいみゃく |
| bradycardia | 徐脈 じょみゃく |
| bradycardia-tachycardia syndrome | 徐脈頻脈症候群 じょみゃくひんみゃくしょうこうぐん |
| bradykinin | ブラジキニン ぶらじきにん |
| bradypnea | [緩]徐呼吸 [かん]じょこきゅう |
| brain concussion | 脳震盪 のうしんとう |
| brain death | 脳死 のうし |
| brain edema | 脳浮腫 のうふしゅ, 脳水腫 のうすいしゅ |
| brain infarction | 脳梗塞 のうこうそく |
| brain injury | 脳損傷 のうそんしょう |
| brain natriuretic peptide | 脳性ナトリウム利尿ペプチド のうせいなとりうむりにょうぺぷちど |
| brain stem death | 脳幹死 のうかんし |
| branched-chain amino acid (BCAA) | 分枝鎖アミノ酸 ぶんしさあみのさん |
| breath holding | 息こらえ いきこらえ |
| breath sound | 呼吸音 こきゅうおん |
| breathing bag | 呼吸バッグ こきゅうばっぐ |
| breathing capacity | 呼吸容量 こきゅうようりょう |
| breathing mask | 呼吸マスク こきゅうますく |
| breathing movement | 呼吸運動 こきゅううんどう |
| breathing reserve | 換気予備力 かんきよびりょく |
| breathing reserve ratio | 換気予備比 かんきよびひ |
| breathing system | 呼吸装置 こきゅうそうち |
| breathing tube | 蛇管 だかん, じゃかん, 呼吸管 こきゅうかん |
| breathing-space | 呼吸面積 こきゅうめんせき |

| | |
|---|---|
| breathlessness | 息切れ いきぎれ，呼吸困難 こきゅうこんなん |
| brittle diabetes | 不安定型糖尿病 ふあんていがたとうにょうびょう |
| broad spectrum antibiotics | 広域抗生物質 こういきこうせいぶっしつ |
| Brock operation | ブロック(Brock)手術 ぶろっくしゅじゅつ，経右室肺動脈弁裂開術 けいうしつはいどうみゃくべんれっかいじゅつ |
| Brockenbrough method | ブロッケンブロウ(Brockenbrough)法 ぶろっけんぶろうほう，経静脈的心房中隔穿刺法 けいじょうみゃくてきしんぼうちゅうかくせんしほう |
| bronchial asthma | 気管支喘息 きかんしぜんそく |
| bronchial blocker | 気管支閉塞子 きかんしへいそくし，気管支ブロッカー きかんしぶろっかー |
| bronchial drainage | 気管支ドレナージ きかんしどれなーじ |
| bronchial intubation | 気管支挿管 きかんしそうかん |
| bronchial lavage | 気管支洗浄 きかんしせんじょう |
| bronchial spasm | 気管支痙攣 きかんしけいれん |
| bronchial stenosis | 気管支狭窄 きかんしきょうさく |
| bronchial tube | 気管支チューブ きかんしちゅーぶ |
| bronchiectasis | 気管支拡張症 きかんしかくちょうしょう |
| bronchiolitis | 細気管支炎 さいきかんしえん |
| bronchitis | 気管支炎 きかんしえん |
| bronchoalveolar fluid | 気管支肺胞洗浄液 きかんしはいほうせんじょうえき |
| bronchoalveolar lavage (BAL) | 気管支肺胞洗浄 きかんしはいほうせんじょう |
| bronchoalveolar lavage fluid (BALF) | 気管支肺胞洗浄液 きかんしはいほうせんじょうえき |
| bronchoconstriction | 気管支収縮 きかんししゅうしゅく |
| bronchodilatation | 気管支拡張 きかんしかくちょう |
| bronchodilator | 気管支拡張薬 きかんしかくちょうやく |
| broncho-esophageal fistula | 気管支食道瘻 きかんししょくどうろう |
| bronchofiberscope | 気管支ファイバースコープ きかんしふぁいばーすこーぷ |
| bronchofiberscopy | 気管支ファイバースコープ検査 きかんしふぁいばーすこーぷけんさ |
| bronchogram | 気管支造影像 きかんしぞうえいぞう |
| bronchography | 気管支造影 きかんしぞうえい |
| bronchopulmonary dysplasia (BPD) | 気管支肺異形成 きかんしはいいけいせい |
| bronchoscope | 気管支鏡 きかんしきょう |

| | |
|---|---|
| bronchoscopy | 気管支鏡検査[法] きかんしきょうけんさ[ほう] |
| bronchospasm | 気管支痙攣 きかんけいれん |
| bruise | 打撲傷 だぼくしょう, 挫傷 ざしょう |
| bruit | [血管]雑音 [けっかん]ざつおん, ブルイ ぶるい |
| bubble vaporizer | 気泡型気化器 きほうがたきかき |
| bucking | バッキング ばっきんぐ |
| Buerger disease | 閉塞性血栓性血管炎 へいそくせいけっせんせいけっかんえん, バージャー(Buerger)病 ばーじゃーびょう |
| buffer action | 緩衝作用 かんしょうさよう |
| buffer agent | 緩衝薬 かんしょうやく |
| buffer base (BB) | 緩衝塩基 かんしょうえんき |
| buffer solution | 緩衝液 かんしょうえき |
| buffer substance | 緩衝物質 かんしょうぶっしつ |
| buffer system | 緩衝系 かんしょうけい |
| bulbar ataxia | 球性運動失調 きゅうせいうんどうしっちょう |
| bulbar palsy | 軽症球麻痺 けいしょうきゅうまひ, 不全球麻痺 ふぜんきゅうまひ |
| bulbar paralysis | 重症球麻痺 じゅうしょうきゅうまひ, 完全球麻痺 かんぜんきゅうまひ |
| bulla | 気腫性嚢胞 きしゅせいのうほう, ブラ ぶら |
| bundle branch block (BBB) | 脚ブロック きゃくぶろっく |
| bundle of His | ヒス束 ひすそく, 房室束 ぼうしつそく |
| burn index (BI) | 熱傷指数 ねっしょうしすう |
| burning pain | 灼熱痛 しゃくねつつう |
| burning sensation | 灼熱感 しゃくねつかん |
| burst suppression | 群発抑止 ぐんぱつよくし |
| bypass | バイパス[形成] ばいぱす[けいせい], 側副路 そくふくろ |
| bypass graft | バイパス移植 ばいぱすいしょく, バイパスグラフト ばいぱすぐらふと |
| bypass surgery | バイパス術 ばいぱすじゅつ, 短絡術 たんらくじゅつ |
| by-stander | 目撃者 もくげきしゃ |

# 【C】

| | |
|---|---|
| cachexia | 悪液質 あくえきしつ |
| cachexy | 悪液質 あくえきしつ |

| | |
|---|---|
| cadaver heart | 死体心 したいしん |
| cadaver kidney | 死体腎 したいじん |
| caffeine contracture | カフェイン拘縮 かふぇいんこうしゅく |
| caisson disease | 潜函病 せんかんびょう |
| calcification | 石灰化 せっかいか |
| calcitonin gene-related peptide | カルシトニン遺伝子関連ペプチド かるしとにんいでんしかんれんぺぷちど |
| calcium antagonist | カルシウム拮抗薬 かるしうむきっこうやく |
| calcium blocker | カルシウム拮抗薬 かるしうむきっこうやく |
| calcium channel | カルシウムチャネル かるしうむちゃねる |
| calcium channel blocker | カルシウムチャネル拮抗薬 かるしうむちゃねるきっこうやく |
| calcium current | カルシウム電流 かるしうむでんりゅう |
| calcium-induced calcium release (CICR) | カルシウム誘発カルシウム放出 かるしうむゆうはつかるしうむほうしゅつ |
| calcium mobilization | カルシウム動員 かるしうむどういん |
| calculus | [結]石 [けっ]せき |
| calibration | 較正 こうせい |
| calorie | カロリー かろりー, 熱量 ねつりょう |
| calorimetry | 熱量測定[法] ねつりょうそくてい[ほう] |
| calory | カロリー かろりー, 熱量 ねつりょう |
| cancer pain | 癌性疼痛 がんせいとうつう |
| canister | カニスタ かにすた, 二酸化炭素吸収装置 にさんかたんそきゅうしゅうそうち |
| cannula | カニューレ かにゅーれ |
| cannulation | カニューレ挿入 かにゅーれそうにゅう, カニュレーション かにゅれーしょん |
| capacitance vessel | 容量血管 ようりょうけっかん |
| capillary bleeding | 毛細管出血 もうさいかんしゅっけつ |
| capillary circulation | 毛細管循環 もうさいかんじゅんかん |
| capillary dilatation | 毛細管拡張 もうさいかんかくちょう |
| capillary fragility | 毛細血管脆弱性 もうさいけっかんぜいじゃくせい |
| capillary permeability | 毛細管透過性 もうさいかんとうかせい |
| capillary pressure | 毛細管圧 もうさいかんあつ |
| capillary pulse | 毛細管脈 もうさいかんみゃく |
| capillary vessel | 毛細[血]管 もうさい[けっ]かん |
| capnography | カプノグラフィ かぷのぐらふぃ |
| capnometer | カプノメーター かぷのめーたー |

| | |
|---|---|
| capnometry | カプノメトリ かぷのめとり |
| carbamino carbon dioxide | カルバミノ二酸化炭素 かるばみのにさんかたんそ |
| carbaminohemoglobin | カルバミノヘモグロビン かるばみのへもぐろびん |
| carbohemoglobin | カルボヘモグロビン かるぼへもぐろびん |
| carbohydrate | 炭水化物 たんすいかぶつ，糖質 とうしつ |
| carbohydrate metabolism | 炭水化物代謝 たんすいかぶつたいしゃ，糖質代謝 とうしつたいしゃ |
| carbon dioxide | 二酸化炭素 にさんかたんそ |
| carbon dioxide absorption curve | 二酸化炭素吸収曲線 にさんかたんそきゅうしゅうきょくせん |
| carbon dioxide absorption technique | 二酸化炭素吸収法 にさんかたんそきゅうしゅうほう |
| carbon dioxide combining power | 二酸化炭素結合能 にさんかたんそけつごうのう |
| carbon dioxide dissociation curve | 二酸化炭素解離曲線 にさんかたんそかいりきょくせん |
| carbon dioxide narcosis | 二酸化炭素昏睡 にさんかたんそこんすい，$CO_2$ナルコーシス $CO_2$なるこーしす |
| carbon dioxide retention | 二酸化炭素蓄積 にさんかたんそちくせき |
| carbon monoxide poisoning | 一酸化炭素中毒 いっさんかたんそちゅうどく |
| carbonate | 炭酸塩 たんさんえん |
| carbonate ion | 炭酸イオン たんさんいおん |
| carbonic anhydrase | 炭酸脱水酵素 たんさんだっすいこうそ |
| carbonic anhydrase inhibitor | 炭酸脱水酵素阻害薬 たんさんだっすいこうそそがいやく |
| carboxyhemoglobin (HbCO) | 一酸化炭素ヘモグロビン いっさんかたんそへもぐろびん |
| carcinogen | 発癌物質 はつがんぶっしつ |
| carcinogenesis | 発癌 はつがん |
| carcinogenic substance | 発癌[性]物質 はつがん[せい]ぶっしつ |
| carcinogenicity | 発癌性 はつがんせい |
| carcinoid | カルチノイド かるちのいど |
| carcinoid syndrome | カルチノイド症候群 かるちのいどしょうこうぐん |
| carcinoma in situ (CIS) | 上皮内癌 じょうひないがん |
| carcinomatosis | 癌腫症 がんしゅしょう |
| cardiac afterload | 心後負荷 しんこうふか |
| cardiac aneurysm | 心室瘤 しんしつりゅう |
| cardiac arrest | 心停止 しんていし |

| | |
|---|---|
| cardiac asthma | 心臓[性]喘息 しんぞう[せい]ぜんそく |
| cardiac catheterization | 心臓カテーテル検査 しんぞうかてーてるけんさ |
| cardiac cycle | 心[拍]周期 しん[ぱく]しゅうき |
| cardiac death | 心臓死 しんぞうし |
| cardiac decompensation | 心代償不全 しんだいしょうふぜん |
| cardiac defibrillator | 心臓除細動器 しんぞうじょさいどうき |
| cardiac depressant | 心[筋]抑制薬 しん[きん]よくせいやく，心[筋]抑制の しん[きん]よくせいの |
| cardiac depressant drug | 心[筋]抑制薬 しん[きん]よくせいやく |
| cardiac depressant factor | 心臓抑制因子 しんぞうよくせいいんし |
| cardiac edema | 心臓性浮腫 しんぞうせいふしゅ |
| cardiac emergency | 心臓緊急状態 しんぞうきんきゅうじょうたい |
| cardiac failure | 心不全 しんふぜん |
| cardiac function curve | 心機能曲線 しんきのうきょくせん |
| cardiac hypertrophy | 心肥大 しんひだい |
| cardiac index (CI) | 心係数 しんけいすう |
| cardiac infarction | 心筋梗塞 しんきんこうそく |
| cardiac insufficiency | 心不全 しんふぜん |
| cardiac massage | 心[臓]マッサージ しん[ぞう]まっさーじ |
| cardiac minute volume | 毎分[心]拍出量 まいふん[しん]はくしゅつりょう |
| cardiac morbidity | 心疾患罹患率 しんしっかんりかんりつ，心合併症発生率 しんがっぺいしょうはっせいりつ |
| cardiac mortality | 心死亡率 しんしぼうりつ |
| cardiac murmur | 心雑音 しんざつおん |
| cardiac output (CO) | 心拍出量 しんはくしゅつりょう |
| cardiac pacemaker | 心臓ペースメーカ しんぞうぺーすめーか |
| cardiac preload | 心前負荷 しんぜんふか |
| cardiac pump mechanism | 心臓ポンプ機序《心臓マッサージの》 しんぞうぽんぷきじょ |
| cardiac reserve | 心[臓]予備力 しん[ぞう]よびりょく |
| cardiac resuscitation | 心蘇生 しんそせい |
| cardiac rhythm | 心リズム しんりずむ，心律動 しんりつどう，心調律 しんちょうりつ |
| cardiac risk | 心リスク しんりすく，心臓危険度 しんぞうきけんど |
| cardiac stimulant | 強心薬 きょうしんやく |
| cardiac sudden death | 心臓性急死 しんぞうせいきゅうし，心臓突然死 しんぞうとつぜんし |

| | |
|---|---|
| cardiac tamponade | 心タンポナーデ しんたんぽなーで |
| cardiac transplantation | 心[臓]移植 しん[ぞう]いしょく |
| cardio-accelerator nerve | 心促進神経 しんそくしんしんけい |
| cardiogenic edema | 心原性浮腫 しんげんせいふしゅ |
| cardiogenic shock | 心原性ショック しんげんせいしょっく |
| cardiomegaly | 心拡大 しんかくだい, 心肥大 しんひだい |
| cardiomyopathy | 心筋症 しんきんしょう, 心筋障害 しんきんしょうがい |
| cardioplegia | カルディオプレジア かるでぃおぷれじあ, カルディオプレギー かるでぃおぷれぎー, 心停止法 しんていしほう |
| cardiopulmonary arrest (CPA) | 心肺停止 しんぱいていし |
| cardiopulmonary arrest on arrival (CPAOA) | 来院時心肺停止 らいいんじしんぱいていし |
| cardiopulmonary bypass (CPB) | 人工心肺 じんこうしんぱい |
| cardiopulmonary cerebral resuscitation (CPCR) | 心肺脳蘇生法 しんぱいのうそせいほう |
| cardiopulmonary emergency | 心肺危機 しんぱいきき |
| cardiopulmonary resuscitation (CPR) | 心肺蘇生 しんぱいそせい |
| cardiopulmonary transplantation | 心肺[同時]移植 しんぱい[どうじ]いしょく |
| cardiorespiratory standstill | 心肺停止 しんぱいていし, 循環呼吸停止 じゅんかんこきゅうていし |
| cardiotachometry | 心拍測定 しんぱくそくてい |
| cardiothoracic ratio (CTR) | 心胸郭比 しんきょうかくひ |
| cardiotonic | 強心薬 きょうしんやく, 強心の きょうしんの |
| cardiotonic diuretic | 強心利尿薬 きょうしんりにょうやく |
| cardiotonic drug | 強心薬 きょうしんやく |
| cardiotoxicity | 心毒性 しんどくせい |
| cardiovascular collapse | 心血管虚脱 しんけっかんきょだつ, 循環虚脱 じゅんかんきょだつ |
| cardiovascular disease | 心血管疾患 しんけっかんしっかん |
| cardiovascular disturbance | 心血管障害 しんけっかんしょうがい |
| cardiovascular drug | 心血管薬 しんけっかんやく |
| cardiovascular system | 心血管系 しんけっかんけい, 循環系 じゅんかんけい |
| cardioversion | 心臓除細動 しんぞうじょさいどう, カルディオバージョン かるでぃおばーじょん |

| | |
|---|---|
| cardioverter | 心臓除細動器 しんぞうじょさいどうき，カルディオバータ かるでぃおばーた |
| carotid body chemoreceptor | 頚動脈体化学受容体 けいどうみゃくたいかがくじゅようたい |
| carotid body reflex | 頚動脈小体反射 けいどうみゃくしょうたいはんしゃ |
| carotid sinus baroreceptor | 頚動脈洞圧受容体 けいどうみゃくどうあつじゅようたい |
| carotid sinus reflex | 頚動脈洞反射 けいどうみゃくどうはんしゃ |
| case control study | 症例対照研究 しょうれいたいしょうけんきゅう |
| casualty | 死傷者 ししょうしゃ |
| catabolic steroid | 異化ステロイド いかすてろいど |
| catabolism | 異化[作用] いか[さよう]，タンパク異化 たんぱくいか |
| catechol-O-methyltransferase (COMT) | カテコール-O-メチル基転移酵素 かてこーるOめちるきてんいこうそ |
| cathartic | 下剤 げざい，瀉下性の しゃげせいの |
| catheter ablation | カテーテル焼灼 かてーてるしょうしゃく，カテーテルアブレーション かてーてるあぶれーしょん |
| catheter fever | カテーテル熱 かてーてるねつ |
| catheterization | カテーテル挿入 かてーてるそうにゅう |
| cation | 陽イオン よういおん |
| cauda equina syndrome | 馬尾症候群 ばびしょうこうぐん |
| caudal anesthesia | 仙骨[硬膜外]麻酔 せんこつ[こうまくがい]ますい |
| caudal block | 仙骨[硬膜外]ブロック せんこつ[こうまくがい]ぶろっく |
| causalgia | 灼熱痛 しゃくねつつう，カウザルギー かうざるぎー |
| cautery | 焼灼[器] しょうしゃく[き]，焼灼薬 しょうしゃくやく |
| cavity | 空洞 くうどう，腔 くう |
| ceiling effect | 天井効果 てんじょうこうか |
| celiac plexus block | 腹腔神経叢ブロック ふくくうしんけいそうぶろっく |
| celiotomy | 開腹 かいふく |
| cell differentiation | 細胞分化 さいぼうぶんか |
| cell-mediated immunity (CMI) | 細胞性免疫 さいぼうせいめんえき |
| cell permeability theory | 細胞透過性説 さいぼうとうかせいせつ |
| cellular toxicity | 細胞毒性 さいぼうどくせい |

| | |
|---|---|
| central nervous depressant | 中枢[神経]抑制薬 ちゅうすう[しんけい]よくせいやく |
| central nervous stimulant | 中枢[神経]興奮薬 ちゅうすう[しんけい]こうふんやく |
| central nervous system (CNS) | 中枢神経系 ちゅうすうしんけいけい |
| central pain | 中枢痛 ちゅうすうつう |
| central piping system | 中央配管システム ちゅうおうはいかんしすてむ |
| central sensitization | 中枢性感作 ちゅうすうせいかんさ |
| central temperature | 中枢温 ちゅうすうおん |
| central venous pressure (CVP) | 中心静脈圧 ちゅうしんじょうみゃくあつ |
| centrifugation | 遠心分離 えんしんぶんり |
| centrifuge | 遠心機 えんしんき, 遠心する えんしんする |
| cephalalgia | 頭痛 ずつう |
| cephalocentesis | 頭蓋穿刺 とうがいせんし |
| cephalopelvic disproportion (CPD) | 児頭骨盤不均衡 じとうこつばんふきんこう |
| cerebellar tremor | 小脳性振戦 しょうのうせいしんせん |
| cerebellopontine angle | 小脳橋角 しょうのうきょうかく |
| cerebral aneurysm | 脳動脈瘤 のうどうみゃくりゅう |
| cerebral angiography (CAG) | 脳血管造影 のうけっかんぞうえい |
| cerebral anoxia | 脳無酸素症 のうむさんそしょう |
| cerebral apoplexy | 脳卒中 のうそっちゅう |
| cerebral arterial spasm | 脳動脈攣縮 のうどうみゃくれんしゅく |
| cerebral blood flow (CBF) | 脳血流[量] のうけつりゅう[りょう] |
| cerebral blood vessel | 脳血管 のうけっかん |
| cerebral blood volume (CBV) | 脳血液量 のうけつえきりょう |
| cerebral circulation | 脳循環 のうじゅんかん |
| cerebral concussion | 脳震盪 のうしんとう |
| cerebral contusion | 脳挫傷 のうざしょう |
| cerebral death | [大]脳死 [だい]のうし |
| cerebral decompression | 開頭減圧[術] かいとうげんあつ[じゅつ] |
| cerebral dominance | 大脳半球優位 だいのうはんきゅうゆうい |
| cerebral edema | 脳浮腫 のうふしゅ, 脳水腫 のうすいしゅ |
| cerebral embolism | 脳塞栓[症] のうそくせん[しょう] |
| cerebral hemorrhage | 脳出血 のうしゅっけつ |
| cerebral herniation | 脳ヘルニア のうへるにあ |
| cerebral hypoperfusion | 脳低潅流 のうていかんりゅう |
| cerebral hypoxia | 脳低酸素 のうていさんそ |

| | |
|---|---|
| cerebral infarction | 脳梗塞 のうこうそく |
| cerebral ischemia | 脳虚血 のうきょけつ |
| cerebral metabolic rate (CMR) | 脳代謝率 のうたいしゃりつ |
| cerebral metabolic rate of oxygen (CMRO$_2$) | 脳酸素消費量 のうさんそしょうひりょう, 脳酸素代謝率 のうさんそたいしゃりつ |
| cerebral palsy (CP) | 脳性麻痺 のうせいまひ |
| cerebral perfusion | 脳灌流 のうかんりゅう |
| cerebral perfusion pressure (CPP) | 脳灌流圧 のうかんりゅうあつ |
| cerebral thrombosis | 脳血栓症 のうけっせんしょう |
| cerebral vascular accident (CVA) | 脳血管発作 のうけっかんほっさ |
| cerebral vascular disease | 脳血管疾患 のうけっかんしっかん |
| cerebrospinal fluid (CSF) | 脳脊髄液 のうせきずいえき, 髄液 ずいえき |
| cerebrospinal pressure | 脳脊髄圧 のうせきずいあつ, 髄液圧 ずいえきあつ |
| cerebrovascular accident | 脳血管発作 のうけっかんほっさ |
| cerebrovascular circulation | 脳[血液]循環 のう[けつえき]じゅんかん |
| cerebrovascular resistance | 脳血管抵抗 のうけっかんていこう |
| cervical plexus block | 頚神経叢ブロック けいしんけいそうぶろっく |
| cervical spondylosis | 頚部脊椎症 けいぶせきついしょう, [変形性]頚椎症 [へんけいせい]けいついしょう |
| cervicobrachial pain | 頚腕[神経]痛 けいわん[しんけい]つう |
| cesarean section (CS, C/S) | 帝王切開 ていおうせっかい |
| challenge test | 負荷試験 ふかしけん, 誘発試験 ゆうはつしけん |
| check valve mechanism | チェックバルブ機構 ちぇっくばるぶきこう, 一方通行弁機構 いっぽうつうこうべんきこう |
| chemical burn | 化学熱傷 かがくねっしょう |
| chemical carcinogen | 化学[的]発癌物質 かがく[てき]はつがんぶっしつ |
| chemical mediator | 化学[的]伝達物質 かがく[てき]でんたつぶっしつ |
| chemical teratogen | 化学催奇物質 かがくさいきぶっしつ |
| chemical thermoregulation | 化学的体温調節 かがくてきたいおんちょうせつ |
| chemical transmission | 化学[的]伝達 かがく[てき]でんたつ |
| chemical transmitter | 化学[的]伝達物質 かがく[てき]でんたつぶっしつ |
| chemoceptor | 化学受容体 かがくじゅようたい |
| chemomechanical coupling | 化学力学連関 かがくりきがくれんかん |
| chemoreceptor | 化学受容体 かがくじゅようたい |
| chemotactic | 走化性因子 そうかせいいんし, 化学走性因子 かがくそうせいいんし |

| | |
|---|---|
| chemotaxis | 走化性 そうかせい, 化学走性 かがくそうせい |
| chemotherapy | 化学療法 かがくりょうほう |
| chest thrust | 胸部圧迫 きょうぶあっぱく |
| chest thumper | 胸部圧迫器 きょうぶあっぱくき |
| chest wall retraction | 胸壁陥凹 きょうへきかんおう |
| Cheyne-Stokes respiration | チェーン・ストークス (Cheyne-Stokes) 呼吸 ちぇーんすとーくすこきゅう |
| chin-lift maneuver | あご先挙上法 あごさききょじょうほう |
| chloride shift | 塩素イオン移動 えんそいおんいどう |
| cholinergic blocking drug | コリン遮断薬 こりんしゃだんやく |
| cholinergic crisis | コリン作動性クリーゼ こりんさどうせいくりーぜ |
| cholinergic drug | コリン作動薬 こりんさどうやく |
| cholinergic fiber | コリン作動性線維 こりんさどうせいせんい |
| cholinergic nerve | コリン作動性神経 こりんさどうせいしんけい |
| cholinergic transmission | コリン作動性伝達 こりんさどうせいでんたつ |
| cholinesterase | コリンエステラーゼ こりんえすてらーぜ |
| chordotomy | 脊髄索切離術 せきずいさくせつりじゅつ, コルドトミー こるどとみー |
| chronic obstructive pulmonary disease (COPD) | 慢性閉塞性肺疾患 まんせいへいそくせいはいしっかん |
| chronic pain | 慢性痛 まんせいつう |
| chronic renal failure (CRF) | 慢性腎不全 まんせいじんふぜん |
| chronic respiratory failure (CRF) | 慢性呼吸不全 まんせいこきゅうふぜん |
| chronic toxicity | 慢性毒性 まんせいどくせい |
| chronological age | 暦年齢 れきねんれい, 生活年齢 せいかつねんれい |
| chronotropic action | 変時作用 へんじさよう |
| ciliary movement | 線毛運動 せんもううんどう |
| ciliary reflex | 毛様体反射 もうようたいはんしゃ |
| ciliated epithelium | 線毛上皮 せんもうじょうひ |
| cineangiography | 血管動画撮影 けっかんどうがさつえい, シネアンジオグラフィ しねあんじおぐらふぃ |
| circadian blood pressure | 血圧日内変動 けつあつにちないへんどう |
| circadian rhythm | サーカディアンリズム さーかでぃあんりずむ, 日周期リズム にちしゅうきりずむ, 日内変動 にちないへんどう |
| circle absorption system | 循環吸収式 じゅんかんきゅうしゅうしき |
| circuit | 回路 かいろ |

| | |
|---|---|
| circuit system | 循環式 じゅんかんしき |
| circulating blood volume | 循環血液量 じゅんかんけつえきりょう |
| circulating plasma volume | 循環血漿量 じゅんかんけっしょうりょう |
| circulation time | 循環時間 じゅんかんじかん |
| circulatory arrest | 循環停止 じゅんかんていし |
| circulatory collapse | 循環虚脱 じゅんかんきょだつ |
| circulatory disturbance | 循環障害 じゅんかんしょうがい |
| circulatory failure | 循環不全 じゅんかんふぜん, 循環障害 じゅんかんしょうがい |
| circulatory overload | 循環過負荷 じゅんかんかふか, 血液量過負荷 けつえきりょうかふか |
| circulatory system | 循環系 じゅんかんけい, 心血管系 しんけっかんけい |
| circulatory time | 循環時間 じゅんかんじかん |
| circumferential wall stress | 円周方向壁応力 えんしゅうほうこうへきおうりょく |
| cisternal puncture | 大槽穿刺 だいそうせんし |
| citrate | クエン酸塩 くえんさんえん |
| citrate phosphate dextrose (CPD) | クエン酸塩-リン酸-ブドウ糖 くえんさんえんりんさんぶどうとう |
| citrated blood | クエン酸添加血 くえんさんてんかけつ |
| citric acid cycle | クエン酸回路 くえんさんかいろ |
| Clark oxygen electrode | クラーク(Clark)型酸素電極 くらーくがたさんそでんきょく |
| claudication | 跛行 はこう |
| clearance | クリアランス くりあらんす |
| clockwise rotation | 時計方向回転 とけいほうこうかいてん |
| closed chest cardiac massage | 非開胸心マッサージ ひかいきょうしんまっさーじ, 体外心マッサージ たいがいしんまっさーじ, 閉胸心マッサージ へいきょうしんまっさーじ |
| closed circuit anesthesia machine | 閉鎖循環式麻酔器 へいさじゅんかんしきますいき |
| closed circuit anesthetic machine | 閉鎖循環式麻酔器 へいさじゅんかんしきますいき |
| closed pneumothorax | 閉鎖性気胸 へいさせいききょう |
| closed system | 閉鎖式 へいさしき, 閉鎖系 へいさけい |
| closing capacity | クロージングキャパシティ くろーじんぐきゃぱしてぃ |
| closing volume | クロージングボリューム くろーじんぐぼりゅーむ |
| clotting time | 凝固時間 ぎょうこじかん |

| | |
|---|---|
| cluster headache | 群発頭痛 ぐんぱつずつう，クラスター頭痛症 くらすたーずつうしょう |
| coagulability | 凝固性 ぎょうこせい，凝血性 ぎょうけつせい |
| coagulant | 凝固薬 ぎょうこやく，凝血薬 ぎょうけつやく，凝集薬 ぎょうしゅうやく |
| coagulation | 凝固 ぎょうこ，凝集 ぎょうしゅうやく，凝血 ぎょうけつ |
| coagulation factor | 凝固因子 ぎょうこいんし |
| coagulation inhibitor | 凝固抑制因子 ぎょうこよくせいいんし |
| coagulation time | 凝固時間 ぎょうこじかん |
| coagulopathy | 凝固障害 ぎょうこしょうがい，凝血異常 ぎょうけついじょう |
| coarctation of aorta | 大動脈縮窄[症] だいどうみゃくしゅくさく[しょう] |
| coefficient | 係数 けいすう，率 りつ |
| coenzyme | 補酵素 ほこうそ |
| cognition | 認識 にんしき，認知 にんち |
| cognitive function | 認識機能 にんしききのう |
| coherence | 干渉性 かんしょうせい，関連 かんれん，粘着 ねんちゃく |
| cold agglutination | 寒冷凝集 かんれいぎょうしゅう |
| cold agglutinin | 寒冷凝集素 かんれいぎょうしゅうそ |
| cold allergy | 寒冷アレルギー かんれいあれるぎー |
| cold allodynia | 冷感異痛 れいかんいつう，冷感アロディニア れいかんあろでぃにあ |
| cold pressor test | 寒冷昇圧試験 かんれいしょうあつしけん |
| cold sensation | 冷[感]覚 れい[かん]かく |
| colectomy | 結腸切除 けっちょうせつじょ |
| colicky pain | 仙痛 せんつう，疝痛 せんつう |
| collapse | 虚脱 きょだつ |
| collateral circulation | 側副循環 そくふくじゅんかん，副行循環 ふくこうじゅんかん |
| collateral flow | 側副血行路 そくふくけっこうろ，副血行路 ふくけっこうろ |
| collateral pathway | 側副路 そくふくろ，副行路 ふくこうろ |
| collateral vessel | 側副血管 そくふくけっかん |
| colloid oncotic pressure | 膠質浸透圧 こうしつしんとうあつ，コロイド浸透圧 ころいどしんとうあつ |

|  |  |
|---|---|
| colloid osmotic pressure | 膠質浸透圧 こうしつしんとうあつ, コロイド浸透圧 ころいどしんとうあつ |
| colonization | 定着 ていちゃく, 集落化 しゅうらくか, コロニー形成 ころにーけいせい |
| colony stimulation factor (CSF) | コロニー刺激因子 ころにーしげきいんし |
| colorimetry | 比色分析 ひしょくぶんせき |
| coma position | 昏睡位 こんすいい |
| coma scale | 昏睡尺度 こんすいしゃくど, 昏睡スケール こんすいすけーる |
| combined effect | 併用効果 へいようこうか |
| combined spinal-epidural anesthesia (CSEA) | 脊髄くも膜下硬膜外併用麻酔 せきずいくもまくかこうまくがいへいようますい, 脊硬麻 せきこうま |
| combustion | 燃焼 ねんしょう |
| comedical | コメディカル こめでぃかる, 医療協力者 いりょうきょうりょくしゃ |
| commissurotomy | 交連切開術 こうれんせっかいじゅつ |
| common gas outlet | ガス共通出口 がすきょうつうでぐち |
| common migraine | 普通型片頭痛 ふつうがたへんずつう |
| compartment | 区画 くかく, 分画 ぶんかく, コンパートメント こんぱーとめんと |
| compartment analysis | 区画分析 くかくぶんせき, コンパートメント解析 こんぱーとめんとかいせき |
| compartment model | コンパートメントモデル こんぱーとめんともでる, 分画モデル ぶんかくもでる |
| compatibility | 適合性 てきごうせい |
| compensated acidosis | 代償性アシドーシス だいしょうせいあしどーしす |
| compensated alkalosis | 代償性アルカローシス だいしょうせいあるかろーしす |
| compensatory anti-inflammatory response syndrome (CARS) | 代償性抗炎症反応症候群 だいしょうせいこうえんしょうはんのうしょうこうぐん |
| compensatory pause | 代償性休止[期] だいしょうせいきゅうし[き] |
| competitive action | 競合作用 きょうごうさよう |
| competitive antagonism | 競合的拮抗 きょうごうてききっこう |
| competitive block | 競合的遮断 きょうごうてきしゃだん |
| competitive drug | 競合薬 きょうごうやく |
| competitive inhibition | 競合的阻害 きょうごうてきそがい |
| complement fixation (CF) | 補体結合 ほたいけつごう |

| | |
|---|---|
| complement fixation reaction | 補体結合反応 ほたいけつごうはんのう |
| complete antibody | 完全抗体 かんぜんこうたい |
| complete atrioventricular block | 完全房室ブロック かんぜんぼうしつぶろっく |
| complete blood count (CBC) | 全血球算 ぜんけっきゅうさん，末梢血球算定 まっしょうけっきゅうさんてい |
| complete left bundle branch block (CLBBB) | 完全左脚ブロック かんぜんさきゃくぶろっく |
| complete rebreathing system | 完全再呼吸法 かんぜんさいこきゅうほう |
| complete right bundle branch block (CRBBB) | 完全右脚ブロック かんぜんうきゃくぶろっく |
| complex regional pain syndrome (CRPS) | 複合性局所疼痛症候群 ふくごうせいきょくしょとうつうしょうこうぐん |
| compressed air | 圧縮空気 あっしゅくくうき |
| compressed air illness | 潜函病 せんかんびょう |
| compressed air sickness | 潜函病 せんかんびょう |
| compressed oxygen | 圧縮酸素 あっしゅくさんそ |
| compression paralysis | 圧迫麻痺 あっぱくまひ |
| compromised host | 易感染性患者 いかんせんせいかんじゃ，易感染性宿主 いかんせんせいしゅくしゅ |
| computer simulations | コンピュータ模擬実験 こんぴゅーたもぎじっけん，コンピュータシミュレーション こんぴゅーたしみゅれーしょん |
| concealed conduction | 潜在性伝導 せんざいせいでんどう |
| concentration effect | 濃度効果 のうどこうか |
| conditioning | 条件づけ じょうけんづけ |
| conduction | 伝導 でんどう，伝達 でんたつ |
| conduction anesthesia | 伝達麻酔 でんたつますい |
| conduction block | 伝導ブロック でんどうぶろっく |
| conduction pathway | 伝導路 でんどうろ |
| conduction system | 興奮伝導系 こうふんでんどうけい |
| conduction velocity | 伝導速度 でんどうそくど |
| conductive floor | 伝導床 でんどうしょう |
| conductivity | 伝導率 でんどうりつ |
| conductor | 伝導体 でんどうたい，伝達者 でんたつしゃ |
| confusion | 錯乱 さくらん |
| congestion | うっ血 うっけつ，充血 じゅうけつ |
| congestive heart failure (CHF) | うっ血性心不全 うっけつせいしんふぜん |
| conjugate acid | 共役酸 きょうやくさん |

| | |
|---|---|
| conjugate base | 共役塩基 きょうやくえんき |
| conjugate gaze | 共同注視 きょうどうちゅうし |
| conjunctival reflex | 結膜反射 けつまくはんしゃ |
| conscious sedation | 意識下鎮静 いしきかちんせい |
| consciousness | 意識 いしき |
| conservative therapy | 保存療法 ほぞんりょうほう |
| constitutive nitric oxide synthase (cNOS) | 構成型一酸化窒素合成酵素 こうせいがたいっさんかちっそごうせいこうそ |
| constriction | 絞窄 こうさく，狭窄 きょうさく |
| constrictive pericarditis | 収縮性心膜炎 しゅうしゅくせいしんまくえん |
| constrictor | 括約筋 かつやくきん，収縮筋 しゅうしゅくきん |
| consumption coagulopathy | 消費性凝固障害 しょうひせいぎょうこしょうがい |
| consumption rate | 消耗率 しょうもうりつ |
| contamination | 汚染 おせん |
| continuous ambulatory peritoneal dialysis (CAPD) | 持続性自己管理腹膜透析 じぞくせいじこかんりふくまくとうせき |
| continuous arteriovenous hemofiltration (CAVH) | 持続性動静脈血液濾過 じぞくせいどうじょうみゃくけつえきろか |
| continuous drainage | 持続排液 じぞくはいえき，持続ドレナージ じぞくどれなーじ |
| continuous epidural anesthesia | 持続硬膜外麻酔 じぞくこうまくがいますい |
| continuous hemodiafiltration | 持続的血液透析濾過 じぞくてきけつえきとうせきろか |
| continuous hemofiltration | 持続的血液濾過 じぞくてきけつえきろか |
| continuous intravenous infusion | 持続静注 じぞくじょうちゅう |
| continuous pain | 持続痛 じぞくつう |
| continuous positive airway pressure (CPAP) | 持続気道陽圧 じぞくきどうようあつ |
| continuous positive pressure | 持続陽圧 じぞくようあつ |
| continuous positive pressure breathing | 持続陽圧呼吸 じぞくようあつこきゅう |
| continuous positive pressure ventilation (CPPV) | 持続陽圧換気 じぞくようあつかんき |
| continuous spinal anesthesia | 持続脊髄くも膜下麻酔 じぞくせきずいくもまくかますい，持続脊麻 じぞくせきま |
| contractile component | 収縮要素 しゅうしゅくようそ |
| contractile force | 収縮力 しゅうしゅくりょく |
| contractility | 収縮性 しゅうしゅくせい，収縮能 しゅうしゅくのう |

| | |
|---|---|
| contraction | 収縮 しゅうしゅく, 攣縮 れんしゅく |
| contraction alkalosis | 濃縮性アルカローシス のうしゅくせいあるかろーしす |
| contracture | 拘縮 こうしゅく |
| contraindication | 禁忌 きんき |
| control animal | 対照動物 たいしょうどうぶつ |
| control experiment | 対照実験 たいしょうじっけん |
| control study | 対照試験 たいしょうしけん |
| control valve | 調節弁 ちょうせつべん |
| controlled respiration | 調節呼吸 ちょうせつこきゅう |
| controlled trial | 比較試験 ひかくしけん |
| controlled ventilation | 調節換気 ちょうせつかんき, 調節呼吸 ちょうせつこきゅう |
| controller | 調節器 ちょうせつき, 調整者 ちょうせいしゃ, コントローラ こんとろーら |
| convalescence | 回復期 かいふくき |
| convection | 対流 たいりゅう |
| convective heat transfer | 対流性熱伝達 たいりゅうせいねつでんたつ |
| conversion reaction | 転換反応 てんかんはんのう |
| converting enzyme | 変換酵素 へんかんこうそ |
| convulsion | 痙攣 けいれん |
| convulsive shock therapy | 電気ショック療法 でんきしょっくりょうほう |
| cooling blanket | 冷却ブランケット れいきゃくぶらんけっと |
| cor pulmonale | 肺性心 はいせいしん |
| cord blood | 臍帯血 さいたいけつ |
| cordotomy | 脊髄索切離術 せきずいさくせつりじゅつ, コルドトミー《chordotomyに同じ》 こるどとみー, 声帯粘膜切除 せいたいねんまくせつじょ |
| core temperature | 深部温 しんぶおん, 中心温 ちゅうしんおん, 核心温 かくしんおん |
| corneal reflex | 角膜反射 かくまくはんしゃ |
| coronary angiography (CAG) | 冠血管造影 かんけっかんぞうえい |
| coronary angioplasty | 冠動脈形成術 かんどうみゃくけいせいじゅつ |
| coronary artery aneurysm | 冠動脈瘤 かんどうみゃくりゅう |
| coronary artery bypass graft (CABG) | 冠動脈バイパス[術] かんどうみゃくばいぱす[じゅつ] |
| coronary artery disease | 冠動脈疾患 かんどうみゃくしっかん |
| coronary artery dissection | 冠動脈解離 かんどうみゃくかいり |

| | |
|---|---|
| coronary artery endarterectomy | 冠動脈内膜除去 かんどうみゃくないまくじょきょ |
| coronary artery fistula | 冠動脈瘻 かんどうみゃくろう |
| coronary artery sclerosis | 冠動脈硬化 かんどうみゃくこうか |
| coronary artery spasm | 冠動脈攣縮 かんどうみゃくれんしゅく, 冠スパズム かんすぱずむ |
| coronary artery stenosis | 冠動脈狭窄 かんどうみゃくきょうさく |
| coronary blood flow (CBF) | 冠血流[量] かんけつりゅう[りょう] |
| coronary care unit (CCU) | 冠疾患集中治療室 かんしっかんしゅうちゅうちりょうしつ |
| coronary collateral circulation | 冠副循環 かんふくじゅんかん |
| coronary embolism | 冠動脈塞栓症 かんどうみゃくそくせんしょう |
| coronary laser recanalization | 冠動脈レーザー血管形成術 かんどうみゃくれーざーけっかんけいせいじゅつ |
| coronary occlusion | 冠動脈閉塞 かんどうみゃくへいそく |
| coronary perfusion pressure (CPP) | 冠灌流圧 かんかんりゅうあつ |
| coronary steal | 冠動脈スチール かんどうみゃくすちーる, 冠動脈盗血 かんどうみゃくとうけつ |
| coronary thrombolysis | 冠動脈血栓溶解 かんどうみゃくけっせんようかい |
| correlation coefficient | 相関係数 そうかんけいすう |
| corrugated tube | 蛇管 じゃかん, だかん |
| costal breathing | 胸式呼吸 きょうしきこきゅう |
| costal respiration | 胸式呼吸 きょうしきこきゅう |
| costalgia | 肋骨痛 ろっこつつう |
| costovertebral angle | 肋骨脊柱角 ろっこつせきちゅうかく |
| cough reflex | 咳反射 せきはんしゃ |
| counterclockwise rotation | 反時計方向回転 はんとけいほうこうかいてん |
| counter-current exchanger | 対向流交換系 たいこうりゅうこうかんけい |
| counter-current system | 対向流系 たいこうりゅうけい |
| countershock | 電気ショック でんきしょっく |
| coupled reaction | 連関反応 れんかんはんのう |
| coupling factor | 共役因子 きょうやくいんし |
| covalent binding | 共有結合 きょうゆうけつごう |
| cramp | 痙攣 けいれん |
| cranioplasty | 頭蓋形成 とうがいけいせい |
| craniotomy | 開頭[術] かいとう[じゅつ] |
| C-reactive protein (CRP) | C反応性タンパク Cはんのうせいたんぱく |

| | |
|---|---|
| creatinine clearance (Ccr) | クレアチニンクリアランス くれあちにんくりあらんす |
| cricoid cartilage | 輪状軟骨 りんじょうなんこつ |
| cricoid pressure | 輪状軟骨圧迫 りんじょうなんこつあっぱく，セリック(Sellick)法 せりっくほう |
| cricothyrotomy | 輪状甲状膜切開 りんじょうこうじょうまくせっかい |
| critical care medicine (CCM) | 救急医学 きゅうきゅういがく |
| critical organ | 重要臓器 じゅうようぞうき，決定臓器 けっていぞうき |
| critical pressure | 臨界圧 りんかいあつ |
| critical temperature | 臨界温 りんかいおん |
| critical volume hypothesis | 臨界容積仮説 りんかいようせきかせつ |
| cross contamination | 交差汚染 こうさおせん |
| cross infection | 交差感染 こうさかんせん |
| cross match | 交差[適合]試験 こうさ[てきごう]しけん |
| cross-modality threshold | 交差性閾値修飾 こうさせいいきちしゅうしょく |
| cross-over design | 交差法 こうさほう，交差試験 こうさしけん《実験，研究の》 |
| cross-over trial | 交差試験 こうさしけん《実験，研究の》 |
| cross resistance | 交差耐性 こうさたいせい |
| cross sensitivity | 交差過敏性 こうさかびんせい |
| cross-talk | 相互干渉 そうごかんしょう，交差回路 こうさかいろ，クロストーク くろすとーく |
| cross tolerance | 交差耐性 こうさたいせい |
| crosscirculation | 交差循環 こうさじゅんかん |
| crossed finger maneuver | 指交差法 ゆびこうさほう |
| crush syndrome | 圧挫症候群 あつざしょうこうぐん |
| crying vital capacity | 啼泣時肺活量 ていきゅうじはいかつりょう |
| cryoanalgesia | 寒冷鎮痛 かんれいちんつう |
| crystalloid | 晶質 しょうしつ |
| crystalloid cardioplegia | 晶質性心筋保護 しょうしつせいしんきんほご |
| C-type natriuretic peptide | C型ナトリウム利尿ペプチド Cがたなとりうむりにょうぺぷちど |
| cuffed oropharyngeal airway (COPA) | カフ付口咽頭エアウェイ かふつきこういんとうえあうぇい |
| cumulative action | 蓄積作用 ちくせきさよう |
| cumulative dose | 蓄積量 ちくせきりょう |
| cumulative effect | 蓄積効果 ちくせきこうか |

| | |
|---|---|
| curarization | クラーレ化 くらーれか |
| curative dose | 治効量 ちこうりょう, 治癒量 ちゆりょう |
| curettage | 搔爬 そうは |
| cutaneous current perception threshold | 皮膚電流感覚閾値 ひふでんりゅうかんかくいきち |
| cutaneous temperature | 皮膚温 ひふおん |
| cutdown | 静脈切開 じょうみゃくせっかい |
| cyanide poisoning | シアン化物中毒 しあんかぶつちゅうどく |
| cyanosis | チアノーゼ ちあのーぜ |
| cytoplasm | 細胞質 さいぼうしつ |
| cytoplasmic membrane | 細胞質膜 さいぼうしつまく |
| cytotoxic antibody | 細胞傷害性抗体 さいぼうしょうがいせいこうたい |
| cytotoxic drug | 細胞毒 さいぼうどく, 細胞傷害性薬物 さいぼうしょうがいせいやくぶつ |
| cytotoxicity | 細胞毒性 さいぼうどくせい |

## 【D】

| | |
|---|---|
| day surgery | 日帰り手術 ひがえりしゅじゅつ |
| dead space | 死腔 しくう |
| dead space effect | 死腔効果 しくうこうか |
| deafferentation pain | 求心路遮断[性]疼痛 きゅうしんろしゃだん[せい]とうつう |
| death with dignity | 尊厳死 そんげんし |
| debridement | デブリドマン でぶりどまん, 創傷清浄化 そうしょうせいじょうか, 創縁切除 そうえんせつじょ |
| decannulation | 抜管 ばっかん, カニューレ抜去 かにゅーればっきょ |
| decerebrate rigidity | 除脳硬直 じょのうこうちょく |
| declamping shock | 遮断解除後ショック しゃだんかいじょごしょっく |
| decompensation | 代償障害 だいしょうしょうがい |
| decompression | 減圧 げんあつ, 除圧 じょあつ |
| decompression chamber | 減圧室 げんあつしつ |
| decompression sickness | 減圧症 げんあつしょう |
| decompression surgery | 減圧[手]術 げんあつ[しゅ]じゅつ |
| deep coma | 深昏睡 しんこんすい |
| deep hypothermia | 超低体温 ちょうていたいおん |
| deep pain | 深部痛 しんぶつう |

| | |
|---|---|
| deep reflex | 深部反射 しんぶはんしゃ |
| deep sensation | 深部覚 しんぶかく |
| deep vein thrombosis | 深部静脈血栓 しんぶじょうみゃくけっせん |
| defibrillation | 除細動 じょさいどう |
| defibrillator | 除細動器 じょさいどうき |
| deflected nasal septum | 鼻中隔弯曲症 びちゅうかくわんきょくしょう |
| deglutition reflex | 嚥下反射 えんげはんしゃ |
| dehydration | 脱水 だっすい |
| delayed action | 遅延作用 ちえんさよう |
| delayed allergy | 遅延型アレルギー ちえんがたあれるぎー |
| delayed neurotoxicity | 遅延性神経毒性 ちえんせいしんけいどくせい |
| delayed pain | 遅発痛 ちはつつう, 後発痛 こうはつつう |
| delayed reaction | 遅延反応 ちえんはんのう |
| delayed toxicity | 遅延毒性 ちえんどくせい |
| delayed-type hypersensitivity | 遅延型過敏症 ちえんがたかびんしょう |
| deliberate hypotension | 人為的低血圧 じんいてきていけつあつ |
| delirium | 譫妄 せんもう |
| demand hypoxia | 需要性低酸素 じゅようせいていさんそ |
| demyelinating disease | 脱髄疾患 だつずいしっかん |
| denervation | 除神経 じょしんけい, 脱神経 だつしんけい |
| denervation supersensitivy | 脱神経性過敏 だつしんけいせいかびん |
| denitrogenation | 脱窒素 だつちっそ |
| densitometer | 濃度計 のうどけい, 密度計 みつどけい |
| density | 密度 みつど |
| dental anesthesia | 歯科麻酔 しかますい |
| dental prosthesis | 義歯 ぎし |
| dentalgia | 歯痛 しつう |
| deoxyhemoglobin | 脱酸素ヘモグロビン だつさんそへもぐろびん |
| deoxyribonucleic acid (DNA) | デオキシリボ核酸 でおきしりぼかくさん |
| dependent lung | 下側肺 かそくはい |
| depolarization | 脱分極 だつぶんきょく |
| depolarization block | 脱分極ブロック だつぶんきょくぶろっく |
| depolarizing drug | 脱分極薬 だつぶんきょくやく |
| depolarizing muscle relaxant | 脱分極性筋弛緩薬 だつぶんきょくせいきんしかんやく |
| depressant | 抑制薬 よくせいやく, 抑制の よくせいの |
| depressant drug | 抑制薬 よくせいやく |
| depression | 抑制 よくせい, うつ病 うつびょう |

## 54　depr

| | |
|---|---|
| depressor reflex | 降圧反射 こうあつはんしゃ |
| depth of anesthesia | 麻酔深度 ますいしんど |
| dermatome | 皮膚分節 ひふぶんせつ，皮膚知覚帯 ひふちかくたい，デルマトーム でるまとーむ |
| desaturation | 脱飽和 だつほうわ |
| desensitization | 脱感作 だつかんさ，減感作 げんかんさ |
| detoxication | 解毒 げどく |
| diabetic acidosis | 糖尿病性アシドーシス とうにょうびょうせいあしどーしす |
| diabetic coma | 糖尿病性昏睡 とうにょうびょうせいこんすい |
| diabetic ketoacidosis (DKA) | 糖尿病性ケトアシドーシス とうにょうびょうせいけとあしどーしす |
| diabetic nephropathy | 糖尿病性腎症 とうにょうびょうせいじんしょう |
| diabetic neuropathy | 糖尿病性神経障害 とうにょうびょうせいしんけいしょうがい |
| diabetic retinopathy | 糖尿病網膜症 とうにょうびょうもうまくしょう |
| diagnosis related groups/ prospective payment system (DRG/PPS) | 疾患別関連群/包括支払方式 しっかんべつかんれんぐんほうかつしはらいほうしき |
| dialysis | 透析 とうせき |
| dialysis disequilibrium syndrome | 透析不均衡症候群 とうせきふきんこうしょうこうぐん |
| dialysis fluid | 透析液 とうせきえき |
| dialysis membrane | 透析膜 とうせきまく |
| dialyzer | 透析器 とうせきき |
| diameter index safety system | 直径別安全システム ちょっけいべつあんぜんしすてむ |
| diaphragmatic eventration | 横隔膜挙上 おうかくまくきょじょう，横隔膜弛緩 おうかくまくしかん |
| diaphragmatic hernia | 横隔膜ヘルニア おうかくまくへるにあ |
| diaphragmatic paralysis | 横隔膜麻痺 おうかくまくまひ |
| diastolic pressure | 拡張期圧 かくちょうきあつ |
| dibucaine number | ジブカイン値 じぶかいんち |
| dicrotic notch | 重複切痕 ちょうふくせっこん |
| dicrotic pulse | 重複脈 ちょうふくみゃく |
| differential lung ventilation | 分離肺換気 ぶんりはいかんき |
| diffuse atelectasis | びまん性無気肺 びまんせいむきはい |
| diffuse bronchiolitis | びまん性細気管支炎 びまんせいさいきかんしえん |

| | |
|---|---|
| diffuse interstitial pneumonia | びまん性間質性肺炎 びまんせいかんしつせいはいえん |
| diffusing capacity | 拡散能力 かくさんのうりょく |
| diffusion | 拡散 かくさん |
| diffusion anoxia | 拡散性無酸素［症］かくさんせいむさんそ［しょう］ |
| diffusion coefficient | 拡散係数 かくさんけいすう |
| diffusion disturbance | 拡散障害 かくさんしょうがい |
| diffusion hyperoxia | 拡散性酸素過剰 かくさんせいさんそかじょう |
| diffusion hypoxia | 拡散性低酸素［症］かくさんせいていさんそ［しょう］ |
| diffusion impairment | 拡散障害 かくさんしょうがい |
| diffusion oxygenation | 拡散性酸素化 かくさんせいさんそか |
| diffusion respiration | 拡散呼吸 かくさんこきゅう |
| digital block | 指ブロック ゆびぶろっく |
| digital substraction angiography (DSA) | 減算血管撮影 げんさんけっかんさつえい，ディジタルサブストラクション血管造影 でぃじたるさぶすとらくしょんけっかんぞうえい |
| digitalization | ジギタリス化 じぎたりすか，ジギタリス飽和 じぎたりすほうわ |
| dilatation & curettage (D&C) | 子宮内容除去 しきゅうないようじょきょ |
| dilated cardiomyopathy (DCM) | 拡張型心筋症 かくちょうがたしんきんしょう |
| dilution acidosis | 希釈性アシドーシス きしゃくせいあしどーしす |
| directional valve | 方向弁 ほうこうべん |
| discharge | 退院 たいいん，放電 ほうでん，発射 はっしゃ，分泌物 ぶんぴ［つ］ぶつ |
| discoid atelectasis | 板状無気肺 ばんじょうむきはい |
| disequilibrium | 平衡異常 へいこういじょう |
| disequilibrium syndrome | 不均衡症候群 ふきんこうしょうこうぐん |
| disinfectant | 消毒薬 しょうどくやく |
| disinfection | 消毒 しょうどく |
| dislocation | 脱臼 だっきゅう |
| disorientation | 失見当識 しつけんとうしき，見当識障害 けんとうしきしょうがい |
| disseminated intravascular coagulation (DIC) | 播種性血管内凝固 はしゅせいけっかんないぎょうこ，汎発性血管内凝固 はんぱつせいけっかんないぎょうこ |
| dissemination | 播種 はしゅ |
| dissociation | 解離 かいり |
| dissociation constant | 解離定数 かいりていすう |

| | |
|---|---|
| dissociation curve | 解離曲線 かいりきょくせん |
| dissociative anesthetic | 解離性麻酔薬 かいりせいますいやく |
| dissolved oxygen | 溶存酸素 ようぞんさんそ |
| distress | 促迫 そくはく |
| distribution | 分布 ぶんぷ，配分 はいぶん |
| distribution phase | 分布相 ぶんぷそう |
| diuresis | 利尿 りにょう |
| diuretic | 利尿薬 りにょうやく，利尿の りにょうの |
| diuretic drug | 利尿薬 りにょうやく |
| diver's disease | 潜函病 せんかんびょう |
| dizziness | めまい めまい，眩暈 げんうん |
| doll's eye sign | 人形の目徴候 にんぎょうのめちょうこう |
| doll's eye test | 人形の目試験 にんぎょうのめしけん |
| donor | 提供者 ていきょうしゃ，ドナー どなー |
| Doppler blood flow | ドプラー(Doppler)血流 どぷらーけつりゅう |
| Doppler echocardiography | ドプラー(Doppler)心エコー図 どぷらーしんえこーず |
| Doppler effect | ドプラー(Doppler)効果 どぷらーこうか |
| Doppler rheograph | ドプラー(Doppler)血流計 どぷらーけつりゅうけい |
| dorsal column stimulation | 脊髄後索刺激 せきずいこうさくしげき |
| dose | [適]用量 [てき]ようりょう |
| dose dependency | 用量依存 ようりょういぞん |
| dose response | 用量反応性 ようりょうはんのうせい |
| dose-response curve | 用量反応曲線 ようりょうはんのうきょくせん |
| dose-response relationship | 用量反応関係 ようりょうはんのうかんけい |
| double blind test | 二重盲検法 にじゅうもうけんほう |
| double-lumen catheter | 二腔カテーテル にくうかてーてる |
| double-lumen endobronchial catheter | 二腔気管支カテーテル にくうきかんしかてーてる |
| double-lumen endobronchial tube | 二腔気管支チューブ にくうきかんしちゅーぶ |
| double-lumen endotracheal tube | 二腔気管チューブ にくうきかんちゅーぶ |
| double-lumen tube | 二腔チューブ にくうちゅーぶ |
| drain | 排液管 はいえきかん |
| drainage | 排液 はいえき，ドレナージ どれなーじ |
| drip infusion | 点滴[静注] てんてき[じょうちゅう] |

| | |
|---|---|
| drip intravenous pyelography (DIP) | 点滴静脈内腎盂造影 てんてきじょうみゃくないじんうぞうえい |
| drowning | 溺水 できすい |
| drowsiness | 嗜眠状態 しみんじょうたい |
| drug challenge test (DCT) | 薬効能試験 やっこうのうしけん |
| drug eruption | 薬疹 やくしん |
| drug hypersensitivity | 薬物過敏症 やくぶつかびんしょう |
| drug idiosyncrasy | 薬物特異体質 やくぶつとくいたいしつ |
| drug-induced hepatitis | 薬物性肝炎 やくぶつせいかんえん |
| drug interaction | 薬物相互作用 やくぶつそうごさよう |
| drug potentiation | 薬物相乗作用 やくぶつそうじょうさよう |
| drug rash | 薬疹 やくしん |
| drug resistance | 薬物耐性 やくぶつたいせい |
| drug sensitivity | 薬物感受性 やくぶつかんじゅせい |
| drug shock | 薬物ショック やくぶつしょっく |
| drug tolerance | 薬物耐性 やくぶつたいせい |
| drug withdrawal symptom | 退薬症状 たいやくしょうじょう, 禁断症状 きんだんしょうじょう, 薬物離脱症状 やくぶつりだつしょうじょう |
| dry flowmeter | 乾式流量計 かんしきりゅうりょうけい |
| dual block | 二相性ブロック にそうせいぶろっく, 二重ブロック にじゅうぶろっく |
| dual effect | 二相性効果 にそうせいこうか, 二重効果 にじゅうこうか |
| dull pain | 鈍痛 どんつう |
| dullness | 感情鈍麻 かんじょうどんま, 感覚鈍麻 かんかくどんま |
| dye dilution test | 色素希釈試験 しきそきしゃくしけん |
| dynamic compliance | 動的コンプライアンス どうてきこんぷらいあんす |
| dysesthesia | 感覚異常 かんかくいじょう, 知覚不全 ちかくふぜん |
| dysfunction | 機能障害 きのうしょうがい, 機能不全 きのうふぜん |
| dyskinesia | 運動機能異常 うんどうきのういじょう |
| dysphagia | 嚥下困難 えんげこんなん |
| dyspnea | 呼吸困難 こきゅうこんなん |
| dyspragia | 疼痛性機能障害 とうつうせいきのうしょうがい |
| dysrhythmia | 律動異常 りつどういじょう |

| | |
|---|---|
| **dysuria** | 排尿困難 はいにょうこんなん |

## 【E】

| | |
|---|---|
| **EC coupling** | 興奮収縮連関 こうふんしゅうしゅくれんかん |
| **ECG gated** | 心電図同期 しんでんずどうき |
| **echocardiography** | 心エコー図検査 しんえこーずけんさ |
| **echoencephalogram** | 脳エコー図 のうえこーず |
| **echoencephalography** | 脳エコー検査 のうえこーけんさ |
| **eclampsia** | 子癇 しかん |
| **ectopic beat** | 異所性拍動 いしょせいはくどう |
| **effective dose (ED)** | 有効量 ゆうこうりょう |
| **effective half-life** | 有効半減期 ゆうこうはんげんき |
| **efferent impulse** | 遠心インパルス えんしんいんぱるす |
| **effusion** | 滲出液 しんしゅつえき |
| **ejection fraction (EF)** | 駆出率 くしゅつりつ |
| **ejection murmur** | 駆出性雑音 くしゅつせいざつおん |
| **ejection time (ET)** | 駆出時間 くしゅつじかん |
| **elastic recoil** | 弾性収縮力 だんせいしゅうしゅくりょく，弾性反跳 だんせいはんちょう |
| **elbow block** | 肘ブロック ひじぶろっく |
| **elective operation** | 予定手術 よていしゅじゅつ，待期手術 たいきしゅじゅつ |
| **electric cauterization** | 電気焼灼 でんきしょうしゃく |
| **electric cautery** | 電気メス でんきめす |
| **electric conductivity** | 電導率 でんどうりつ，電気伝導度 でんきでんどうど |
| **electric injury** | 電撃傷 でんげきしょう |
| **electric shock** | 電気ショック でんきしょっく |
| **electrical burn** | 電気熱傷 でんきねっしょう |
| **electrocardiogram (ECG)** | 心電図 しんでんず |
| **electrocautery** | 電気メス でんきめす |
| **electrocerebral silence** | 平坦脳波 へいたんのうは |
| **electrocoagulation** | 電気凝固 でんきぎょうこ |
| **electroencephalogram (EEG)** | 脳波 のうは |
| **electrohemostasis** | 電気止血法 でんきしけつほう |
| **electrolyte** | 電解質 でんかいしつ |
| **electrolyte balance** | 電解質平衡 でんかいしつへいこう |

| | |
|---|---|
| electrolyte deficiency syndrome | 電解質欠乏症候群 でんかいしつけつぼうしょうこうぐん |
| electrolyte disturbance | 電解質障害 でんかいしつしょうがい |
| electrolyte imbalance | 電解質平衡異常 でんかいしつへいこういじょう |
| electromagnetic flowmeter | 電磁流量計 でんじりゅうりょうけい |
| electromanometer | 電気血圧計 でんきけつあつけい |
| electromechanical dissociation | 電導収縮解離 でんどうしゅうしゅくかいり |
| electromyogram (EMG) | 筋電図 きんでんず |
| electron paramagnetic resonance | 電子常磁性共鳴 でんしじょうじせいきょうめい |
| electron spin resonance (ESR) | 電子スピン共鳴 でんしすぴんきょうめい |
| electropneumotachograph | 電気呼吸流速計 でんきこきゅうりゅうそくけい |
| electrospinogram | 脊髄電図 せきずいでんず |
| electrostimulator | 電気刺激器 でんきしげきき, 電気刺激装置 でんきしげきそうち |
| electrostriction | 電縮 でんしゅく |
| electrostriction releasing theory | 電縮水融解仮説 でんしゅくすいゆうかいかせつ |
| electrothermometer | 電気体温計 でんきたいおんけい |
| electrotonometer | 電気圧力計 でんきあつりょくけい, 電気眼圧計 でんきがんあつけい |
| elimination | 排泄 はいせつ, 排除 はいじょ, 放出 ほうしゅつ, 除去 じょきょ |
| elimination phase | 排泄相 はいせつそう |
| elimination rate constant | 排泄速度定数 はいせつそくどていすう |
| embolism | 塞栓症 そくせんしょう |
| embolization | 塞栓形成[術] そくせんけいせい[じゅつ] |
| embolus | 塞栓 そくせん |
| embryotoxicity | 胎芽毒性 たいがどくせい |
| emergence | 麻酔覚醒 ますいかくせい |
| emergence delirium | 覚醒時譫妄 かくせいじせんもう |
| emergence excitement | 覚醒時興奮 かくせいじこうふん |
| emergency | 救急 きゅうきゅう, 緊急 きんきゅう |
| emergency care | 救急処置 きゅうきゅうしょち |
| emergency cart | 救急カート きゅうきゅうかーと |
| emergency life saving technician | 救急救命士 きゅうきゅうきゅうめいし |
| emergency medical technician | 救急隊員 きゅうきゅうたいいん |
| emergency medicine | 救急医療 きゅうきゅういりょう |

| | |
|---|---|
| emergency operation | 緊急手術 きんきゅうしゅじゅつ，救急手術 きゅうきゅうしゅじゅつ |
| emergency room (ER) | 救急治療室 きゅうきゅうちりょうしつ |
| emergency tracheotomy | 緊急気管切開 きゅうきゅうきかんせっかい |
| emergency treatment | 救急治療 きゅうきゅうちりょう |
| emergency ward | 救急病棟 きゅうきゅうびょうとう |
| emesis | 嘔吐 おうと |
| emetic | 催吐性 さいとせい |
| emetic drug | 催吐薬 さいとやく |
| emphysema | 気腫 きしゅ |
| emphysematous | 気腫性 きしゅせい |
| emphysematous bleb | 気腫性ブレブ きしゅせいぶれぶ |
| emphysematous bulla | 気腫性嚢胞 きしゅせいのうほう |
| empyema | 蓄膿 ちくのう，膿胸 のうきょう |
| encephalopathy | 脳障害 のうしょうがい，脳症 のうしょう |
| end-diastolic pressure (EDP) | 拡張終期圧 かくちょうしゅうきあつ |
| end-diastolic volume (EDV) | 拡張終期容積 かくちょうしゅうきようせき |
| end-plate | 終板 しゅうばん |
| end product | 最終産物 さいしゅうさんぶつ |
| end-tidal anesthetic concentration | 呼気終末麻酔薬濃度 こきしゅうまつますいやくのうど |
| end-tidal carbon dioxide | 呼気終末二酸化炭素 こきしゅうまつにさんかたんそ |
| endarterectomy | 血管内膜切除 けっかんないまくせつじょ |
| endobronchial anesthesia | 気管支内麻酔 きかんしないますい |
| endobronchial blocker | 気管支閉塞子 きかんしへいそくし |
| endocardial cushion defect (ECD) | 心内膜床欠損[症] しんないまくしょうけっそん[しょう] |
| endoplasmic reticulum | 小胞体 しょうほうたい |
| endoscopic operation | 内視鏡下手術 ないしきょうかしゅじゅつ |
| endoscopic thoracic sympathectomy | 胸腔鏡下交感神経遮断術 きょうくうきょうかこうかんしんけいしゃだんじゅつ |
| endoscopy | 内視鏡検査 ないしきょうけんさ |
| endothelial nitric oxide synthase (eNOS) | 内皮一酸化窒素合成酵素 ないひいっさんかちっそごうせいこうそ |
| endothelium derived relaxing factor (EDRF) | 内皮由来弛緩因子 ないひゆらいしかんいんし |
| endotoxin | エンドトキシン えんどときしん，内毒素 ないどくそ |

| | |
|---|---|
| endotracheal intubation | 気管挿管 きかんそうかん |
| endotracheal tube | 気管チューブ きかんちゅーぶ |
| enema | 浣腸［剤］ かんちょう［ざい］ |
| enemator | 注腸器 ちゅうちょうき |
| engorgement | 充血 じゅうけつ，怒張 どちょう，うっ血 うっけつ |
| enteral nutrition | 経腸栄養 けいちょうえいよう |
| entrapment neuropathy | 絞扼性神経障害 こうやくせいしんけいしょうがい |
| envenomation | 刺咬中毒 しこうちゅうどく |
| environmental toxicity | 環境毒性 かんきょうどくせい |
| enzyme induction | 酵素誘導 こうそゆうどう |
| enzyme inhibition | 酵素阻害 こうそそがい |
| epidural analgesia | 硬膜外鎮痛 こうまくがいちんつう |
| epidural anesthesia | 硬膜外麻酔 こうまくがいますい |
| epidural catheter | 硬膜外カテーテル こうまくがいかてーてる |
| epidural hematoma | 硬膜外血腫 こうまくがいけっしゅ |
| epidural hemorrhage | 硬膜外出血 こうまくがいしゅっけつ |
| epidural injection | 硬膜外注入 こうまくがいちゅうにゅう |
| epidural space | 硬膜外腔 こうまくがいくう |
| epiglottitis | 喉頭蓋炎 こうとうがいえん |
| epistaxis | 鼻出血 びしゅっけつ |
| equal pressure point | 等圧点 とうあつてん |
| erythromelalgia | 紅痛症 こうつうしょう |
| erythropoiesis | 赤血球産生 せっけっきゅうさんせい |
| escaped beat | 期外収縮 きがいしゅうしゅく |
| escaped rhythm | 逸脱リズム いつだつりずむ，逸脱調律 いつだつちょうりつ，補充リズム ほじゅうりずむ，補充調律 ほじゅうちょうりつ |
| esophageal atresia | 食道閉鎖 しょくどうへいさ |
| esophageal dilatation | 食道拡張 しょくどうかくちょう |
| esophageal dysphagia | 食道性嚥下困難 しょくどうせいえんげこんなん |
| esophageal fistula | 食道瘻 しょくどうろう |
| esophageal hiatal hernia | 食道裂孔ヘルニア しょくどうれっこうへるにあ |
| esophageal obturator airway | 食道閉鎖エアウェイ しょくどうへいさえあうぇい |
| esophageal obturator tube | 食道閉鎖式チューブ しょくどうへいさしきちゅーぶ |
| esophageal pressure | 食道内圧 しょくどうないあつ |
| esophageal reflux | 食道逆流 しょくどうぎゃくりゅう |
| esophageal regurgitation | 食道逆流 しょくどうぎゃくりゅう |
| esophageal stethoscope | 食道聴診器 しょくどうちょうしんき |

| | |
|---|---|
| esophagobronchial fistula | 食道気管支瘻 しょくどうきかんしろう |
| esophagoscopy | 食道鏡検査 しょくどうきょうけんさ |
| esophagotracheal fistula | 食道気管瘻 しょくどうきかんろう |
| esthesia | 知覚 ちかく |
| esthesiometer | 触覚計 しょっかくけい |
| euphoria | 多幸[感] たこう[かん], 上機嫌 じょうきげん, 陶酔 とうすい |
| eupnea | 正常呼吸 せいじょうこきゅう |
| euthanasia | 安楽死 あんらくし, 尊厳死 そんげんし |
| evaporation | 蒸発 じょうはつ |
| evidence-based medicine (EBM) | 実証医学 じっしょういがく |
| evoked potential | 誘発電位 ゆうはつでんい |
| evoked response audiometry | 誘発反応聴力検査 ゆうはつはんのうちょうりょくけんさ |
| evoked spinal cord potential | 脊髄誘発電位 せきずいゆうはつでんい |
| excess anesthetic gas | 余剰麻酔ガス よじょうますいがす |
| excess circuit gas | 回路余剰ガス かいろよじょうがす |
| excess-gas relief valve | 余剰ガス排出弁 よじょうがすはいしゅつべん |
| excess lactate | 過剰乳酸 かじょうにゅうさん |
| exchange transfusion | 交換輸血 こうかんゆけつ |
| excitable membrane | 興奮膜 こうふんまく |
| excitation-contraction coupling (ECC) | 興奮収縮連関 こうふんしゅうしゅくれんかん |
| excitatory postsynaptic potential (EPSP) | 興奮性シナプス後電位 こうふんせいしなぷすこうでんい |
| excitement stage | 興奮期 こうふんき |
| exertional dyspnea | 労作性呼吸困難 ろうさせいこきゅうこんなん |
| exhalation | 呼気 こき |
| exhalation valve | 呼気弁 こきべん |
| exhaust gas | 排気ガス はいきがす |
| exhaust system | 排気方式 はいきほうしき |
| exotoxin | 外毒素 がいどくそ |
| expectorant | 去痰薬 きょたんやく, 去痰の きょたんの |
| expectorant drug | 去痰薬 きょたんやく |
| expectoration | 喀出 かくしゅつ |
| expiration | 呼気 こき, 呼息 こそく |
| expiratory center | 呼息中枢 こそくちゅうすう |
| expiratory dyspnea | 呼気性呼吸困難 こきせいこきゅうこんなん |

| | |
|---|---|
| expiratory flow rate | 呼気流速 こきりゅうそく |
| expiratory pause time | 呼気後休止時間 こきごきゅうしじかん |
| expiratory phase | 呼気相 こきそう，呼息相 こそくそう |
| expiratory port | 呼気口 こきこう |
| expiratory reserve volume (ERV) | 予備呼気量 よびこきりょう，呼気予備量 こきよびりょう |
| expiratory stridor | 呼息性喘鳴 こそくせいぜんめい |
| expiratory valve | 呼気弁 こきべん |
| expiratory vital capacity | 呼息肺活量 こそくはいかつりょう |
| expired air | 呼気 こき |
| expired air breathing | 呼気吹き込み法 こきふきこみほう |
| expired air resuscitation | 呼気吹き込み蘇生法 こきふきこみそせいほう |
| expired gas | 呼気 こき，呼出ガス こしゅつがす |
| exploratory biopsy | 試験生検 しけんせいけん |
| exploratory incision | 試験切開 しけんせっかい |
| exploratory laparotomy | 試験開腹 しけんかいふく |
| exploratory operation | 試験的手術 しけんてきしゅじゅつ，診断的手術 しんだんてきしゅじゅつ |
| exploratory thoracotomy | 試験開胸 しけんかいきょう |
| explosibility range | 爆発範囲 ばくはつはんい |
| explosion | 爆発 ばくはつ |
| explosion proof | 防爆性 ぼうばくせい |
| explosion risk | 爆発危険性 ばくはつきけんせい |
| exposure | 曝露 ばくろ，被曝 ひばく |
| exsanguination | 失血 しっけつ，瀉血 しゃけつ |
| external body ventilator | 体外人工呼吸器 たいがいじんこうこきゅうき |
| external cardiac massage | 体外心マッサージ たいがいしんまっさーじ |
| external defibrillator | 体外除細動器 たいがいじょさいどうき |
| external drainage | 外排液法 がいはいえきほう |
| external pacemaker | 体外ペースメーカ たいがいぺーすめーか |
| external respiration | 外呼吸 がいこきゅう |
| extirpation | 摘除 てきじょ |
| extracellular fluid (ECF) | 細胞外液 さいぼうがいえき |
| extracellular space | 細胞外空間 さいぼうがいくうかん，細胞外スペース さいぼうがいすぺーす |
| extracorporeal circulation (ECC) | 体外循環 たいがいじゅんかん |

| | |
|---|---|
| **extracorporeal lung assist (ECLA)** | 体外式肺補助 たいがいしきはいほじょ |
| **extracorporeal lung assistance** | 体外呼吸補助 たいがいこきゅうほじょ |
| **extracorporeal membrane oxygenator (ECMO)** | 体外膜型肺 たいがいまくがたはい，膜型人工肺 まくがたじんこうはい |
| **extracorporeal respiratory assistant (ECRA)** | 体外補助呼吸装置 たいがいほじょこきゅうそうち |
| **extracorporeal shock wave lithotripsy (ESWL)** | 体外衝撃波砕石術 たいがいしょうげきはさいせきじゅつ |
| **extracorporeal ultrafiltration machine (ECUM)** | 体外濾過装置 たいがいろかそうち |
| **extracorporeal ultrafiltration method (ECUM)** | 体外濾過[法] たいがいろか[ほう]，体外限界濾過[法] たいがいげんかいろか[ほう] |
| **extraction** | 摘出 てきしゅつ，抽出 ちゅうしゅつ |
| **extrapleural pneumothorax** | 胸膜外気胸 きょうまくがいききょう |
| **extrasystole** | 期外収縮 きがいしゅうしゅく |
| **extrasystolic arrhythmia** | 期外収縮性不整脈 きがいしゅうしゅくせいふせいみゃく |
| **extravasation** | 血管外遊出 けっかんがいゆうしゅつ，滲出 しんしゅつ，溢血 いっけつ |
| **extravascular fluid** | 血管外液 けっかんがいえき |
| **extravascular lung volume** | 血管外肺水分量 けっかんがいはいすいぶんりょう |
| **extubation** | 抜管 ばっかん |
| **exudate** | 滲出液 しんしゅつえき |
| **exudation** | 滲出 しんしゅつ |
| **exudative pericarditis** | 滲出性心膜炎 しんしゅつせいしんまくえん |
| **exudative pleurisy** | 滲出性胸膜炎 しんしゅつせいきょうまくえん |
| **eye reflex** | 眼反射 がんはんしゃ |
| **eyeball pressure test** | 眼球圧迫試験 がんきゅうあっぱくしけん |
| **eyelash reflex** | 睫毛反射 しょうもうはんしゃ |
| **eyelid reflex** | 眼瞼反射 がんけんはんしゃ |

## 【F】

| | |
|---|---|
| **face mask** | マスク ますく |
| **facet block** | 椎間関節ブロック ついかんかんせつぶろっく，小関節面ブロック しょうかんせつめんぶろっく |
| **facial palsy** | 顔面[神経]麻痺 がんめん[しんけい]まひ |

| | |
|---|---|
| facial paralysis | 完全顔面[神経]麻痺 かんぜんがんめん[しんけい]まひ |
| facial spasm | 顔面痙攣 がんめんけいれん |
| facilitated diffusion | 促通拡散 そくつうかくさん, 促進拡散 そくしんかくさん |
| facilitation | 促通 そくつう |
| failure | 機能不全 きのうふぜん, 障害 しょうがい |
| fainting | 失神 しっしん |
| fascia iliac component block | 腸骨筋膜ブロック ちょうこつきんまくぶろっく |
| fascicular contraction | 線維束収縮 せんいそくしゅうしゅく, 線維束性攣縮 せんいそくせいれんしゅく |
| fasciculation | 線維束性攣縮 せんいそくせいれんしゅく |
| fast pain | 一次痛 いちじつう, 速い痛み はやいいたみ |
| fasting | 絶食 ぜっしょく, 飢餓 きが |
| fasting blood sugar (FBS) | 空腹時血糖 くうふくじけっとう |
| fat embolism | 脂肪塞栓 しぼうそくせん |
| fat embolus | 脂肪塞栓 しぼうそくせん |
| fatality [rate] | 致死率 ちしりつ, 死亡率 しぼうりつ |
| febrile convulsion | 熱性痙攣 ねっせいけいれん |
| fetal asphyxia | 胎児仮死 たいじかし |
| fetal circulation | 胎児循環 たいじじゅんかん |
| fetal death | 胎児死亡 たいじしぼう |
| fetal distress | 胎児切迫仮死 たいじせっぱくかし |
| fetal hemoglobin (HbF) | 胎児ヘモグロビン たいじへもぐろびん |
| fetal respiration | 胎児呼吸 たいじこきゅう |
| fetal toxicity | 胎児毒性 たいじどくせい |
| fetotoxicity | 胎児毒性 たいじどくせい |
| fiberoptic laryngoscope | ファイバー喉頭鏡 ふぁいばーこうとうきょう |
| fibrillation | 細動 さいどう |
| fibrillation potential | 細動自発電位 さいどうじはつでんい |
| fibrillation treatment | 除細動[処置] じょさいどう[しょち] |
| fibrillation voltage | 細動自発電位 さいどうじはつでんい |
| fibrin degradation product (FDP) | フィブリン分解物 ふぃぶりんぶんかいぶつ, 線維素分解物 せんいそぶんかいぶつ |
| fibrinogen degradation product (FgDP) | フィブリノゲン分解物 ふぃぶりのげんぶんかいぶつ |
| fibrinolysis | 線維素溶解現象 せんいそようかいげんしょう |
| Fick method | フィック(Fick)法 ふぃっくほう |

| | |
|---|---|
| Fick principle | フィック (Fick) の原理 ふぃっくのげんり，溶質拡散の法則 ようしつかくさんのほうそく |
| field block | 周囲浸潤麻酔 しゅういしんじゅんますい |
| filtration | 濾過 ろか |
| filtration coefficient | 濾過係数 ろかけいすう |
| filtration rate (FR) | 濾過比 ろかひ，濾過率 ろかりつ |
| finger sweep | 用指異物除去 ようしいぶつじょきょ |
| first pass effect | 初回通過効果 しょかいつうかこうか |
| fixed rate pacemaker | レート固定型ペースメーカ れーとこていがたぺーすめーか |
| flaccid paralysis | 弛緩麻痺 しかんまひ |
| flail chest | 胸壁動揺 きょうへきどうよう，動揺胸 どうようきょう |
| flail joint | 動揺関節 どうようかんせつ |
| flamephotometer | 炎光光度計 えんこうこうどけい |
| flammability | 引火性 いんかせい，燃焼性 ねんしょうせい |
| flammability range | 引火範囲 いんかはんい |
| flapping tremor | 羽ばたき振戦 はばたきしんせん |
| float | フロート ふろーと，浮子 うき |
| flow coefficient | 流量係数 りゅうりょうけいすう |
| flow control valve | 流量調節弁 りゅうりょうちょうせつべん |
| flow curve | 流量曲線 りゅうりょうきょくせん |
| flow rate | 流速 りゅうそく，流量 りゅうりょう |
| flow resistance | 流量抵抗 りゅうりょうていこう，血流抵抗 けつりゅうていこう |
| flow trigger | 流量トリガー りゅうりょうとりがー |
| flow-volume curve | 流量-容積曲線 りゅうりょうようせききょくせん |
| flowmeter | 流量計 りゅうりょうけい |
| fluid balance | 体液平衡 たいえきへいこう |
| fluid challenge test | 容量負荷試験 ようりょうふかしけん |
| fluid intake | 水分摂取[量] すいぶんせっしゅ[りょう] |
| fluid overload | 過剰輸液 かじょうゆえき |
| fluid replacement | 補液 ほえき |
| fluid therapy | 輸液療法 ゆえきりょうほう |
| fluoride | フッ化物 ふっかぶつ |
| fluoride number | フッ化値 ふっかち |
| fluorinated anesthetic | フッ化麻酔薬 ふっかますいやく |
| fluorometabolite | フッ化代謝産物 ふっかたいしゃさんぶつ |

| | |
|---|---|
| flushed face | 顔面紅潮 がんめんこうちょう |
| flutter | 粗動 そどう |
| Fogarty embolectomy | フォガティ (Fogarty) 塞栓除去術 ふぉがてぃそくせんじょきょじゅつ |
| forced breath | 強制呼吸 きょうせいこきゅう |
| forced expiration curve | 努力呼気曲線 どりょくこききょくせん |
| forced expiratory flow 25-75% ($FEF_{25-75\%}$) | 最大呼気中間流量 さいだいこきちゅうかんりゅうりょう |
| forced expiratory volume (FEV) | 努力呼気肺活量 どりょくこきはいかつりょう |
| forced expiratory volume in one second ($FEV_{1.0}$) | 1秒量 いちびょうりょう |
| forced expiratory volume % in one second ($\%FEV_{1.0}$) | 1秒率 いちびょうりつ |
| forced fluid therapy | 強制輸液療法 きょうせいゆえきりょうほう |
| forced inspiratory volume (FIV) | 努力吸気肺活量 どりょくきゅうきはいかつりょう |
| forced vital capacity (FVC) | 努力肺活量 どりょくはいかつりょう |
| foreign body | 異物 いぶつ |
| foreign material | 異物 いぶつ |
| formula | 処方 しょほう, 公式 こうしき |
| fraction | 分画 ぶんかく |
| fraction of inspiratory oxygen ($F_{IO_2}$) | 吸入酸素濃度 きゅうにゅうさんそのうど, 吸入酸素分画 きゅうにゅうさんそぶんかく |
| fractional concentration | 分画濃度 ぶんかくのうど |
| fractional shortening (FS) | 短縮率 たんしゅくりつ |
| Frank-Starling law | フランク・スターリング (Frank-Staring) の法則 ふらんくすたーりんぐのほうそく |
| free air | 遊離ガス像 ゆうりがすぞう |
| free airway | 開放気道 かいほうきどう |
| free fatty acid (FFA) | 遊離脂肪酸 ゆうりしぼうさん |
| free nerve-ending | 遊離神経終末 ゆうりしんけいしゅうまつ |
| free radical | 遊離基 ゆうりき |
| free radical scavenger | 遊離基捕捉物質 ゆうりきほそくぶっしつ, 遊離基捕捉薬 ゆうりきほそくやく |
| free water clearance ($C_{H_2O}$) | 自由水クリアランス じゆうすいくりあらんす |
| fresh frozen plasma (FFP) | 新鮮凍結血漿 しんせんとうけつけっしょう |
| frictional resistance | 摩擦抵抗 まさつていこう |

| | |
|---|---|
| frozen thawed red blood cell | 解凍赤血球 かいとうせっけっきゅう，凍結融解赤血球 とうけつゆうかいせっけっきゅう |
| full stomach | 胃内容充満 いないようじゅうまん，充満胃 じゅうまんい，フルストマック ふるすとまっく |
| fulminant hepatitis | 劇症肝炎 げきしょうかんえん |
| fulminant hyperthermia | 劇症高熱 げきしょうこうねつ，劇症高体温 げきしょうこうたいおん |
| fulminant pain | 電撃痛 でんげきつう |
| functional dead space | 機能的死腔 きのうてきしくう |
| functional residual capacity (FRC) | 機能的残気量 きのうてきざんきりょう |
| funnel chest | 漏斗胸 ろうときょう |

## 【G】

| | |
|---|---|
| gag reflex | 咽頭反射 いんとうはんしゃ，嘔吐反射 おうとはんしゃ |
| gamete intrafallopian transfer (GIFT) | 配偶子卵管内移植 はいぐうしらんかんないいしょく |
| gamma-aminobutyric acid (GABA) | γアミノ酪酸 がんまあみのらくさん |
| gangliolytic | 神経節遮断薬 しんけいせつしゃだんやく，神経節遮断性の しんけいせつしゃだんせいの |
| gangliolytic drug | 神経節遮断薬 しんけいせつしゃだんやく |
| ganglion | 神経節 しんけいせつ |
| ganglion blocker | 神経節遮断薬 しんけいせつしゃだんやく |
| ganglionic blockade | 神経節遮断 しんけいせつしゃだん |
| ganglionic blocking action | 神経節遮断作用 しんけいせつしゃだんさよう |
| ganglionic blocking drug | 神経節遮断薬 しんけいせつしゃだんやく |
| ganglioplegia | 神経節遮断 しんけいせつしゃだん |
| gangrene | 壊疽 えそ |
| gas analysis | ガス分析 がすぶんせき |
| gas collecting assembly | ガス収集器 がすしゅうしゅうき |
| gas disposal system | ガス処理方式 がすしょりほうしき |
| gas embolization | ガス塞栓 がすそくせん |
| gas gangrene | ガス壊疽 がすえそ |
| gaseous anesthetic | ガス麻酔薬 がすますいやく |
| gasping | 喘ぎ あえぎ |

| | |
|---|---|
| gasping center | 喘ぎ中枢 あえぎちゅうすう |
| gasping respiration | 喘ぎ呼吸 あえぎこきゅう |
| Gasserian ganglion block | ガッセル(Gasser)神経節ブロック がっせるしんけいせつぶろっく，三叉神経節ブロック さんさしんけいせつぶろっく |
| gastric emptying time | 胃内容排出時間 いないようはいしゅつじかん |
| gastric fluid volume | 胃液量 いえきりょう |
| gastric irrigation | 胃洗浄 いせんじょう |
| gastric juice | 胃液 いえき |
| gastric lavage | 胃洗浄 いせんじょう |
| gastric tube | 胃管 いかん，胃チューブ いちゅーぶ |
| gastroesophageal reflux (GER) | 胃食道逆流 いしょくどうぎゃくりゅう |
| gate-control theory | 関門調節説 かんもんちょうせつせつ，ゲイトコントロール説 げいとこんとろーるせつ |
| general anesthesia | 全身麻酔 ぜんしんますい |
| general anesthetic | 全身麻酔薬 ぜんしんますいやく |
| general hypothermia | 全身低体温 ぜんしんていたいおん |
| geriatric anesthesia | 高齢者麻酔 こうれいしゃますい，老人麻酔 ろうじんますい |
| girdle pain | 帯状痛 たいじょうつう |
| Glasgow coma scale (GCS) | グラスゴー(Glasgow)昏睡尺度 ぐらすごーこんすいしゃくど，グラスゴー(Glasgow)昏睡スケール ぐらすごーこんすいすけーる |
| glomerular filtration rate (GFR) | 糸球体濾過率 しきゅうたいろかりつ |
| glossopharyngeal neuralgia | 舌咽神経痛 ぜついんしんけいつう |
| glottic edema | 声門浮腫 せいもんふしゅ |
| glottis edema | 声門浮腫 せいもんふしゅ |
| glottis spasm | 声門痙攣 せいもんけいれん |
| glucose tolerance test (GTT) | ブドウ糖負荷試験 ぶどうとうふかしけん |
| gnawing pain | さしこみ痛 さしこみつう |
| graft | 移植[片] いしょく[へん] |
| graft rejection | 移植片拒絶 いしょくへんきょぜつ |
| graft-versus-host disease (GVHD) | 移植片対宿主病 いしょくへんたいしゅくしゅびょう |
| grafting | 移植 いしょく |
| granulation | 肉芽 にくげ |
| granulation tissue | 肉芽組織 にくげそしき |

| | |
|---|---|
| granulocyte-colony stimulating factor (G-CSF) | 顆粒球コロニー刺激因子 かりゅうきゅうころにーしげきいんし |
| grip strength | 握力 あくりょく |
| griping pain | キリキリ痛 きりきりつう |

# 【H】

| | |
|---|---|
| $H_1$-receptor blocker | $H_1$受容体遮断薬 $H_1$じゅようたいしゃだんやく，ヒスタミン$H_1$遮断薬 ひすたみん$H_1$しゃだんやく |
| $H_2$-receptor antagonist | $H_2$受容体拮抗薬 $H_2$じゅようたいきっこうやく，ヒスタミン$H_2$拮抗薬 ひすたみん$H_2$きっこうやく |
| habit-forming drug | 習慣性薬物 しゅうかんせいやくぶつ |
| half-life (t1/2) | 半減期 はんげんき |
| hallucination | 幻覚 げんかく |
| hallucinogenic drug | 幻覚薬 げんかくやく |
| hallucinogenic effects | 幻覚効果 げんかくこうか |
| haloalkene | ハロゲン化炭化水素《二重結合を含まない》 はろげんかたんかすいそ |
| halogenated agents | ハロゲン化[麻酔]薬 はろげんか[ますい]やく |
| halogenated hydrocarbon | ハロゲン化炭化水素 はろげんかたんかすいそ |
| hanging-drop method | 懸滴法《硬膜外腔穿刺の》けんてきほう |
| head-tilt | 頭部後屈 とうぶこうくつ |
| head-tilt neck-lift technique | 頭部後屈項部挙上法 とうぶこうくつこうぶきょじょうほう |
| heart attack | 心臓発作 しんぞうほっさ |
| heart block | 心[臓]ブロック しん[ぞう]ぶろっく |
| heart failure | 心不全 しんふぜん |
| heart-lung machine | 人工心肺[装置] じんこうしんぱい[そうち] |
| heart-lung transplantation | 心肺移植 しんぱいいしょく |
| heart massage | 心[臓]マッサージ しん[ぞう]まっさーじ |
| heart transplantation | 心[臓]移植 しん[ぞう]いしょく |
| heart valve prosthesis | 心臓人工弁 しんぞうじんこうべん |
| heat accumulation | うつ熱 うつねつ |
| heat attack | 熱中症 ねっちゅうしょう |
| heat balance | 熱平衡 ねつへいこう |
| heat conduction | 熱伝導 ねつでんどう |
| heat cramp | 熱痙攣 ねつけいれん |
| heat emission | 熱放散 ねつほうさん |

| | |
|---|---|
| heat exchanger | 熱交換器 ねつこうかんき |
| heat exhaustion | 熱衰弱症 ねつすいじゃくしょう, 熱疲労 ねつひろう |
| heat loss | 放熱 ほうねつ, 熱損失 ねつそんしつ |
| heat moisture exchanger (HME) | 人工鼻 じんこうばな, 温湿交換器 おんしつこうかんき |
| heat production | 熱産生 ねつさんせい |
| heat radiation | 熱放射 ねつほうしゃ |
| heat regulation | 温熱調節 おんねつちょうせつ |
| heat regulatory center | 体温調節中枢 たいおんちょうせつちゅうすう |
| heat retention | うつ熱 うつねつ |
| heat stroke | 熱射病 ねっしゃびょう |
| heat transfer | 熱伝達 ねつでんたつ |
| heating | 加熱 かねつ, 加温 かおん |
| Heimlich maneuver | ハイムリック(Heimlich)法 はいむりっくほう |
| hemagglutination | 赤血球凝集反応 せっけっきゅうぎょうしゅうはんのう |
| hematemesis | 吐血 とけつ |
| hematoma | 血腫 けっしゅ |
| hematuria | 血尿 けつにょう |
| hemiataxia | 片側[運動]失調 へんそく[うんどう]しっちょう |
| hemiparesis | 不全片麻痺 ふぜんへんまひ |
| hemiplegia | 片麻痺 へんまひ |
| hemoconcentration | 血液濃縮 けつえきのうしゅく |
| hemodiafiltration (HDF) | 血液透析濾過 けつえきとうせきろか |
| hemodialysis (HD) | 血液透析 けつえきとうせき |
| hemodialyzer | 血液透析器 けつえきとうせきき |
| hemodynamics | 血行力学 けっこうりきがく |
| hemofiltration (HF) | 血液濾過 けつえきろか |
| hemoglobinemia | ヘモグロビン血症 へもぐろびんけっしょう |
| hemoglobinopathy | 異常ヘモグロビン症 いじょうへもぐろびんしょう |
| hemoglobinuria | ヘモグロビン尿 へもぐろびんにょう |
| hemolysis | 溶血 ようけつ |
| hemolytic-uremic syndrome (HUS) | 溶血性尿毒症症候群 ようけつせいにょうどくしょうしょうこうぐん |
| hemoperfusion | 血液灌流 けつえきかんりゅう |
| hemopneumothorax | 血気胸 けっききょう |
| hemoptysis | 喀血 かっけつ |
| hemorrhage | 出血 しゅっけつ |
| hemorrhagic anemia | 出血性貧血 しゅっけつせいひんけつ |

| | |
|---|---|
| hemorrhagic diathesis | 出血素因 しゅっけつそいん |
| hemorrhagic shock | 出血[性]ショック しゅっけつ[せい]しょっく |
| hemostasis | 止血 しけつ |
| hemostat | 止血鉗子 しけつかんし |
| hemostatic action | 止血作用 しけつさよう |
| hemostatic drug | 止血薬 しけつやく |
| hemothorax | 血胸 けっきょう |
| Henderson equation | ヘンダーソン (Henderson) の式 へんだーそんのしき |
| Henderson-Hasselbalch equation | ヘンダーソン・ハッセルバルヒ (Henderson-Hasselbalch) の式 へんだーそんはっせるばるひのしき |
| heparinization | ヘパリン化 へぱりんか |
| heparinized blood | ヘパリン加血 へぱりんかけつ |
| hepatic blood flow (HBF) | 肝血流[量] かんけつりゅう[りょう] |
| hepatic cirrhosis (HC) | 肝硬変 かんこうへん |
| hepatic coma | 肝性昏睡 かんせいこんすい |
| hepatic failure | 肝不全 かんふぜん |
| hepatitis A virus (HAV) | A型肝炎ウイルス Aがたかんえんういるす |
| hepatitis B (HB) | B型肝炎 Bがたかんえん |
| hepatocerebral syndrome | 肝脳症候群 かんのうしょうこうぐん |
| hepatorenal syndrome | 肝腎症候群 かんじんしょうこうぐん |
| hepatotoxicity | 肝毒性 かんどくせい |
| Hering-Breuer reflex | ヘリング・ブロイエル (Hering-Breuer) 反射 へりんぐぶろいえるはんしゃ,肺迷走神経呼吸反射 はいめいそうしんけいこきゅうはんしゃ |
| herpes zoster | 帯状疱疹 たいじょうほうしん |
| heterogeneity | 異質性 いしつせい, 不均質性 ふきんしつせい |
| heterograft | 異種移植片 いしゅいしょくへん |
| heterotransplantation | 異種移植 いしゅいしょく |
| heterozygote | 異種接合体 いしゅせつごうたい, ヘテロ接合体 へてろせつごうたい |
| hibernation | 冬眠 とうみん |
| hiccough | 吃逆 きつぎゃく, しゃっくり しゃっくり |
| hiccup | 吃逆 きつぎゃく, しゃっくり しゃっくり |
| high altitude lung edema | 高地肺水腫 こうちはいすいしゅ |
| high-frequency jet ventilation (HFJV) | 高頻度ジェット換気 こうひんどじぇっとかんき |

| | | |
|---|---|---|
| **high-frequency oscillation (HFO)** | 高頻度振動 | こうひんどしんどう |
| **high-frequency positive pressure ventilation (HFPPV)** | 高頻度陽圧換気 | こうひんどようあつかんき |
| **high-output heart failure** | 高拍出量性心不全 | こうはくしゅつりょうせいしんふぜん |
| **high performance liquid chromatography (HPLC)** | 高速液体クロマトグラフィ | こうそくえきたいくろまとぐらふい |
| **high-pressure leak test** | 高圧漏れ試験 | こうあつもれしけん |
| **high spinal anesthesia** | 高位脊髄くも膜下麻酔 こういせきずいくもまくかますい, 高位脊麻 こういせきま | |
| **hilar reflex** | 肺門反射 | はいもんはんしゃ |
| **hilar shadow** | 肺門陰影 | はいもんいんえい |
| **histocompatibility** | 組織適合性 | そしきてきごうせい |
| **histotoxic anoxia** | 組織中毒性無酸素 | そしきちゅうどくせいむさんそ |
| **histotoxic hypoxia** | 組織中毒性低酸素 | そしきちゅうどくせいていさんそ |
| **hoarseness** | 嗄声 | させい |
| **home oxygen therapy (HOT)** | 在宅酸素療法 | ざいたくさんそりょうほう |
| **homeostasis** | 恒常性 | こうじょうせい |
| **homotransplantation** | 同種移植 | どうしゅいしょく |
| **homozygote** | 同型接合体 どうけいせつごうたい, ホモ接合体 ほもせつごうたい | |
| **horizontal position** | 水平位《四肢を伸展した背臥位》 | すいへいい |
| **Horner syndrome** | ホルネル(Horner)症候群 | ほるねるしょうこうぐん |
| **hospital infection** | 院内感染 | いんないかんせん |
| **host** | 宿主 | しゅくしゅ |
| **Hugh-Jones criteria** | ヒュー・ジョーンズ(Hugh-Jones)の基準 | ひゅーじょーんずのきじゅん |
| **human immunodeficiency virus (HIV)** | ヒト免疫不全ウイルス ひとめんえきふぜんういるす, エイズウイルス えいずういるす | |
| **humidification** | 給湿 きゅうしつ, 加湿 かしつ | |
| **humidifier** | 給湿器 きゅうしつき, 加湿器 かしつき | |
| **humoral transmission** | 体液性伝達 | たいえきせいでんたつ |
| **hyaline** | 硝子質 しょうししつ, 硝子質の しょうししつの | |
| **hyaline degeneration** | 硝子変性 | しょうしへんせい |
| **hyaline membrane disease** | 硝子膜症 | しょうしまくしょう |
| **hyalinization** | 硝子化 しょうしか, ヒアリン化 ひありんか | |
| **hydration** | 水和 すいわ, 水分補給 すいぶんほきゅう | |

| | |
|---|---|
| hydrogen | 水素 すいそ |
| hydrogen ion concentration | 水素イオン濃度 すいそいおんのうど |
| hydrogen ion exponent | 水素イオン指数 すいそいおんしすう, pH pH |
| hydrolysis | 加水分解 かすいぶんかい |
| hydrolytic enzyme | 加水分解酵素 かすいぶんかいこうそ |
| hydrostatic pressure | 静水圧 せいすいあつ |
| hydroxyl radical | 水酸基 すいさんき, ヒドロキシル基 ひどろきしるき |
| hygrometer | 湿度計 しつどけい |
| hypalgesia | 痛覚鈍麻 つうかくどんま |
| hyperalgesia | 痛覚過敏 つうかくかびん |
| hyperalimentation | 高カロリー栄養法 こうかろりーえいようほう |
| hyperbaric oxygen chamber | 高[気]圧酸素室 こう[き]あつさんそしつ |
| hyperbaric oxygen therapy (HBO) | 高[気]圧酸素療法 こう[き]あつさんそりょうほう |
| hyperbaric oxygenation | 高[気]圧酸素化 こう[き]あつさんそか |
| hyperbaric solution | 高比重液 こうひじゅうえき |
| hypercalcemia | 高カルシウム血[症] こうかるしうむけつ[しょう] |
| hypercapnia | 高二酸化炭素[症] こうにさんかたんそ[しょう] |
| hypercarbia | 高二酸化炭素[症] こうにさんかたんそ[しょう] |
| hyperchloremia | 高塩素血[症] こうえんそけつ[しょう] |
| hyperchloremic acidosis | 高塩素性アシドーシス こうえんそせいあしどーしす |
| hyperdynamic circulation | 循環亢進状態 じゅんかんこうしんじょうたい |
| hyperdynamic state | 亢進状態 こうしんじょうたい |
| hyperemesis gravidarum | 妊娠悪阻 にんしんおそ |
| hyperesthesia | 感覚過敏 かんかくかびん, 知覚過敏 ちかくかびん |
| hyperglycemia | 高血糖 こうけっとう |
| hyperglycemic shock | 高血糖ショック こうけっとうしょっく |
| hyperhidrosis | 発汗過多 はっかんかた, 多汗症 たかんしょう |
| hyperhydration | 過量輸液 かりょうゆえき, 水分過剰 すいぶんかじょう |
| hyperinsulinemia | 高インスリン血[症] こういんすりんけつ[しょう] |
| hyperkalemia | 高カリウム血[症] こうかりうむけつ[しょう] |
| hyperlactacidemia | 高乳酸血[症] こうにゅうさんけつ[しょう] |
| hypermagnesemia | 高マグネシウム血[症] こうまぐねしうむけつ[しょう] |
| hypernatremia | 高ナトリウム血[症] こうなとりうむけつ[しょう] |
| hyperosmia | 嗅覚過敏 きゅうかくかびん |

| | |
|---|---|
| hyperosmolar nonketotic diabetic coma (HNDC) | 高浸透圧性非ケトン性糖尿病昏睡 こうしんとうあつせいひけとんせいとうにょうびょうこんすい |
| hyperosmosis | 高浸透圧 こうしんとうあつ |
| hyperoxemia | 高酸素血[症] こうさんそけつ[しょう] |
| hyperoxia | 高酸素[症] こうさんそ[しょう] |
| hyperoxidation | 高酸素 こうさんそ, 酸素過剰 さんそかじょう |
| hyperpathia | 痛感過敏 つうかんかびん |
| hyperpnea | 過呼吸 かこきゅう, 呼吸亢進 こきゅうこうしん |
| hyperpolarization | 過分極 かぶんきょく |
| hyperpotassemia | 高カリウム血[症] こうかりうむけつ[しょう] |
| hyperpyrexia | 高体温 こうたいおん, 高熱 こうねつ, 過高熱症 かこうねつしょう |
| hypersensitivity | 過敏性 かびんせい |
| hypersensitivity reaction | 過敏反応 かびんはんのう |
| hypersensitization | 過感作 かかんさ |
| hypertensive heart disease (HHD) | 高血圧性心疾患 こうけつあつせいしんしっかん |
| hypertensive response | 高血圧反応 こうけつあつはんのう |
| hyperthermia | 高体温 こうたいおん, 高熱 こうねつ |
| hypertonic dehydration | 高張性脱水 こうちょうせいだっすい |
| hypertonic solution | 高張液 こうちょうえき |
| hypertonicity | 高張 こうちょう, 高浸透性 こうしんとうせい, 緊張亢進 きんちょうこうしん |
| hypertrophic cardiomyopathy (HCM) | 肥大型心筋症 ひだいがたしんきんしょう |
| hypertrophic obstructive cardiomyopathy (HOCM) | 閉塞性肥大型心筋症 へいそくせいひだいがたしんきんしょう |
| hyperventilation | 過換気 かかんき, 換気亢進 かんきこうしん, 呼吸亢進 こきゅうこうしん |
| hyperventilation syndrome | 過換気症候群 かかんきしょうこうぐん |
| hyperventilation tetany | 過換気テタニー かかんきてたにー |
| hypervolemia | 循環血液量過多 じゅんかんけつえきりょうかた |
| hypesthesia | 知覚鈍麻 ちかくどんま, 痛覚鈍麻 つうかくどんま, 痛覚減退 つうかくげんたい |
| hypnoanalgesia | 催眠無痛 さいみんむつう |
| hypnoanesthesia | 催眠麻酔 さいみんますい |
| hypnosis | 催眠 さいみん |
| hypnotherapy | 催眠療法 さいみんりょうほう |

| | |
|---|---|
| hypnotic | 催眠薬 さいみんやく |
| hypoalgesia | 痛覚鈍麻 つうかくどんま |
| hypobaric solution | 低比重液 ていひじゅうえき |
| hypocalcemia | 低カルシウム血[症] ていかるしうむけつ[しょう] |
| hypocapnia | 低二酸化炭素[症] ていにさんかたんそ[しょう] |
| hypochloremia | 低塩素血[症] ていえんそけつ[しょう] |
| hypochondriasis | 心気症 しんきしょう |
| hypocoagulability | 凝固低下 ぎょうこていか |
| hypoesthesia | 感覚鈍麻 かんかくどんま, 感覚減退 かんかくげんたい |
| hypogeusia | 味覚減退 みかくげんたい |
| hypoglycemia | 低血糖[症] ていけっとう[しょう] |
| hypokalemia | 低カリウム血[症] ていかりうむけつ[しょう] |
| hypokalemic acidosis | 低カリウム性アシドーシス ていかりうむせいあしどーしす |
| hyponatremia | 低ナトリウム血[症] ていなとりうむけつ[しょう] |
| hypopotassemia | 低カリウム血[症] ていかりうむけつ[しょう] |
| hyposaturation | 低飽和 ていほうわ |
| hypotensive drug | 降圧薬 こうあつやく |
| hypothermia | 低体温 ていたいおん |
| hypothermia blanket | 低体温ブランケット ていたいおんぶらんけっと |
| hypothermia unit | 低体温装置 ていたいおんそうち |
| hypotonic dehydration | 低張性脱水 ていちょうせいだっすい |
| hypotonic solution | 低張液 ていちょうえき |
| hypotonicity | 低張性 ていちょうせい, 緊張低下[状態] きんちょうていか[じょうたい] |
| hypoventilation | 低換気 ていかんき |
| hypovolemia | 循環血液量減少 じゅんかんけつえきりょうげんしょう |
| hypovolemic shock | 循環血液量減少性ショック じゅんかんけつえきりょうげんしょうせいしょっく |
| hypoxemia | 低酸素血[症] ていさんそけつ[しょう] |
| hypoxia | 低酸素[症] ていさんそ[しょう] |
| hypoxic drive | 低酸素性呼吸駆動 ていさんそせいこきゅうくどう |
| hypoxic hypoxia | 低酸素性低酸素[症] ていさんそせいていさんそ[しょう] |
| hypoxic ischemic encephalopathy (HIE) | 低酸素性虚血脳症 ていさんそせいきょけつのうしょう |

| | |
|---|---|
| hypoxic pulmonary vasoconstriction (HPV) | 低酸素性肺血管収縮 ていさんそせいはいけっかんしゅうしゅく |
| hypoxic vasoconstriction | 低酸素性血管収縮 ていさんそせいけっかんしゅうしゅく |
| hypoxic ventilatory depression | 低酸素性換気抑制 ていさんそせいかんきよくせい |

## 【I】

| | |
|---|---|
| iatrogenic disease | 医原性疾患 いげんせいしっかん, 医原病 いげんびょう |
| idiopathic hypertrophic subaortic stenosis (IHSS) | 特発性肥厚性大動脈弁下狭窄[症] とくはつせいひこうせいだいどうみゃくべんかきょうさく[しょう] |
| idiopathic respiratory distress syndrome (IRDS) | 特発性呼吸促迫症候群 とくはつせいこきゅうそくはくしょうこうぐん |
| idiopathic thrombocytopenic purpura (ITP) | 特発性血小板減少性紫斑病 とくはつせいけっしょうばんげんしょうせいしはんびょう |
| idiosyncrasy | 特異体質 とくいたいしつ |
| immediate allergy | 即時型アレルギー そくじがたあれるぎー |
| immunoglobulin (Ig) | 免疫グロブリン めんえきぐろぶりん |
| impaired orientation | 見当識障害 けんとうしきしょうがい |
| implantable cardioverter-defibrillator (ICD) | 植え込み型除細動器 うえこみがたじょさいどうき |
| implantable pacemaker | 植え込み型ペースメーカ うえこみがたぺーすめーか |
| in vitro | 生体外 せいたいがい, 試験管内 しけんかんない |
| in vivo | 生体内 せいたいない |
| inactivation | 不活化 ふかつか, 非働化 ひどうか |
| inadvertent hyperthermia | 偶発性高熱[症] ぐうはつせいこうねつ[しょう] |
| inadvertent hypothermia | 偶発性低体温 ぐうはつせいていたいおん |
| incompatibility | 不適合 ふてきごう |
| incompatible blood transfusion | 不適合輸血 ふてきごうゆけつ |
| incomplete left bundle branch brock (ILBBB) | 不全左脚ブロック ふぜんさきゃくぶろっく |
| incomplete paralysis | 不全麻痺 ふぜんまひ |
| incomplete right bundle branch brock (IRBBB) | 不全右脚ブロック ふぜんうきゃくぶろっく |
| incontinence | 失禁 しっきん |
| incubator | 保育器 ほいくき |

| | |
|---|---|
| induced hypotension | 低血圧法 ていけつあつほう |
| induced hypothermia | 低体温法 ていたいおんほう |
| inducible nitric oxide synthase (iNOS) | 誘導型一酸化窒素合成酵素 ゆうどうがたいっさんかちっそごうせいこうそ |
| induction | 導入 どうにゅう，誘導 ゆうどう，誘発 ゆうはつ |
| induction room | 麻酔導入室 ますいどうにゅうしつ |
| indwelling catheter | 留置カテーテル りゅうちかてーてる |
| inert gas | 不活性ガス ふかっせいがす |
| infant circle | 新生児回路 しんせいじかいろ |
| infantile respiratory distress syndrome (IRDS) | 新生児呼吸促迫症候群 しんせいじこきゅうそくはくしょうこうぐん |
| infarction | 梗塞 こうそく |
| inferior vena cava syndrome | 下大静脈症候群 かだいじょうみゃくしょうこうぐん |
| infiltration anesthesia | 浸潤麻酔 しんじゅんますい |
| inflammability | 引火性 いんかせい，燃焼性 ねんしょうせい |
| inflammability range | 引火範囲 いんかはんい |
| inflammatory reaction | 炎症性反応 えんしょうせいはんのう |
| influx | 内向き流束 うちむきりゅうそく |
| informed consent | インフォームドコンセント いんふぉーむどこんせんと，説明と同意 せつめいとどうい |
| infrared spectrophotometer | 赤外分光光度計 せきがいぶんこうこうどけい |
| infrared spectroscopy | 赤外分光分析 せきがいぶんこうぶんせき |
| infusion | 輸液 ゆえき，注入 ちゅうにゅう |
| inhalation | 吸入 きゅうにゅう |
| inhalation anesthesia | 吸入麻酔 きゅうにゅうますい |
| inhalation anesthetic drug | 吸入麻酔薬 きゅうにゅうますいやく |
| inhalation therapy | 吸入療法 きゅうにゅうりょうほう |
| inhalation valve | 吸気弁 きゅうきべん |
| inhaler | 吸入器 きゅうにゅうき |
| inhibition | 抑制 よくせい，阻止 そし，阻害 そがい |
| inhibitor | 抑制薬 よくせいやく，阻害薬 そがいやく，抑制物質 よくせいぶっしつ，抑制遺伝子 よくせいいでんし，抑制神経 よくせいしんけい |
| inhibitory postsynaptic potential (IPSP) | 抑制性シナプス後電位 よくせいせいしなぷすこうでんい |
| initial cry | うぶ声 うぶごえ |
| injection | 注射 ちゅうしゃ，注入 ちゅうにゅう |
| injector | 注射器 ちゅうしゃき，注入器 ちゅうにゅうき |

| | |
|---|---|
| injury | 損傷 そんしょう，傷害 しょうがい |
| injury current | 損傷電流 そんしょうでんりゅう |
| inotropic action | 変力作用 へんりょくさよう |
| inpatient | 入院患者 にゅういんかんじゃ |
| insensible perspiration | 不感蒸散 ふかんじょうさん，不感発汗 ふかんはっかん，不感蒸泄 ふかんじょうせつ |
| inspiration | 吸気 きゅうき，吸息 きゅうそく |
| inspiratory capacity (IC) | 最大吸気量 さいだいきゅうきりょう |
| inspiratory center | 吸息中枢 きゅうそくちゅうすう |
| inspiratory-expiratory [phase time] ratio (I:E ratio) | 吸呼気相比 きゅうこきそうひ |
| inspiratory-expiratory valve | 呼吸弁 こきゅうべん |
| inspiratory pause time | 吸気後休止時間 きゅうきごきゅうしじかん |
| inspiratory phase | 吸気相 きゅうきそう |
| inspiratory phase time | 吸気時間 きゅうきじかん |
| inspiratory reserve volume (IRV) | 予備吸気量 よびきゅうきりょう |
| inspiratory triggering pressure | 吸気作動圧 きゅうきさどうあつ |
| inspiratory triggering response time | 吸気作動反応時間 きゅうきさどうはんのうじかん |
| inspiratory triggering volume | 吸気作動量 きゅうきさどうりょう |
| inspiratory valve | 吸気弁 きゅうきべん |
| inspired air | 吸気 きゅうき |
| inspired gas | 吸気 きゅうき，吸入ガス きゅうにゅうがす |
| insufficiency | [機能]不全 [きのう]ふぜん |
| insufflation | 吹送 すいそう |
| intake | 摂取[量] せっしゅ[りょう] |
| intake and output | 摂取と排出 せっしゅとはいしゅつ |
| intense pain | 激痛 げきつう |
| intensive care | 集中治療 しゅうちゅうちりょう |
| intensive care unit (ICU) | 集中治療室 しゅうちゅうちりょうしつ |
| intercellular adhesion molecule (ICAM) | 細胞間接着分子 さいぼうかんせっちゃくぶんし |
| intercostal neuralgia | 肋間神経痛 ろっかんしんけいつう |
| interface | 界面 かいめん，インターフェイス いんたーふぇいす |
| interferometer | 干渉計 かんしょうけい |
| interleukin (IL) | インターロイキン いんたーろいきん |

| | |
|---|---|
| intermittent flow apparatus | 間欠流装置 かんけつりゅうそうち |
| intermittent mandatory ventilation (IMV) | 間欠的強制換気 かんけつてききょうせいかんき |
| intermittent pain | 間欠痛 かんけつつう |
| intermittent positive-negative pressure breathing | 間欠的陽陰圧呼吸 かんけつてきよういんあつこきゅう |
| intermittent positive pressure breathing (IPPB) | 間欠的陽圧呼吸 かんけつてきようあつこきゅう |
| intermittent positive pressure ventilation (IPPV) | 間欠的陽圧換気 かんけつてきようあつかんき |
| internal cardiac massage | 開胸心マッサージ かいきょうしんまっさーじ |
| internal defibrillation | 体内除細動 たいないじょさいどう |
| internal pacemaker | 体内ペースメーカ たいないぺーすめーか |
| internal respiration | 内呼吸 ないこきゅう |
| International System of Units (SI unit) | 国際単位系 こくさいたんいけい, SI単位系 SIたんいけい |
| international unit (IU) | 国際単位 こくさいたんい |
| interneuron | 介在ニューロン かいざいにゅーろん |
| interscalene route | 斜角筋間法《腕神経叢ブロックの》 しゃかくきんかんほう |
| interstitial emphysema | 間質性気腫 かんしつせいきしゅ |
| interstitial fluid (ISF) | 間質液 かんしつえき, 組織間液 そしきかんえき |
| interstitial pneumonia | 間質性肺炎 かんしつせいはいえん |
| intoxication | 中毒 ちゅうどく |
| intraaortic balloon pump (IABP) | 大動脈内バルーンポンプ だいどうみゃくないばるーんぽんぷ |
| intraaortic balloon pumping (IABP) | 大動脈内バルーンパンピング だいどうみゃくないばるーんぱんぴんぐ |
| intraaortic counterpulsation | 大動脈内補助拍動 だいどうみゃくないほじょはくどう |
| intracellular fluid (ICF) | 細胞内液 さいぼうないえき |
| intracellular potential | 細胞内電位 さいぼうないでんい |
| intracranial pressure (ICP) | 頭蓋内圧 とうがいないあつ |
| intractable pain | 難治性疼痛 なんちせいとうつう, 頑痛 がんつう |
| intramucosal pH | 粘膜内pH ねんまくないpH |
| intraocular pressure (IOP) | 眼圧 がんあつ |
| intraoperative radiation therapy | 術中照射 じゅつちゅうしょうしゃ |

| | |
|---|---|
| intrapleural analgesia | 胸膜内鎮痛 きょうまくないちんつう，胸膜内除痛 きょうまくないじょつう |
| intrapleural pressure | 胸腔内圧 きょうくうないあつ |
| intrapulmonary pressure | 肺内圧 はいないあつ |
| intrathecal anesthesia | くも膜下麻酔 くもまくかますい |
| intrathecal block | くも膜下ブロック くもまくかぶろっく |
| intrathecal injection | くも膜下注入 くもまくかちゅうにゅう，髄腔内注射 ずいくうないちゅうしゃ |
| intrathecal neurolytic block | くも膜下神経破壊ブロック くもまくかしんけいはかいぶろっく |
| intrathoracic pressure | 胸腔内圧 きょうくうないあつ |
| intratracheal administration | 気管[内]投与 きかん[ない]とうよ |
| intratracheal intubation | 気管挿管 きかんそうかん |
| intrauterine asphyxia | 子宮内仮死 しきゅうないかし |
| intrauterine fetal death (IUFD) | 子宮内胎児死亡 しきゅうないたいじしぼう |
| intrauterine growth retardation (IUGR) | 子宮内胎児発育遅延 しきゅうないたいじはついくちえん |
| intravascular coagulation | 血管内凝固 けっかんないぎょうこ |
| intravenous administration | 静脈[内]投与 じょうみゃく[ない]とうよ |
| intravenous anesthesia | 静脈麻酔 じょうみゃくますい |
| intravenous anesthetic | 静脈麻酔薬 じょうみゃくますいやく |
| intravenous anesthetic drug | 静脈麻酔薬 じょうみゃくますいやく |
| intravenous catheter | 静脈カテーテル じょうみゃくかてーてる |
| intravenous drip | 点滴静注 てんてきじょうちゅう，静脈内持続点滴 じょうみゃくないじぞくてんてき |
| intravenous hyperalimentation (IVH) | 高カロリー輸液 こうかろりーゆえき |
| intravenous nutrition | 静脈栄養 じょうみゃくえいよう |
| intravenous regional anesthesia | 静脈内区域麻酔 じょうみゃくないくいきますい |
| intravenous regional sympathetic block (IRSB) | 静脈内区域交感神経ブロック じょうみゃくないくいきこうかんしんけいぶろっく |
| intraventricular hemorrhage (IVH) | 脳室内出血 のうしつないしゅっけつ |
| introducer | 誘導針 ゆうどうしん，誘導子 ゆうどうし，イントロデューサ いんとでゅーさ |
| intubating forceps | 挿管用鉗子 そうかんようかんし |
| intubation | 挿管 そうかん |
| invagination | 腸重積[症] ちょうじゅうせき[しょう] |

| | |
|---|---|
| **invasive measurement** | 観血的測定 かんけつてきそくてい, 侵襲的測定 しんしゅうてきそくてい |
| **invasive monitoring** | 観血的モニター かんけつてきもにたー, 侵襲的モニター しんしゅうてきもにたー |
| **investigational new drug** | 治験用新薬 ちけんようしんやく |
| **iontophoresis** | イオン泳動 いおんえいどう, イオントフォレーシス いおんとふぉれーしす |
| **irradiating pain** | 放散痛 ほうさんつう |
| **irregular pulse** | 不整脈 ふせいみゃく |
| **irreversibility** | 不可逆性 ふかぎゃくせい |
| **irreversible damage** | 不可逆的損傷 ふかぎゃくてきそんしょう |
| **irreversible shock** | 不可逆ショック ふかぎゃくしょっく |
| **irrigation** | 洗浄 せんじょう |
| **irrigator** | 洗浄器 せんじょうき |
| **irritability** | 被刺激性 ひしげきせい |
| **irritant** | 刺激物 しげきぶつ, 刺激性の しげきせいの |
| **irritant action** | 刺激作用 しげきさよう |
| **ischemia** | 虚血 きょけつ |
| **ischemia and reperfusion injury** | 虚血再灌流傷害 きょけつさいかんりゅうしょうがい |
| **ischemic heart disease (IHD)** | 虚血性心疾患 きょけつせいしんしっかん |
| **ischemic mental syndrome** | 虚血性精神症候群 きょけつせいせいしんしょうこうぐん |
| **ischialgia** | 坐骨神経痛 ざこつしんけいつう |
| **ischuria** | 尿閉 にょうへい |
| **isobaric solution** | 等比重液 とうひじゅうえき |
| **isoelectric EEG** | 平坦脳波 へいたんのうは |
| **isoenzyme** | 同位酵素 どういこうそ |
| **isokinetic contraction** | 等運動性収縮 とううんどうせいしゅうしゅく |
| **isolation** | 隔離 かくり |
| **isometric contraction** | 等尺性収縮 とうしゃくせいしゅうしゅく |
| **isosthenuria** | 等張尿 とうちょうにょう |
| **isotonic contraction** | 等張性収縮 とうちょうせいしゅうしゅく |
| **isotonic dehydration** | 等張性脱水 とうちょうせいだっすい |
| **isotonic solution** | 等張液 とうちょうえき |
| **isotonicity** | 等張[力] とうちょう[りょく], 等浸透圧 とうしんとうあつ |
| **isotransplantation** | 同種組織移植 どうしゅそしきいしょく |

| | |
|---|---|
| **isovolumetric contraction** | 等容性収縮 とうようせいしゅうしゅく |
| **isozyme** | 同位酵素 どういこうそ，アイソザイム あいそざいむ |

## 【J】

| | |
|---|---|
| **jack-knife position** | ジャックナイフ位 じゃっくないふい |
| **Japan coma scale (JCS)** | 日本式昏睡尺度 にほんしきこんすいしゃくど，日本式昏睡スケール にほんしきこんすいすけーる |
| **jaw-lift** | 下顎挙上 かがくきょじょう |
| **jet nebulizer** | ジェットネブライザ じぇっとねぶらいざ |
| **jet ventilation** | ジェット換気 じぇっとかんき |
| **joint pain** | 関節痛 かんせつつう |
| **jugular vein catheter** | 内頸静脈カテーテル ないけいじょうみゃくかてーてる |

## 【K】

| | |
|---|---|
| **K channel blocker** | カリウムチャネル遮断薬 かりうむちゃねるしゃだんやく |
| **K channel current** | カリウム電流 かりうむでんりゅう |
| **K channel opener** | カリウムチャネル開口薬 かりうむちゃねるかいこうやく |
| **ketoacidosis** | ケトアシドーシス けとあしどーしす |
| **ketone body** | ケトン体 けとんたい |
| **ketonemia** | ケトン血[症] けとんけつ[しょう] |
| **ketonuria** | ケトン尿 けとんにょう |
| **ketosis** | ケトーシス けとーしす |
| **kettle flow** | ケトル流量 けとるりゅうりょう |
| **kidney position** | 腎体位 じんたいい |
| **kinetics** | 運動力学 うんどうりきがく |
| **knee-chest position** | 膝胸位 しつきょうい |
| **knee-elbow position** | 膝肘位 しつちゅうい |
| **Korotkov sound** | コロトコフ（Korotkov）音 ころとこふおん |
| **Kussmaul respiration** | クスマウル（Kussmaul）呼吸 くすまうるこきゅう |

# 【L】

| | |
|---|---|
| labor | 分娩 ぶんべん，娩出 べんしゅつ |
| labor pains | 陣痛 じんつう |
| laceration | 裂創 れっそう |
| lacrimation | 流涙 りゅうるい |
| lactacidemia | 乳酸血［症］にゅうさんけつ［しょう］ |
| lactate Ringer solution | 乳酸リンゲル (Ringer) 液 にゅうさんりんげるえき |
| lactic acidosis | 乳酸アシドーシス にゅうさんあしどーしす |
| laminar flow | 層流 そうりゅう |
| lancinating pain | 電撃痛 でんげきつう，電撃様疼痛 でんげきようとうつう |
| laparoscope | 腹腔鏡 ふくくうきょう |
| laparoscopy | 腹腔鏡検査 ふくくうきょうけんさ |
| laparotomy | 開腹［術］かいふく［じゅつ］ |
| Laplace law | ラプラス (Laplace) の法則 らぷらすのほうそく |
| laryngeal edema | 喉頭浮腫 こうとうふしゅ |
| laryngeal granuloma | 喉頭肉芽腫 こうとうにくげしゅ |
| laryngeal mask airway (LMA) | ラリンジアルマスク らりんじあるますく |
| laryngeal reflex | 喉頭反射 こうとうはんしゃ |
| laryngeal spasm | 喉頭痙攣 こうとうけいれん |
| laryngeal stenosis | 喉頭狭窄 こうとうきょうさく |
| laryngism | 声門痙攣 せいもんけいれん |
| laryngomalacia | 喉頭軟化 こうとうなんか |
| laryngoscope | 喉頭鏡 こうとうきょう |
| laryngoscopy | 喉頭鏡検査 こうとうきょうけんさ |
| laryngospasm | 喉頭痙攣 こうとうけいれん |
| laser coagulation | レーザー凝固 れーざーぎょうこ |
| laser-Doppler flowmetry | レーザードプラ (Doppler) 血流測定法 れーざーどぷらけつりゅうそくていほう |
| laser photocoagulation | レーザー光凝固 れーざーひかりぎょうこ |
| late reaction | 遅延反応 ちえんはんのう |
| latent heat | 潜熱 せんねつ |
| latent time | 潜伏時間 せんぷくじかん |
| lateral phase separation | 相分離 そうぶんり |
| lateral position | 側臥位 そくがい |
| lateral recumbent position | 側臥位 そくがい |

| | |
|---|---|
| lavage | 洗浄 せんじょう |
| leak | 漏れ もれ，リーク りーく |
| leakage | 漏れ もれ |
| lean body mass (LBM) | 除脂肪体重 じょしぼうたいじゅう |
| least fatal dose | 最小致死量 さいしょうちしりょう |
| left axis deviation (LAD) | 左軸偏位 さじくへんい |
| left bundle branch block (LBBB) | 左脚ブロック さきゃくぶろっく |
| left circumflex coronary artery | 左回旋枝 ひだりかいせんし |
| left coronary artery (LCA) | 左冠状動脈 ひだりかんじょうどうみゃく |
| left heart failure | 左心不全 さしんふぜん |
| left heart strain | 左心負荷 さしんふか |
| left main trunk (LMT) | 左主幹部動脈 ひだりしゅかんぶどうみゃく |
| left uterine displacement (LUD) | 子宮左方移動 しきゅうさほういどう |
| left ventricle dimension (LVD) | 左室径 さしつけい |
| left ventricle end-diastolic dimension (LVEDD) | 左室拡張終期径 さしつかくちょうしゅうきけい |
| left ventricular ejection fraction (LVEF) | 左室駆出分画 さしつくしゅつぶんかく，左室駆出率 さしつくしゅつりつ |
| left ventricular end-diastolic pressure (LVEDP) | 左室拡張終期圧 さしつかくちょうしゅうきあつ |
| left ventricular end-diastolic volume (LVEDV) | 左室拡張終期容積 さしつかくちょうしゅうきようせき |
| left ventricular end-systolic pressure (LVESP) | 左室収縮終期圧 さしつしゅうしゅくしゅうきあつ |
| left ventricular end-systolic volume (LVESV) | 左室収縮終期容積 さしつしゅうしゅくしゅうきようせき |
| left ventricular failure | 左室不全 さしつふぜん |
| left ventricular filling pressure | 左室充満圧 さしつじゅうまんあつ |
| left ventricular hypertrophy (LVH) | 左室肥大 さしつひだい |
| left ventricular stroke work (LVSW) | 左室1回仕事量 さしついっかいしごとりょう |
| left ventricular stroke work index (LVSWI) | 左室1回仕事係数 さしついっかいしごとけいすう |
| lesion | 病変 びょうへん |
| lethal concentration-50 ($LC_{50}$) | 50％致死濃度 ごじゅっぱーせんとちしのうど，半数致死濃度 はんすうちしのうど |

| | |
|---|---|
| lethal dose (LD) | 致死量 ちしりょう |
| lethality | 致死率 ちしりつ, 死亡率 しぼうりつ |
| lethargy | 嗜眠 しみん |
| leukocyte concentrate | 白血球濃厚液 はっけっきゅうのうこうえき |
| leukocyte poor red cell | 白血球除去赤血球 はっけっきゅうじょきょせっけっきゅう |
| leukocytosis | 白血球増加 はっけっきゅうぞうか |
| lipid solubility | 脂質溶解度 ししつようかいど |
| liquid oxygen | 液体酸素 えきたいさんそ |
| liquid ventilation | 液体換気 えきたいかんき |
| liquorrhea | 髄液漏 ずいえきろう |
| lithotomy position | 砕石位 さいせきい, 切石位 せっせきい |
| liver cirrhosis (LC) | 肝硬変 かんこうへん |
| living donor | 生体臓器提供者 せいたいぞうきていきょうしゃ |
| living-related donor | 生体血縁ドナー せいたいけつえんどなー |
| load | 負荷 ふか |
| local anesthesia | 局所麻酔 きょくしょますい |
| local anesthetic [drug] | 局所麻酔薬 きょくしょますいやく |
| local hypothermia | 局所冷却 きょくしょれいきゃく |
| long-term exposure | 長期曝露 ちょうきばくろ |
| long-term follow up results | 遠隔成績 えんかくせいせき |
| long-term potentiation (LTP) | 長期増強 ちょうきぞうきょう |
| loss of consciousness | 意識消失 いしきしょうしつ |
| loss-of-resistance method | 抵抗消失法 ていこうしょうしつほう |
| low back pain | 腰痛 ようつう, 下背部痛 かはいぶつう |
| low cardiac output syndrome (LOS) | 低心拍出量症候群 ていしんはくしゅつりょうしょうこうぐん |
| low molecular weight | 低分子[量] ていぶんし[りょう] |
| low pressure leak test | 低圧漏れ試験 ていあつもれしけん |
| low residue diet | 低残渣食 ていざんさしょく |
| low spinal anesthesia | 低位脊髄くも膜下麻酔 ていいせきずいくもまくかますい |
| lower motor neuron | 下位運動ニューロン かいうんどうにゅーろん |
| lower respiratory tract | 下気道 かきどう |
| L-R shunt | 左-右短絡 ひだりみぎたんらく, 左-右シャント ひだりみぎしゃんと |
| lubricant | 潤滑剤 じゅんかつざい |

| | |
|---|---|
| **lucid interval** | 意識清明期 いしきせいめいき, 無症状期 むしょうじょうき |
| **Luer slip connection** | ルア式固定接続 るあしきこていせつぞく |
| **lumbago** | 腰痛 ようつう |
| **lumbar anesthesia** | 腰部脊髄くも膜下麻酔 ようぶせきずいくもまくかますい, 脊麻 せきま |
| **lumbar puncture** | 腰部脊髄くも膜下穿刺 ようぶせきずいくもまくかせんし |
| **lumbar puncture headache** | 脊髄くも膜下麻酔後頭痛 せきずいくもまくかますいごずつう, 脊麻後頭痛 せきまごずつう |
| **lumbar spinal anesthesia** | 腰部脊髄くも膜下麻酔 ようぶせきずいくもまくかますい |
| **lumbar sympathetic ganglion block** | 腰部交感神経節ブロック ようぶこうかんしんけいせつぶろっく |
| **lumbosacral pain** | 仙腰痛 せんようつう |
| **lung capacity** | 肺気量 はいきりょう |
| **lung compliance** | 肺コンプライアンス はいこんぷらいあんす |
| **lung dead space** | 肺死腔 はいしくう |
| **lung diffusing capacity** | 肺拡散容量 はいかくさんようりょう |
| **lung function test** | 肺機能検査 はいきのうけんさ |
| **lung lavage** | 肺洗浄 はいせんじょう |
| **lung perfusion scanning** | 肺血流スキャンニング はいけつりゅうすきゃんにんぐ |
| **lung thorax compliance** | 肺胸郭コンプライアンス はいきょうかくこんぷらいあんす |
| **lung volume** | 肺気量 はいきりょう |
| **luxatio coxae congenita (LCC)** | 先天性股関節脱臼 せんてんせいこかんせつだっきゅう |
| **luxation** | 脱臼 だっきゅう |
| **luxury perfusion** | 贅沢灌流 ぜいたくかんりゅう, 過剰血流 かじょうけつりゅう |
| **lyophilized plasma** | 凍結乾燥血漿 とうけつかんそうけっしょう |
| **lysosome** | リソソーム りそそーむ |
| **lytic cocktail** | 遮断カクテル しゃだんかくてる |

# 【M】

| | |
|---|---|
| MAC of blocking adrenergic response (MAC-BAR) | 交感神経反応遮断最小肺胞濃度 こうかんしんけいはんのうしゃだんさいしょうはいほうのうど |
| Macintosh laryngoscope | マッキントッシュ（Macintosh）型喉頭鏡 まっきんとっしゅがたこうとうきょう |
| macroglossia | 巨大舌［症］きょだいぜつ［しょう］ |
| magnetic resonance imaging (MRI) | 磁気共鳴画像 じききょうめいがぞう |
| magnetic resonance spectroscopy (MRS) | 磁気共鳴分光法 じききょうめいぶんこうほう |
| maintenance dose | 維持量 いじりょう |
| maintenance infusion | 維持輸液 いじゆえき |
| malabsorption | 吸収不良 きゅうしゅうふりょう |
| maldistribution | 不均等分布 ふきんとうぶんぷ，不適当分布 ふてきとうぶんぷ |
| malformation | 奇形 きけい |
| malfunction | 機能不全 きのうふぜん，機能障害 きのうしょうがい |
| malignant hyperpyrexia | 悪性高熱［症］あくせいこうねつ［しょう］ |
| malignant hyperthermia (MH) | 悪性高熱［症］あくせいこうねつ［しょう］ |
| malnutrition | 栄養不良 えいようふりょう，栄養失調 えいようしっちょう |
| malpractice | 医療過誤 いりょうかご |
| mandatory mechanical ventilation | 強制機械換気 きょうせいきかいかんき |
| mandibular nerve block | 下顎神経ブロック かがくしんけいぶろっく |
| mandibular retraction | 下顎後退［症］かがくこうたい［しょう］ |
| manifold | マニフォールド まにふぉーるど，集合管 しゅうごうかん，多岐管 たきかん |
| manipulation | 操作 そうさ，手技 しゅぎ |
| mannitol-adenine-phosphate (MAP) | マンニトール-アデニン-リン酸 まんにとーるあでにんりんさん |
| manometer | 圧力計 あつりょくけい |
| manpower | 人的資源 じんてきしげん |
| manual artificial ventilation | 用手人工換気 ようしゅじんこうかんき |

| | |
|---|---|
| manual chest compression | 用手的心マッサージ ようしゅてきしんまっさーじ, 用手的胸部圧迫 ようしゅてききょうぶあっぱく |
| manual correction | 徒手矯正 としゅきょうせい |
| manual muscle test (MMT) | 徒手筋力試験 としゅきんりょくしけん |
| manual ventilation | 用手換気 ようしゅかんき |
| masked depression | 仮面うつ病 かめんうつびょう |
| mass disaster | 大規模災害 だいきぼさいがい |
| mass spectrography | 質量分析 しつりょうぶんせき |
| mass spectrometer | 質量分析計 しつりょうぶんせきけい |
| massive bleeding | 大量出血 たいりょうしゅっけつ |
| massive dose therapy | 大量療法 たいりょうりょうほう |
| massive hemorrhage | 大量出血 たいりょうしゅっけつ |
| matched control | 整合対照群 せいごうたいしょうぐん |
| matched pair design | 整合法 せいごうほう |
| maxillar nerve block | 上顎神経ブロック じょうがくしんけいぶろっく |
| maxillofacial fracture | 顎顔面骨折 がくがんめんこっせつ |
| maximal breathing capacity (MBC) | 最大換気量 さいだいかんきりょう |
| maximal expiratory flow (MEF) | 最大呼気流量 さいだいこきりゅうりょう |
| maximal expiratory flow rate (MEFR) | 最大呼気速度 さいだいこきそくど, 最大呼気流量率 さいだいこきりゅうりょうりつ |
| maximal expiratory pressure | 最大呼気圧 さいだいこきあつ |
| maximal forced expiratory flow during middle half of the FVC | 最大呼気中間流量 さいだいこきちゅうかんりゅうりょう |
| maximal inspiratory pressure | 最大吸気圧 さいだいきゅうきあつ |
| maximal metabolic rate (MMR) | 最大代謝率 さいだいたいしゃりつ |
| maximal midexpiratory flow | 最大呼気中間流量 さいだいこきちゅうかんりゅうりょう |
| maximal oxygen consumption | 最大酸素消費量 さいだいさんそしょうひりょう |
| maximal voluntary ventilation (MVV) | 最大換気量 さいだいかんきりょう, 最大努力呼吸 さいだいどりょくこきゅう |
| maximum concentration (Cmax) | 最高血中濃度 さいこうけっちゅうのうど |
| maximum dose | 極量 きょくりょう |
| maximum oxygen debt | 最大酸素負債量 さいだいさんそふさいりょう |
| maximum oxygen intake | 最大酸素摂取量 さいだいさんそせっしゅりょう |

| | |
|---|---|
| maximum oxygen uptake | 最大酸素摂取量 さいだいさんそせっしゅりょう |
| maximum safety pressure | 最大安全圧 さいだいあんぜんあつ |
| maximum surgical blood order schedule (MSBOS) | 最大手術血液準備量 さいだいしゅじゅつけつえきじゅんびりょう |
| maximum tolerance dose | 最大耐容量 さいだいたいようりょう, 極量 きょくりょう |
| maximum ventilatory volume (MVV) | 最大随意換気量 さいだいずいいかんきりょう |
| McGill pain questionnaire (MPQ) | マギル(McGill)疼痛質問表 まぎるとうつうしつもんひょう |
| mean airway pressure (MAP) | 平均気道圧 へいきんきどうあつ |
| mean arterial blood pressure (MABP) | 平均動脈圧 へいきんどうみゃくあつ |
| mean arterial pressure (MAP) | 平均動脈圧 へいきんどうみゃくあつ |
| mean blood pressure (MBP) | 平均血圧 へいきんけつあつ, 平均動脈圧 へいきんどうみゃくあつ |
| mean circulation time | 平均循環時間 へいきんじゅんかんじかん |
| mechanical allodynia | 機械誘発性異痛 きかいゆうはつせいいつう, 機械誘発性アロディニア きかいゆうはつせいあろでぃにあ |
| mechanical dead space | 機械的死腔 きかいてきしくう |
| mechanical hyperalgesia | 機械誘発性知覚過敏 きかいゆうはつせいちかくかびん |
| mechanical ventilation | 機械換気 きかいかんき, 人工換気 じんこうかんき |
| mechanics of breathing | 呼吸力学 こきゅうりきがく |
| mechanism | 機序 きじょ, 機構 きこう |
| mechanonociceptor | 機械的侵害受容器 きかいてきしんがいじゅようき |
| median effective dose ($ED_{50}$) | 50％有効量 ごじゅっぱーせんとゆうこうりょう |
| median inhibitory concentration ($IC_{50}$) | 50％中央値抑制濃度 ごじゅっぱーせんとちゅうおうちよくせいのうど |
| median lethal dose ($LD_{50}$) | 50％致死濃度 ごじゅっぱーせんとちしのうど, 半数致死濃度 はんすうちしのうど |
| mediastinal emphysema | 縦隔気腫 じゅうかくきしゅ |
| mediastinal flap | 縦隔弁 じゅうかくべん |
| mediastinal flutter | 縦隔動揺 じゅうかくどうよう |
| mediastinal shift | 縦隔移動 じゅうかくいどう, 縦隔偏位 じゅうかくへんい |

| | |
|---|---|
| medical antishock trousers (MAT) | 医療用抗ショックズボン いりょうようこうしょっくずぼん |
| medical breathing gas | 医用呼吸ガス いようこきゅうがす |
| medical certificate | 診断書 しんだんしょ, 検案書 けんあんしょ, 証明書 しょうめいしょ |
| medical ethics | 医の倫理 いのりんり, 生命倫理 せいめいりんり |
| medical evidence | 医学的確証 いがくてきかくしょう |
| Medical Practitioners Law | 医師法 いしほう |
| Medical Service Law | 医療法 いりょうほう |
| medical surveillance | 医学的サーベイランス いがくてきさーべいらんす, 医療監視 いりょうかんし |
| medical terminology | 医学用語 いがくようご |
| medication error | 投薬過誤 ようやくかご |
| medullary respiratory center | 延髄呼吸中枢 えんずいこきゅうちゅうすう |
| medullary respiratory chemo[re]ceptor | 延髄呼吸化学受容体 えんずいこきゅうかがくじゅようたい |
| membrane expansion theory | 膜膨張説 まくぼうちょうせつ |
| membrane potential | 膜電位 まくでんい |
| membrane remodeling | 再構築膜 さいこうちくまく |
| membrane stabilization | 膜安定化 まくあんていか |
| membrane stabilizer | 膜安定薬 まくあんていやく, 膜安定物質 まくあんていぶっしつ |
| membrane-water phase boundary | 膜水界面 まくすいかいめん |
| meningeal irritation syndrome | 髄膜刺激症候群 ずいまくしげきしょうこうぐん |
| mental clouding | 昏迷 こんめい, 意識混濁 いしきこんだく |
| mental confusion | 狂気 きょうき, 精神錯乱 せいしんさくらん |
| meralgia paraesthetica | 感覚異常性大腿神経痛 かんかくいじょうせいだいたいしんけいつう, 大腿無感覚 だいたいむかんかく |
| mercy killing | 安楽死 あんらくし |
| mesenteric reflex | 腸間膜反射 ちょうかんまくはんしゃ |
| meta-analysis | 多資料解析 たしりょうかいせき, メタ分析 めたぶんせき, メタアナリシス めたあなりしす |
| metabolic acidosis | 代謝性アシドーシス たいしゃせいあしどーしす |
| metabolic alkalosis | 代謝性アルカローシス たいしゃせいあるかろーしす |
| metabolic pathway | 代謝経路 たいしゃけいろ |
| metabolic rate | 代謝率 たいしゃりつ |
| metabolic turnover | 代謝回転 たいしゃかいてん |

| | |
|---|---|
| metabolic water | 代謝水 たいしゃすい |
| metabolism | 代謝 たいしゃ |
| metabolite | 代謝産物 たいしゃさんぶつ |
| meter dose inhaler | 定量噴霧式ネブライザ ていりょうふんむしきねぶらいざ |
| methacholine challenge | メタコリン誘発試験 めたこりんゆうはつしけん |
| methemoglobinemia | メトヘモグロビン血症 めとへもぐろびんけっしょう |
| methicillin-resistant Staphylococcus aureus (MRSA) | メチシリン耐性黄色ブドウ球菌 めちしりんたいせいおうしょくぶどうきゅうきん |
| methicillin-sensitive Staphylococcus aureus (MSSA) | メチシリン感受性黄色ブドウ球菌 めちしりんかんじゅせいおうしょくぶどうきゅうきん |
| microaggregate | 微細凝集塊 びさいぎょうしゅうかい |
| microbial sensitivity test | 薬剤感受性試験 やくざいかんじゅせいしけん |
| microcirculation | 微小循環 びしょうじゅんかん |
| microdialysis | 微小透析 びしょうとうせき |
| microembolus | 微小塞栓 びしょうそくせん |
| microfibril | 微細線維 びさいせんい |
| microglossia | 小舌[症] しょうぜつ[しょう] |
| migraine | 片頭痛 へんずつう，偏頭痛 へんずつう |
| migration inhibitory factor | 遊走阻止因子 ゆうそうそしいんし |
| miliary atelectasis | 粟粒性無気肺 ぞくりゅうせいむきはい |
| Minesota multiphasic personality inventory (MMPI) | ミネソタ（Minesota）式多面的人格検査 みねそたしきためんてきじんかくけんさ |
| miniature end-plate potential (MEPP) | 微小終板電位 びしょうしゅうばんでんい |
| minimal dose | 最小量 さいしょうりょう |
| minimal flow | 下限流量 かげんりゅうりょう |
| minimal inhibitory concentration (MIC) | 最小抑制濃度 さいしょうよくせいのうど |
| minimally invasive cardiac surgery (MICS) | 最小限侵襲心手術 さいしょうげんしんしゅうしんしゅじゅつ |
| minimally invasive direct coronary artery bypass surgery (MIDCAB) | 最小限侵襲直接冠動脈バイパス[術] さいしょうげんしんしゅうちょくせつかんどうみゃくばいぱす[じゅつ] |
| minimally invasive operation | 最小限侵襲手術 さいしょうげんしんしゅうしゅじゅつ |

| | |
|---|---|
| minimum alveolar concentration (MAC) | 最小肺胞濃度 さいしょうはいほうのうど |
| minimum anesthetic concentration (MAC) | 最小麻酔濃度 さいしょうますいのうど |
| minimum effective dose | 最小有効量 さいしょうゆうこうりょう |
| minimum lethal dose (MLD) | 最小致死量 さいしょうちしりょう |
| minimum safety pressure | 最小安全圧 さいしょうあんぜんあつ |
| minute alveolar ventilation ($\dot{V}_A$) | 分時肺胞換気量 ふんじはいほうかんきりょう |
| minute output | 分時拍出量 ふんじはくしゅつりょう，毎分拍出量 まいふんはくしゅつりょう |
| minute ventilation (MV, $\dot{V}_E$) | 分時換気量 ふんじかんきりょう |
| minute volume | 分時換気量 ふんじかんきりょう，毎分換気量 まいふんかんきりょう |
| miosis | 縮瞳 しゅくどう |
| mismatched transfusion | 異型輸血 いけいゆけつ |
| mitral insufficiency (MI) | 僧帽弁閉鎖不全[症] そうぼうべんへいさふぜん[しょう] |
| mitral regurgitation (MR) | 僧帽弁閉鎖不全[症] そうぼうべんへいさふぜん[しょう] |
| mitral stenosis (MS) | 僧帽弁狭窄症 そうぼうべんきょうさくしょう |
| mitral stenosis and regurgitation (MSR) | 僧帽弁狭窄兼閉鎖不全[症] そうぼうべんきょうさくけんへいさふぜん[しょう] |
| mitral valve replacement (MVR) | 僧帽弁置換[術] そうぼうべんちかん[じゅつ] |
| mixed-function oxidase | 混合機能酸化酵素 こんごうきのうさんかこうそ |
| mixed-function oxygenase | 混合機能酸素添加酵素 こんごうきのうさんそてんかこうそ |
| mixed venous blood | 混合静脈血 こんごうじょうみゃくけつ |
| mixed venous oxygen saturation ($S\bar{v}_{O_2}$) | 混合静脈血酸素飽和度 こんごうじょうみゃくけつさんそほうわど |
| mobile intensive care unit | 移動集中治療室 いどうしゅうちゅうちりょうしつ |
| mobilization | 可動化 かどうか，動員 どういん |
| moist rale | 湿性ラ音 しっせいらおん |
| moisture | 湿度 しつど |
| molality | 重量モル濃度（mole/kg・$H_2O$）じゅうりょうもるのうど |
| molarity | 容量モル濃度（mole/$l$）ようりょうもるのうど |

| | |
|---|---|
| molecular weight (MW) | 分子量 ぶんしりょう |
| monitor | モニター もにたー, 監視装置 かんしそうち, 監視員 かんしいん |
| monitoring device | モニター装置 もにたーそうち, 監視装置 かんしそうち, モニター器具 もにたーきぐ, モニター機器 もにたーきき |
| monitoring equipment | モニター装置 もにたーそうち, 監視装置 かんしそうち, モニター器具 もにたーきぐ, モニター機器 もにたーきき |
| monitoring instrument | モニター装置 もにたーそうち, 監視装置 かんしそうち |
| monitoring system | モニターシステム もにたーしすてむ, 監視システム かんししすてむ, 監視装置 かんしそうち |
| monoamine oxidase (MAO) | モノアミン酸化酵素 ものあみんさんかこうそ |
| monoamine oxidase inhibitor (MAOI) | モノアミン酸化酵素阻害薬 ものあみんさんかこうそそがいやく, MAO阻害薬 MAOそがいやく |
| monoclonal antibody | モノクローナル抗体 ものくろーなるこうたい |
| monosynaptic reflex | 単シナプス反射 たんしなぷすはんしゃ |
| morbidity | 罹患率 りかんりつ, 罹病率 りびょうりつ |
| moribund condition | 瀕死状態 ひんしじょうたい |
| morphinomimetic | モルヒネ様作用薬 もるひねようさようやく, モルヒネ様作用の もるひねようさような |
| mortality | 死亡率 しぼうりつ |
| motor paralysis | 運動麻痺 うんどうまひ |
| mouth occlusion pressure | 口閉鎖圧 こうへいさあつ |
| mouth respiration | 口呼吸 くちこきゅう |
| mouth-to-mouth breathing | 口対口呼吸 くちたいくちこきゅう |
| mouth-to-mouth ventilation | 口対口式換気 くちたいくちしきかんき |
| mouth-to-nose breathing | 口対鼻呼吸 くちたいはなこきゅう |
| mouth-to-nose ventilation | 口対鼻式換気 くちたいはなしきかんき |
| moxacautery | 灸 きゅう |
| mucociliary clearance | 粘液線毛クリアランス ねんえきせんもうくりあらんす |
| mucociliary transport system | 粘液線毛輸送系 ねんえきせんもうゆそうけい |
| mucoid impaction | 粘液塞栓 ねんえきそくせん |
| mucolytic agent | 粘液溶解薬 ねんえきようかいやく, 粘液溶解物質 ねんえきようかいぶっしつ |

| | |
|---|---|
| multiple breath nitrogen washout test | 多呼吸窒素洗い出し試験 たこきゅうちっそあらいだししけん |
| multiple inert gas elimination technique | 多種類不活性ガス排泄試験 たしゅるいふかっせいがすはいせつしけん |
| multiple organ dysfunction syndrome (MODS) | 多臓器機能障害症候群 たぞうききのうしょうがいしょうこうぐん, 多臓器不全 たぞうきふぜん |
| multiple organ failure (MOF) | 多臓器不全 たぞうきふぜん |
| muscarinic effect | ムスカリン様作用 むすかりんようさよう |
| muscle ache | 筋肉痛 きんにくつう |
| muscle atrophy | 筋萎縮 きんいしゅく |
| muscle contraction headache | 筋収縮性頭痛 きんしゅうしゅくせいずつう |
| muscle relaxant | 筋弛緩薬 きんしかんやく |
| muscle rigidity | 筋硬直 きんこうちょく |
| muscle tone | 筋緊張 きんきんちょう |
| muscle twitch | 単収縮 たんしゅうしゅく, 筋収縮 きんしゅうしゅく |
| muscular relaxation | 筋弛緩 きんしかん |
| mutagen | 突然変異原 とつぜんへんいげん |
| mutagenicity | 変異原性 へんいげんせい |
| mutant | 突然変異体 とつぜんへんいたい |
| mutation | 突然変異 とつぜんへんい |
| myalgia | 筋肉痛 きんにくつう |
| myasthenia gravis (MG) | 重症筋無力症 じゅうしょうきんむりょくしょう |
| myasthenic crisis | 筋無力症クリーゼ きんむりょくしょうくりーぜ |
| myasthenic reaction | 筋無力性反応 きんむりょくせいはんのう |
| myasthenic syndrome | 筋無力症候群 きんむりょくしょうこうぐん |
| mydriasis | 散瞳 さんどう |
| mydriatic | 散瞳薬 さんどうやく, 散瞳の さんどうの |
| mydriatic drug | 散瞳薬 さんどうやく |
| myelogram | 脊髄造影像 せきずいぞうえいぞう |
| myelography | 脊髄造影 せきずいぞうえい, ミエログラフィ みえろぐらふぃ |
| myocardial depressant | 心筋抑制薬 しんきんよくせいやく, 心筋抑制の しんきんよくせいの |
| myocardial depressant drug | 心筋抑制薬 しんきんよくせいやく |
| myocardial depressant factor (MDF) | 心筋抑制因子 しんきんよくせいいんし |
| myocardial infarction (MI) | 心筋梗塞 しんきんこうそく |
| myocardial protection | 心筋保護 しんきんほご |

| | |
|---|---|
| **myocardial reperfusion injury** | 心筋再灌流傷害 しんきんさいかんりゅうしょうがい |
| **myofascial pain syndrome** | 筋筋膜疼痛症候群 きんきんまくとうつうしょうこうぐん |
| **myoglobinuria** | ミオグロビン尿 みおぐろびんにょう |

## 【N】

| | |
|---|---|
| **N-methyl-D-aspartic acid (NMDA)** | N-メチル-D-アスパラギン酸 NめちるDあすぱらぎんさん |
| **Na-Ca exchange system** | ナトリウム-カルシウム交換系 なとりうむかるしうむこうかんけい |
| **na channel** | ナトリウムチャネル なとりうむちゃねる |
| **narcotic** | 麻薬 まやく, 麻薬の まやくの |
| **narcotic addict** | 麻薬常習者 まやくじょうしゅうしゃ |
| **narcotic addiction** | 麻薬嗜癖 まやくしへき, 麻薬依存 まやくいぞん |
| **narcotic analgesic** | 麻薬性鎮痛薬 まやくせいちんつうやく |
| **narcotic antagonist** | 麻薬拮抗薬 まやくきっこうやく |
| **narcotic drug** | 麻薬 まやく |
| **Narcotic Law** | 麻薬取締法 まやくとりしまりほう |
| **narrow spectrum antibiotics** | 狭域抗生物質 きょういきこうせいぶっしつ |
| **nasal airway** | 経鼻エアウェイ けいびえあうぇい |
| **nasal alar breathing** | 鼻翼呼吸 びよくこきゅう |
| **nasal bleeding** | 鼻出血 びしゅっけつ |
| **nasal cannula** | 鼻カニューレ はなかにゅーれ |
| **nasal inhaler** | 鼻吸入器 はなきゅうにゅうき |
| **nasal insufflation** | 経鼻吸入法 けいびきゅうにゅうほう, 経鼻吹送法 けいびすいそうほう |
| **nasal intubation** | 経鼻挿管 けいびそうかん |
| **nasal mask** | 鼻マスク はなますく |
| **nasal reflex** | くしゃみ反射 くしゃみはんしゃ, 鼻粘膜反射 びねんまくはんしゃ |
| **nasal respiration** | 鼻呼吸 はなこきゅう |
| **nasal spray** | 鼻噴霧 びふんむ |
| **nasogastric tube (NG tube)** | 胃管 いかん, 経鼻胃管 けいびいかん |
| **nasopharyngeal airway** | 経鼻エアウェイ けいびえあうぇい, 鼻咽頭エアウェイ びいんとうえあうぇい |
| **nasotracheal intubation** | 経鼻挿管 けいびそうかん |
| **nasotracheal tube** | 経鼻気管チューブ けいびきかんちゅーぶ |

| | |
|---|---|
| **National Institute of Health (NIH)** | 国立衛生試験所 こくりつえいせいしけんじょ |
| **natural course** | 自然経過 しぜんけいか |
| **natural killer cell (NK cell)** | ナチュラルキラー細胞 なちゅらるきらーさいぼう, NK細胞 NKさいぼう |
| **natural sleep** | 自然睡眠 しぜんすいみん |
| **nausea** | 悪心 おしん, 嘔気 おうき |
| **nausea and vomiting (N&V)** | 悪心・嘔吐 おしんおうと |
| **near-drowning** | 溺水 できすい |
| **nebulization** | 噴霧化 ふんむか, 噴霧療法 ふんむりょうほう |
| **nebulizer** | 噴霧器 ふんむき, ネブライザ ねぶらいざ |
| **neck lift** | 項部挙上 こうぶきょじょう |
| **necrosis** | 壊死 えし |
| **necrotizing enterocolitis (NEC)** | 壊死性腸炎 えしせいちょうえん |
| **needle biopsy** | 針生検 はりせいけん |
| **needle valve** | ニードル弁 にーどるべん |
| **negative pressure breathing** | 陰圧呼吸 いんあつこきゅう |
| **negative-pressure test** | 陰圧試験《漏れ試験の》 いんあつしけん |
| **neonatal asphyxia** | 新生児仮死 しんせいじかし |
| **neonatal intensive care unit (NICU)** | 新生児集中治療室 しんせいじしゅうちゅうちりょうしつ |
| **neonate** | 新生児 しんせいじ |
| **nephrotoxicity** | 腎毒性 じんどくせい |
| **nerve block** | 神経ブロック しんけいぶろっく |
| **nerve damage** | 神経損傷 しんけいそんしょう |
| **nerve root** | 神経根 しんけいこん |
| **nerve stimulator** | 神経刺激器 しんけいしげきき, 神経刺激装置 しんけいしげきそうち |
| **neural plasticity** | 神経可塑性 しんけいかそせい |
| **neural shock** | 神経性ショック しんけいせいしょっく |
| **neural transmission** | 神経伝達 しんけいでんたつ |
| **neuralgia** | 神経痛 しんけいつう |
| **neuritis** | 神経炎 しんけいえん |
| **neuroadenolysis of pituitary gland** | 下垂体破壊ブロック かすいたいはかいぶろっく |
| **neuroanesthesia** | 脳神経外科麻酔 のうしんけいげかますい |
| **neurogenic inflammation** | 神経性炎症 しんけいせいえんしょう |
| **neurogenic pain** | 神経原性疼痛 しんけいげんせいとうつう |

| | |
|---|---|
| neurogenic pulmonary edema | 神経原性肺水腫 しんけいげんせいはいすいしゅ |
| neurogenic shock | 神経性ショック しんけいせいしょっく |
| neurohumoral transmission | 神経液伝達 しんけいえきでんたつ, 神経ホルモン伝達 しんけいほるもんでんたつ |
| neuroleptanalgesia | ニューロレプト鎮痛 にゅーろれぷとちんつう, 神経遮断鎮痛 しんけいしゃだんちんつう, NLA鎮痛 NLAちんつう |
| neuroleptanesthesia (NLA) | ニューロレプト麻酔 にゅーろれぷとますい, 神経遮断麻酔 しんけいしゃだんますい, NLA麻酔 NLAますい |
| neuroleptic | 神経遮断薬 しんけいしゃだんやく, 神経遮断の しんけいしゃだんの |
| neuroleptic anesthesia (NLA) | ニューロレプト麻酔 にゅーろれぷとますい, 神経遮断麻酔 しんけいしゃだんますい, NLA麻酔 NLAますい |
| neuroleptic malignant syndrome | 悪性症候群 あくせいしょうこうぐん |
| neurolytic | 神経破壊薬 しんけいはかいやく, 神経破壊の しんけいはかいの |
| neurolytic block | 神経破壊ブロック しんけいはかいぶろっく |
| neuromuscular antagonist | 神経筋遮断薬 しんけいきんしゃだんやく |
| neuromuscular blockade | 神経筋遮断 しんけいきんしゃだん |
| neuromuscular blocking drug | 神経筋遮断薬 しんけいきんしゃだんやく |
| neuromuscular junction (NMJ) | 神経筋接合部 しんけいきんせつごうぶ |
| neuromuscular transmission | 神経筋伝達 しんけいきんでんたつ |
| neuronal plasticity | 神経可塑性 しんけいかそせい |
| neuropathic pain | 神経因性疼痛 しんけいいんせいとうつう, 神経障害性疼痛 しんけいしょうがいせいとうつう, ニューロパチックペイン にゅーろぱちっくぺいん |
| neuropathy | 神経傷害 しんけいしょうがい, ニューロパチー にゅーろぱちー |
| neuroplasticity | 神経可塑性 しんけいかそせい |
| neuroprotection | 神経保護 しんけいほご |
| neurosurgical anesthesia | 脳神経外科麻酔 のうしんけいげかますい |
| neurotoxicity | 神経毒性 しんけいどくせい |
| neurotransmitter | 神経伝達物質 しんけいでんたつぶっしつ |
| newborn | 新生児 しんせいじ |
| nicotinic effect | ニコチン様作用 にこちんようさよう |

| | |
|---|---|
| **nitric oxide (NO)** | 一酸化窒素 いっさんかちっそ |
| **nitric oxide synthase (NOS)** | 一酸化窒素合成酵素 いっさんかちっそごうせいこうそ |
| **nitrogen** | 窒素 ちっそ |
| **nitrogen balance** | 窒素平衡 ちっそへいこう, 窒素出納 ちっそすいとう |
| **no observed adverse effect level** | 無有害作用量 むゆうがいさようりょう |
| **no observed effect level** | 無作用量 むさようりょう |
| **no-reflow phenomenon** | 非再潅流現象 ひさいかんりゅうげんしょう |
| **nociceptive reaction** | 侵害反応 しんがいはんのう |
| **nociceptive reflex** | 侵害反射 しんがいはんしゃ |
| **nociceptor** | 侵害受容体 しんがいじゅようたい, 侵害受容器 しんがいじゅようき |
| **nocifensive reflex** | 防衛反射 ぼうえいはんしゃ |
| **nocireceptor** | 侵害受容体 しんがいじゅようたい, 侵害受容器 しんがいじゅようき |
| **non-dependent lung** | 術側肺 じゅつそくはい, 患側肺 かんそくはい |
| **non-REM sleep** | ノンレム睡眠 のんれむすいみん, 徐波睡眠 じょはすいみん |
| **non-respiratory acidosis** | 非呼吸性アシドーシス ひこきゅうせいあしどーしす |
| **nondepolarizing drug** | 非脱分極薬 ひだつぶんきょくやく |
| **nondepolarizing muscle relaxant** | 非脱分極性筋弛緩薬 ひだつぶんきょくせいきんしかんやく |
| **nonesterified fatty acid (NEFA)** | 遊離脂肪酸 ゆうりしぼうさん |
| **noninsulin-dependent diabetes mellitus (NIDDM)** | インスリン非依存性糖尿病 いんすりんひいぞんせいとうにょうびょう |
| **noninterchangeable screw thread** | 互換防止用ねじ山 ごかんぼうしようねじやま |
| **noninvasive measurement** | 非観血的測定 ひかんけつてきそくてい |
| **noninvasive monitoring** | 非観血的モニタリング ひかんけつてきもにたりんぐ |
| **nonprotein nitrogen (NPN)** | 残余窒素 ざんよちっそ, 非タンパク窒素 ひたんぱくちっそ |
| **nonrebreathing** | 非再呼吸 ひさいこきゅう |
| **nonrebreathing method** | 非再呼吸法 ひさいこきゅうほう |
| **nonrebreathing valve** | 非再呼吸弁 ひさいこきゅうべん |
| **nonrecirculating system** | 非再循環式 ひさいじゅんかんしき |
| **nonshivering thermogenesis** | 非ふるえ熱産生 ひふるえねつさんせい, 非振戦熱産生 ひしんせんねつさんせい |
| **nonsteroidal anti-inflammatory drugs (NSAIDs)** | 非ステロイド性抗炎症薬 ひすてろいどせいこうえんしょうやく |

| | |
|---|---|
| nonvolatile acid | 不揮発酸 ふきはつさん |
| normal sinus rhythm (NSR) | 正常洞調律 せいじょうどうちょうりつ |
| normocapnia | 正常二酸化炭素状態 せいじょうにさんかたんそじょうたい |
| normocarbia | 正常二酸化炭素状態 せいじょうにさんかたんそじょうたい |
| normovolemia | 正常血液量 せいじょうけつえきりょう |
| nosocomial infection | 院内感染 いんないかんせん |
| noxious stimulus | 有害刺激 ゆうがいしげき |
| nuclear magnetic resonance (NMR) | 核磁気共鳴 かくじききょうめい |
| nuclear magnetic spectrum (NMS) | 核磁気共鳴スペクトル かくじききょうめいすぺくとる |
| numbness | しびれ [感] しびれ [かん] |
| nystagmus | 眼振 がんしん |

## 【O】

| | |
|---|---|
| obstetric anesthesia | 産科麻酔 さんかますい |
| obstructive atelectasis | 閉塞性無気肺 へいそくせいむきはい |
| obstructive pulmonary disease | 閉塞性肺疾患 へいそくせいはいしっかん |
| obstructive sleep apnea syndrome | 閉塞性睡眠時無呼吸症候群 へいそくせいすいみんじむこきゅうしょうこうぐん |
| obturator | 栓子 せんし, 閉塞子 へいそくし |
| occlusion | 閉塞 へいそく, 閉鎖 へいさ |
| occupational exposure | 職業性曝露 しょくぎょうせいばくろ |
| occupational hazard | 職業災害 しょくぎょうさいがい |
| oculocardiac reflex | 眼球心臓反射 がんきゅうしんぞうはんしゃ, アシュネル (Aschner) 反射 あしゅねるはんしゃ |
| old myocardial infarction (OMI) | 陳旧性心筋梗塞 ちんきゅうせいしんきんこうそく |
| oligemia | 血液過少 けつえきかしょう, 血液減少 けつえきげんしょう |
| oliguria | 乏尿 ぼうにょう, 尿量過少 にょうりょうかしょう |
| oncotic pressure | 膠質浸透圧 こうしつしんとうあつ |
| Ondine curse | オンディーン (Ondine) の呪い おんでぃーんののろい |

| | |
|---|---|
| one-lung anesthesia | 一側肺麻酔 いっそくはいますい，片肺麻酔 かたはいますい |
| one-lung ventilation | 一側肺換気 いっそくはいかんき，片肺換気 かたはいかんき |
| one-way valve | 一方弁 いっぽうべん |
| open chest cardiac massage | 開胸心マッサージ かいきょうしんまっさーじ |
| open lung biopsy | 開胸肺生検 かいきょうはいせいけん |
| open mitral commissurotomy (OMC) | 直視下僧帽弁交連切開［術］ちょくしかそうぼうべんこうれんせっかい［じゅつ］ |
| open pneumothorax | 開放性気胸 かいほうせいききょう |
| operant conditioning | オペラント条件付け おぺらんとじょうけんづけ |
| operating room (OR) | 手術室 しゅじゅつしつ |
| operating suite | 手術室 しゅじゅつしつ |
| operating theater | 手術室 しゅじゅつしつ |
| operative position | 手術体位 しゅじゅつたいい |
| operative risk | 手術危険度 しゅじゅつきけんど |
| operative stress | 手術侵襲 しゅじゅつしんしゅう |
| opiate | 麻薬 まやく，阿片製剤 あへんせいざい |
| opiate drug | 阿片作用薬 あへんさようやく |
| opioid addiction | 麻薬依存 まやくいぞん，オピオイド依存 おぴおいどいぞん，オピオイド嗜癖 おぴおいどしへき |
| opioid agonist | オピオイド刺激薬 おぴおいどしげきやく |
| opioid analgesic | 麻薬性鎮痛薬 まやくせいちんつうやく，オピオイドアゴニスト おぴおいどあごにすと |
| opioid antagonist | オピオイド受容体拮抗薬 おぴおいどじゅようたいきっこうやく，オピオイドアンタゴニスト おぴおいどあんたごにすと |
| opioid receptor | オピオイド受容体 おぴおいどじゅようたい |
| opisthotonus | 後弓反張 こうきゅうはんちょう |
| opportunistic infection | 日和見感染 ひよりみかんせん |
| optimum positive end-expiratory pressure | 至適終末呼気陽圧 してきしゅうまつこきようあつ |
| oral administration | 経口投与 けいこうとうよ |
| oral airway | 経口エアウェイ けいこうえあうぇい |
| oral glucose tolerance test (OGTT) | 経口ブドウ糖負荷試験 けいこうぶどうとうふかしけん |
| oral intake | 経口摂取 けいこうせっしゅ |
| oral intubation | 経口挿管 けいこうそうかん |

| | |
|---|---|
| organ derangement | 臓器障害 ぞうきしょうがい |
| organ failure | 臓器不全 ぞうきふぜん |
| organ perfusion | 臓器灌流 ぞうきかんりゅう |
| organ preservation | 臓器保存 ぞうきほぞん |
| organ toxicity | 臓器毒性 ぞうきどくせい |
| organ transplantation | 臓器移植 ぞうきいしょく |
| oriental medicine | 東洋医学 とうよういがく |
| orientation | 見当識 けんとうしき |
| orientation disturbance | 見当識障害 けんとうしきしょうがい |
| oropharyngeal airway | 経口エアウェイ けいこうえあうぇい, 口咽頭エアウェイ こういんとうえあうぇい |
| oropharyngeal intubation | 経口挿管 けいこうそうかん |
| orotracheal intubation | 経口挿管 けいこうそうかん |
| orotracheal tube | 経口気管チューブ けいこうきかんちゅーぶ |
| orthopedic anesthesia | 整形外科麻酔 せいけいげかますい |
| orthopnea | 起坐呼吸 きざこきゅう |
| orthostatic hypotension | 起立性低血圧 きりつせいていけつあつ |
| oscillation method | オッシレーション法 おっしれーしょんほう, 振動法 しんどうほう |
| osmolal gap | 浸透圧較差 しんとうあつかくさ |
| osmolality | 重量モル浸透圧濃度 $(Osm/kg \cdot H_2O)$ じゅうりょうもるしんとうあつのうど |
| osmolarity | 容量モル浸透圧濃度 $(Osm/l)$ ようりょうもるしんとうあつのうど |
| osmometer | 浸透圧計 しんとうあつけい |
| osmoreceptor | 浸透圧受容器 しんとうあつじゅようき |
| osmoregulation | 浸透圧調節 しんとうあつちょうせつ |
| osmotic concentration | 浸透圧濃度 しんとうあつのうど |
| osmotic diuresis | 浸透圧利尿 しんとうあつりにょう |
| osmotic diuretic | 浸透圧利尿薬 しんとうあつりにょうやく |
| osmotic pressure | 浸透圧 しんとうあつ |
| osmotic regulation | 浸透圧調節 しんとうあつちょうせつ |
| ossification of posterior longitudinal ligament (OPLL) | 後縦靱帯骨化症 こうじゅうじんたいこつかしょう |
| Ostwald coefficient | オストワルド (Ostwald) 係数 おすとわるどけいすう |
| otolaryngologic anesthesia | 耳鼻咽喉科麻酔 じびいんこうかますい |
| outcome | 転帰 てんき, 予後 よご |

| | |
|---|---|
| outcome study | 転帰分析 てんきぶんせき，予後分析 よごぶんせき |
| outpatient | 外来患者 がいらいかんじゃ |
| outpatient anesthesia | 日帰り麻酔 ひがえりますい，外来麻酔 がいらいますい |
| outpatient clinic | 外来診察室 がいらいしんさつしつ，診療所 しんりょうじょ |
| output | 拍出量 はくしゅつりょう，排出量 はいしゅつりょう |
| overdosage | 過量 かりょう，過量投与 かりょうとうよ |
| overhydration | 水分過剰 すいぶんかじょう，過量輸液 かりょうゆえき，水分補給過多 すいぶんほきゅうかた |
| overload | 過負荷 かふか |
| oversaturation | 過飽和 かほうわ，飽和過度 ほうわかど |
| overventilation | 換気過剰 かんきかじょう，過換気 かかんき |
| oxidation | 酸化 さんか |
| oxidation-reduction potential | 酸化還元電位 さんかかんげんでんい |
| oxidation-reduction system | 酸化還元系 さんかかんげんけい |
| oxidative phosphorylation | 酸化的リン酸化 さんかてきりんさんか |
| oximeter | 酸素飽和度計 さんそほうわどけい |
| oximetry | 酸素飽和度測定 さんそほうわどそくてい |
| oxygen affinity | 酸素親和性 さんそしんわせい |
| oxygen apnea | 酸素性無呼吸 さんそせいむこきゅう |
| oxygen capacity | 酸素結合能 さんそけつごうのう |
| oxygen cascade | 酸素瀑布 さんそばくふ，酸素カスケード さんそかすけーど |
| oxygen consumption ($\dot{V}_{O_2}$) | 酸素消費量 さんそしょうひりょう |
| oxygen content | 酸素含量 さんそがんりゅう |
| oxygen cylinder | 酸素ボンベ さんそぼんべ |
| oxygen debt | 酸素負債 さんそふさい |
| oxygen deficiency | 酸素不足 さんそぶそく |
| oxygen delivery | 酸素輸送 さんそゆそう |
| oxygen demand | 酸素需要 さんそじゅよう |
| oxygen depletion | 酸素欠乏 さんそけつぼう，酸素不足 さんそぶそく |
| oxygen deprivation | 酸素欠乏 さんそけつぼう |
| oxygen dissociation curve (ODC) | 酸素解離曲線 さんそかいりきょくせん |
| oxygen equivalent | 酸素当量 さんそとうりょう |
| oxygen flush valve | 酸素フラッシュ弁 さんそふらっしゅべん |
| oxygen free radical | 活性酸素 かっせいさんそ |

| | |
|---|---|
| oxygen inhalation therapy | 酸素吸入療法 さんそきゅうにゅうりょうほう |
| oxygen inhaler | 酸素吸入器 さんそきゅうにゅうき |
| oxygen intoxication | 酸素中毒 さんそちゅうどく |
| oxygen lack | 酸素欠乏 さんそけつぼう |
| oxygen manifold | 酸素集合管 さんそしゅうごうかん, 酸素マニフォールド さんそまにふぉーるど |
| oxygen mask | 酸素マスク さんそますく |
| oxygen meter | 酸素濃度計 さんそのうどけい, 酸素分圧計 さんそぶんあつけい |
| oxygen poisoning | 酸素中毒 さんそちゅうどく |
| oxygen requirement | 酸素必要量 さんそひつようりょう, 酸素要求量 さんそようきゅうりょう |
| oxygen reserve | 酸素予備[量] さんそよび[りょう] |
| oxygen saturation | 酸素飽和[度] さんそほうわ[ど] |
| oxygen saturation of jugular vein ($SjO_2$) | 内頚静脈酸素飽和度 ないけいじょうみゃくさんそほうわど |
| oxygen saturation of peripheral artery ($SpO_2$) | 末梢動脈血酸素飽和度 まっしょうどうみゃくけつさんそほうわど |
| oxygen supply | 酸素供給 さんそきょうきゅう |
| oxygen therapy | 酸素療法 さんそりょうほう |
| oxygen toxicity | 酸素毒性 さんそどくせい |
| oxygen transport | 酸素運搬 さんそうんぱん |
| oxygen uptake | 酸素摂取[量] さんそせっしゅ[りょう] |
| oxygen utilization | 酸素利用 さんそりよう |
| oxygenation | 酸素化 さんそか, 酸素投与 さんそとうよ |
| oxygenator | 酸素化装置 さんそかそうち, 酸素吸入器 さんそきゅうにゅうき |
| oxyhemoglobin ($HbO_2$) | 酸素ヘモグロビン さんそへもぐろびん |
| oxymetry | 酸素飽和度測定 さんそほうわどそくてい, オキシメトリ おきしめとり |

# 【P】

| | |
|---|---|
| packed red cell (PRC) | 赤血球濃厚液 せっけっきゅうのうこうえき |
| pain behaviors | 疼痛行動 とうつうこうどう |
| pain clinic | 疼痛外来 とうつうがいらい, ペインクリニック ぺいんくりにっく |
| pain control | 疼痛管理 とうつうかんり |

| | |
|---|---|
| pain-free period | 無痛期間 むつうきかん |
| pain on motion | 運動痛 うんどうつう |
| pain on pressure | 圧痛 あっつう |
| pain producing substance | 発痛物質 はっつうぶっしつ |
| pain relief | 疼痛寛解 とうつうかんかい, 疼痛緩和 とうつうかんわ |
| pain sensation | 痛覚 つうかく, 疼痛感覚 とうつうかんかく |
| pain spot | 痛点 つうてん |
| pain threshold | 痛覚閾値 つうかくいきち, 疼痛閾値 とうつういきち |
| pain tolerance level | 疼痛許容レベル とうつうきょようれべる |
| paleness | 蒼白 そうはく |
| palliative medicine | 緩和医療 かんわいりょう |
| palliative treatment | 姑息療法 こそくりょうほう |
| pallor | 蒼白 そうはく |
| palpitation | 動悸 どうき |
| palsy | 不全麻痺 ふぜんまひ, 軽症麻痺 けいしょうまひ |
| pancreaticoduodenectomy (PD) | 膵十二指腸切除 すいじゅうにしちょうせつじょ |
| panting | 浅速呼吸 せんそくこきゅう, 喘ぎ呼吸 あえぎこきゅう |
| paracentesis | 穿刺 せんし |
| paracervical block | 傍頸椎ブロック ぼうけいついぶろっく |
| paradoxical breathing | 奇異呼吸 きいこきゅう, クスマウル(Kussmaul)呼吸 くすまうるこきゅう |
| paradoxical pulse | 奇脈 きみゃく, クスマウル(Kussmaul)脈 くすまうるみゃく |
| paradoxical respiration | 奇異呼吸 きいこきゅう, クスマウル(Kussmaul)呼吸 くすまうるこきゅう |
| paradoxical sleep | 逆説睡眠 ぎゃくせつすいみん, パラ睡眠 ぱらすいみん, レム睡眠 れむすいみん |
| paralysis | 完全麻痺 かんぜんまひ, 重症麻痺 じゅうしょうまひ |
| parameter | 指標 しひょう, 助変数 じょへんすう, パラメータ ぱらめーた |
| paraplegia | 対麻痺 ついまひ |
| parasacral block | 傍仙椎ブロック ぼうせんついぶろっく |
| parasympathetic drug | 副交感神経薬 ふくこうかんしんけいやく |
| paravertebral block | 傍脊椎ブロック ぼうせきついぶろっく |

| | |
|---|---|
| paravertebral lumbar sympathetic ganglion block | 傍脊椎腰部交感神経節ブロック ぼうせきついようぶこうかんしんけいせつぶろっく |
| paravertebral thoracic somatic nerve block | 傍脊椎胸部体性神経ブロック ぼうせきついきょうぶたいせいしんけいぶろっく |
| parenteral administration | 非経口投与 ひけいこうとうよ |
| parenteral alimentation | 非経口栄養 ひけいこうえいよう |
| parenteral hyperalimentation | 非経口的高カロリー栄養法 ひけいこうてきこうかろりーえいようほう |
| parenteral solution | 注射液 ちゅうしゃえき |
| paresis | 不全麻痺 ふぜんまひ |
| paresthesia | 感覚異常 かんかくいじょう, 知覚異常 ちかくいじょう |
| paroxysmal atrial tachycardia (PAT) | 発作性心房性頻拍［症］ ほっさせいしんぼうせいひんぱく［しょう］ |
| paroxysmal sneeze | くしゃみ発作 くしゃみほっさ |
| paroxysmal supraventricular tachycardia (PSVT) | 発作性上室性頻拍［症］ ほっさせいじょうしつせいひんぱく［しょう］ |
| paroxysmal ventricular tachycardia (PVT) | 発作性心室性頻拍［症］ ほっさせいしんしつせいひんぱく［しょう］ |
| partial agonist | 部分刺激薬 ぶぶんしげきやく, 部分アゴニスト ぶぶんあごにすと |
| partial antagonist | 部分拮抗薬 ぶぶんきっこうやく, 部分アンタゴニスト ぶぶんあんたごにすと |
| partial block | 不完全ブロック ふかんぜんぶろっく |
| partial pressure | 分圧 ぶんあつ |
| partial rebreathing | 部分的再呼吸 ぶぶんてきさいこきゅう |
| partial thromboplastin time (PTT) | 部分トロンボプラスチン時間 ぶぶんとろんぼぷらすちんじかん |
| partition coefficient | 分配係数 ぶんぱいけいすう |
| passive transport | 受動輸送 じゅどうゆそう |
| patent airway | 開放気道 かいほうきどう, 気道開通 きどうかいつう |
| patent ductus arteriosus (PDA) | 動脈管開存［症］ どうみゃくかんかいぞん［しょう］ |
| patient-controlled analgesia (PCA) | 自己調節鎮痛 じこちょうせつちんつう, 自己疼痛管理 じことうつうかんり |
| patient-controlled epidural analgesia | 自己調節硬膜外鎮痛 じこちょうせつこうまくがいちんつう |

| | |
|---|---|
| patient-controlled sedation | 自己調節鎮静 じこちょうせつちんせい，自己鎮静管理 じこちんせいかんり |
| patient simulator | 患者模擬装置 かんじゃもぎそうち |
| patient-triggered respirator | 患者作動式人工呼吸器 かんじゃさどうしきじんこうこきゅうき |
| pause | 休止[期] きゅうし[き] |
| PCO$_2$ meter | 二酸化炭素分圧計 にさんかたんそぶんあつけい，PCO$_2$メーター PCO$_2$めーたー |
| peak expiratory flow | 最大呼気流量 さいだいこきりゅうりょう |
| peak expiratory flow rate (PEFR) | 最大呼気[流]速度 さいだいこき[りゅう]そくど |
| peak flow meter | 最大流量計 さいだいりゅうりょうけい |
| peak flow rate | 最大流量 さいだいりゅうりょう，最大流速 さいだいりゅうそく |
| pediatric anesthesia | 小児麻酔 しょうにますい |
| pencil point needle | 円錐型穿刺針 えんすいけいせんししん，ペンシル型穿刺針 ぺんしるがたせんししん |
| penile block | 陰茎ブロック いんけいぶろっく |
| percutaneous absorption | 経皮吸収 けいひきゅうしゅう |
| percutaneous cardiopulmonary support (PCPS) | 経皮的心肺補助 けいひてきしんぱいほじょ |
| percutaneous cordotomy | 経皮的コルドトミー けいひてきこるどとみー |
| percutaneous transhepatic cholangiodrainage (PTCD) | 経皮経肝胆道ドレナージ けいひけいかんたんどうどれなーじ |
| percutaneous transluminal coronary angioplasty (PTCA) | 経皮経管的冠動脈形成[術] けいひけいかんてきかんどうみゃくけいせい[じゅつ] |
| percutaneous transluminal coronary recanalization (PTCR) | 経皮経管的冠動脈再開通[術] けいひけいかんてきかんどうみゃくさいかいつう[じゅつ] |
| perforation | 穿孔 せんこう |
| perfusion pressure | 潅流圧 かんりゅうあつ |
| perfusion rate | 潅流量 かんりゅうりょう |
| periaqueductal gray matter | 中脳水道周囲灰白質 ちゅうのうすいどうかいはくしつ，中脳中心灰白質 ちゅうのうちゅうしんかいはくしつ |
| perinatal care | 周産期医療 しゅうさんきいりょう |
| perinatology | 周産期学 しゅうさんきがく |
| periodic breathing | 周期性呼吸 しゅうきせいこきゅう |

| | |
|---|---|
| perioperative myocardial infarction (PMI) | 周術期心筋梗塞 しゅうじゅつきしんきんこうそく |
| perioperative period | 周術期 しゅうじゅつき |
| peripheral blood | 末梢血 まっしょうけつ |
| peripheral nerve block | 末梢神経ブロック まっしょうしんけいぶろっく |
| peripheral nerve stimulator | 末梢神経刺激装置 まっしょうしんけいしげきそうち |
| peripheral nervous system | 末梢神経系 まっしょうしんけいけい |
| peripheral neuropathy | 末梢神経障害 まっしょうしんけいしょうがい |
| peripheral resistance | 末梢抵抗 まっしょうていこう |
| peripheral vascular resistance (PVR) | 末梢血管抵抗 まっしょうけっかんていこう |
| peripheral vasodilatation | 末梢血管拡張 まっしょうけっかんかくちょう |
| peripheral vasodilation | 末梢血管拡張 まっしょうけっかんかくちょう |
| peristalsis | 蠕動 ぜんどう |
| peritoneal dialysis (PD) | 腹膜透析 ふくまくとうせき |
| permeability | 透過性 とうかせい |
| permeability coefficient | 透過係数 とうかけいすう |
| permissive hypercapnia | 高二酸化炭素許容人工換気 こうにさんかたんそきょようじんこうかんき |
| peroxisome proliferator-activated receptor (PPAR) | ペルオキシソーム増殖薬応答性受容体 ぺるおきしそーむぞうしょくやくおうとうせいじゅようたい |
| perspiration | 発汗 はっかん, 蒸散 じょうさん |
| pH meter | pH計 pHけい, pHメーター pHめーた |
| phantom [limb] pain | 幻肢痛 げんしつう |
| pharmacodiagnosis | 薬物診断学 やくぶつしんだんがく |
| pharmacodynamics | 薬力学 やくりきがく, 薬動学 やくどうがく |
| pharmacogenetics | 薬理遺伝学 やくりいでんがく, 遺伝薬理学 いでんやくりがく |
| pharmacokinetics | 薬物動態学 やくぶつどうたいがく, 薬物速度論 やくぶつそくどろん |
| pharyngeal pack | 咽頭パック いんとうぱっく |
| pharyngeal reflex | 咽頭反射 いんとうはんしゃ |
| phase separation | 相分離 そうぶんり |
| phase transition | 相転移 そうてんい |
| phenotype | 表現型 ひょうげんけい |
| phlebotomy | 静脈切開 じょうみゃくせっかい, 瀉血 しゃけつ |
| phonation | 発声 はっせい |
| phonocardiograph | 心音計 しんおんけい |

| | |
|---|---|
| phosphorylation | リン酸化 りんさんか |
| photoelectric colorimeter | 光電比色計 こうでんひしょくけい |
| photoelectric spectrophotometer | 光電分光光度計 こうでんぶんこうこうどけい |
| physical therapist (PT) | 理学療法士 りがくりょうほうし |
| physical therapy | 理学療法 りがくりょうほう, 物理療法 ぶつりりょうほう |
| physiologic dead space | 生理学的死腔 せいりがくてきしくう |
| physiologic saline | 生理食塩液 せいりしょくえんえき, 生理食塩水 せいりしょくえんすい |
| physiological dead space | 生理学的死腔 せいりがくてきしくう |
| physiological saline | 生理食塩液 せいりしょくえんえき, 生理食塩水 せいりしょくえんすい |
| physiologically active substance | 生理活性物質 せいりかっせいぶっしつ |
| physiotherapy | 理学療法 りがくりょうほう, 物理療法 ぶつりりょうほう |
| pilot study | 予備実験 よびじっけん |
| pin prick test | 針刺激痛覚検査 はりしげきつうかくけんさ, ピン刺激痛覚検査 ぴんしげきつうかくけんさ |
| pin-indexing | ピンインデックス方式 ぴんいんでっくすほうしき |
| piping | 配管 はいかん |
| pituitary-adrenal system | 下垂体副腎系 かすいたいふくじんけい |
| placebo | 偽薬 ぎやく, プラセボ ぷらせぼ |
| placebo effect | プラセボ効果 ぷらせぼこうか |
| placebo reactor | プラセボ反応者 ぷらせぼはんのうしゃ |
| placenta | 胎盤 たいばん |
| placental ablation | 胎盤早期剥離 たいばんそうきはくり |
| placental circulation | 胎盤循環 たいばんじゅんかん |
| plasma absorption (PA) | 血漿吸着 けっしょうきゅうちゃく |
| plasma exchange (PE) | 血漿交換 けっしょうこうかん |
| plasma expander | 血漿増量剤 けっしょうぞうりょうざい, 代用血漿 だいようけっしょう |
| plasma protein | 血漿タンパク けっしょうたんぱく |
| plasma substitute | 代用血漿 だいようけっしょう, 血漿増量剤 けっしょうぞうりょうざい |
| plasma thromboplastin antecedent (PTA) | 血漿トロンボプラスチン前駆物質 けっしょうとろんぼぷらすちんぜんくぶっしつ |
| plasma volume | 血漿量 けっしょうりょう |

| | |
|---|---|
| plasma volume expander | 血漿増量剤 けっしょうぞうりょうざい，代用血漿 だいようけっしょう |
| plasmapheresis | 血漿交換 けっしょうこうかん，血漿分離 けっしょうぶんり |
| plate-like atelectasis | 板状無気肺 ばんじょうむきはい |
| platelet-activated clotting test | 血小板活性化凝固試験 けっしょうばんかっせいかぎょうこしけん |
| platelet-activating factor (PAF) | 血小板活性化因子 けっしょうばんかっせいかいんし |
| platelet aggregation | 血小板凝集 けっしょうばんぎょうしゅう |
| platelet aggregation inhibitor | 血小板凝集抑制薬 けっしょうばんぎょうしゅうよくせいやく |
| platelet concentrate | 血小板濃厚液 けっしょうばんのうこうえき |
| platelet rich plasma | 多血小板血漿 たけっしょうばんけっしょう |
| platelet transfusion | 血小板輸血 けっしょうばんゆけつ |
| plethysmography | 体積変動記録法 たいせきへんどうきろくほう，プレチスモグラフ ぷれちすもぐらふ |
| pleural effusion | 胸水 きょうすい，胸膜滲出液 きょうまくしんしゅつえき |
| pleural exudate | 胸水 きょうすい，胸膜滲出液 きょうまくしんしゅつえき |
| pleural fluid | 胸水 きょうすい |
| pleural lavage | 胸腔洗浄 きょうくうせんじょう |
| plexus block | 神経叢ブロック しんけいそうぶろっく |
| pneumatocele | 気嚢腫 きのうしゅ |
| pneumocentesis | 胸腔穿刺 きょうくうせんし |
| pneumohemothorax | 血気胸 けっききょう |
| pneumonectomy | 肺切除 はいせつじょ |
| pneumonitis | 間質性肺炎 かんしつせいはいえん，肺臓炎 はいぞうえん |
| pneumotachograph | 呼吸気流計 こきゅうきりゅうけい，呼吸流量計 こきゅうりゅうりょうけい |
| pneumotaxic center | 呼吸調節中枢 こきゅうちょうせつちゅうすう |
| pneumothorax | 気胸 ききょう |
| poikilothermism | 変温性 へんおんせい |
| poison | 毒［物］どく［ぶつ］ |
| poisoning | 中毒 ちゅうどく |
| polarity | 極性 きょくせい |
| polarization | 分極 ぶんきょく，偏光 へんこう |

| | |
|---|---|
| polarography | ポーラログラフイ ぽーらろぐらふぃ |
| pollutant | 汚染物［質］おせんぶつ［しつ］ |
| pollution | 汚染 おせん |
| polygraph | 多用途記録計 たようときろくけい，ポリグラフ ぽりぐらふ |
| polymodal nociceptor | 多モード侵害受容器 たもーどしんがいじゅようき，多種感覚侵害受容器 たしゅかんかくしんがいじゅようき |
| polypharmacy | 多薬物併用 たやくぶつへいよう |
| polysomnography (PSG) | 睡眠ポリグラフ検査 すいみんぽりぐらふけんさ，ポリソムノグラフイ ぽりそむのぐらふぃ |
| polysynaptic reflex | 多シナプス反射 たしなぷすはんしゃ |
| polyuria | 多尿 たにょう |
| pop-off valve | 安全弁 あんぜんべん，排気弁 はいきべん |
| positioning | 体位作成 たいいさくせい，体位をとること たいいをとること |
| positive end-expiratory pressure (PEEP) | 呼気終末陽圧 こきしゅうまつようあつ |
| positive inotropic drug | 強心薬 きょうしんやく |
| positive pressure ventilation | 陽圧換気 ようあつかんき |
| positron emission tomography (PET) | ポジトロン断層撮影 ぽじとろんだんそうさつえい |
| post-tetanic depression | テタヌス刺激後抑圧 てたぬすしげきごよくあつ，反復刺激後抑圧 はんぷくしげきごよくあつ |
| post-tetanic facilitation | テタヌス刺激後促通 てたぬすしげきごそくつう，反復刺激後促通 はんぷくしげきごそくつう |
| post-tetanic potentiation | テタヌス刺激後増強 てたぬすしげきごぞうきょう，反復刺激後増強 はんぷくしげきごぞうきょう |
| post-transfusion hepatitis | 輸血後肝炎 ゆけつごかんえん |
| postanesthetic care unit (PACU) | 麻酔［後］回復室 ますい［ご］かいふくしつ |
| postanesthetic recovery | 麻酔［後］回復 ますい［ご］かいふく |
| postanesthetic round | 麻酔後回診 ますいごかいしん |
| postanesthetic shivering | 麻酔後振戦 ますいごしんせん |
| postanesthetic visit | 麻酔後訪問 ますいごほうもん |
| postdural puncture headache (PDPH) | 硬膜穿刺後頭痛 こうまくせんしごずつう，脊麻後頭痛 せきまごずつう |

| | |
|---|---|
| postherpetic neuralgia (PHN) | 帯状疱疹後神経痛 たいじょうほうしんごしんけいつう |
| postoperative analgesia | 術後鎮痛 じゅつごちんつう，術後無痛 じゅつごむつう |
| postoperative bleeding | 術後出血 じゅつごしゅっけつ |
| postoperative care | 術後管理 じゅつごかんり |
| postoperative management | 術後管理 じゅつごかんり |
| postoperative nausea and vomiting (PONV) | 術後悪心・嘔吐 じゅつごおしんおうと |
| postoperative pain | 術後[疼]痛 じゅつご[とう]つう |
| postoperative parotitis | 術後耳下腺炎 じゅつごじかせんえん |
| postoperative pneumonia | 術後肺炎 じゅつごはいえん |
| postoperative shock | 術後ショック じゅつごしょっく |
| postresuscitation syndrome | 蘇生後症候群 そせいごしょうこうぐん |
| postspinal headache | 脊髄くも膜下麻酔後頭痛 せきずいくもまくかますいごずつう，脊麻後頭痛 せきまごずつう |
| postsynaptic inhibition | シナプス後抑制 しなぷすこうよくせい |
| posttraumatic pain | 外傷後疼痛 がいしょうごとうつう |
| posttraumatic stress disorder (PTSD) | 外傷後ストレス障害 がいしょうごすとれすしょうがい，心的ストレス障害 しんてきすとれすしょうがい |
| postural drainage | 体位ドレナージ たいいどれなーじ，体位喀痰排出 たいいかくたんはいしゅつ |
| postural hypotension | 体位性低血圧 たいいせいていけつあつ |
| postural reflex | 姿勢反射 しせいはんしゃ |
| potassium channel antagonist | カリウムチャネル拮抗薬 かりうむちゃねるきっこうやく |
| potassium channel blocker | カリウムチャネル拮抗薬 かりうむちゃねるきっこうやく |
| potassium channel opener | カリウムチャネル開口薬 かりうむちゃねるかいこうやく |
| potassium-sparing diuretic drug | カリウム保持性利尿薬 かりうむほじせいりにょうやく |
| potential | 電位 でんい |
| potentiation | 相乗作用 そうじょうさよう，強化 きょうか，増強 ぞうきょう |
| power spectrum analysis | パワースペクトル解析 ぱわーすぺくとるかいせき |
| preanesthetic evaluation | 麻酔前評価 ますいぜんひょうか |

| | |
|---|---|
| preanesthetic medication | [麻酔]前投薬 [ますい]ぜんとうやく |
| preanesthetic round | 麻酔前回診 ますいぜんかいしん |
| preanesthetic visit | 麻酔前訪問 ますいぜんほうもん |
| preconditioning | 条件付け じょうけんづけ |
| precordial pain | 前胸部痛 ぜんきょうぶつう, 胸内痛 きょうないつう, 心窩痛 しんかつう |
| precordial thump | 前胸部叩打 ぜんきょうぶこうだ |
| precursor | 前駆体 ぜんくたい, 前駆物質 ぜんくぶっしつ |
| predicted vital capacity | 予測肺活量 よそくはいかつりょう |
| preeclampsia | 子癇前症 しかんぜんしょう |
| preemptive analgesia | 先取り鎮痛 さきどりちんつう, 先制鎮痛 せんせいちんつう, 予防的鎮痛 よぼうてきちんつう, 先行鎮痛 せんこうちんつう |
| preganglionic fiber | [神経]節前線維 [しんけい]せつぜんせんい |
| preload | 前負荷 ぜんふか |
| premature atrial contraction (PAC) | 心房性期外収縮 しんぼうせいきがいしゅうしゅく |
| premature beat | 期外収縮 きがいしゅうしゅく |
| premature ventricular contraction (PVC) | 心室性期外収縮 しんしつせいきがいしゅうしゅく |
| premedication | [麻酔]前投薬 [ますい]ぜんとうやく |
| premixed gases | 既混合ガス きこんごうがす |
| preoperative evaluation | 術前評価 じゅつぜんひょうか |
| preoperative prophylaxis | 術前予防 じゅつぜんよぼう |
| preoperative round | 術前回診 じゅつぜんかいしん |
| preoperative visit | 術前訪問 じゅつぜんほうもん |
| preservative | 保存剤 ほぞんざい, 防腐剤 ぼうふざい, 保存の ほぞんの, 防腐用の ぼうふようの |
| preserved blood | 保存血[液] ほぞんけつ[えき] |
| preshock state | ショック準備状態 しょっくじゅんびじょうたい |
| pressor | 昇圧薬 しょうあつやく |
| pressor drug | 昇圧薬 しょうあつやく |
| pressor reflex | 昇圧反射 しょうあつはんしゃ |
| pressoreceptor | 圧受容体 あつじゅようたい, 圧受容器 あつじゅようき |
| pressure gauge | 圧力計 あつりょくけい |

| | |
|---|---|
| **pressure-limited ventilator** | 従圧式人工呼吸器 じゅうあつしきじんこうこきゅうき，従圧式ベンチレータ じゅうあつしきべんちれーた |
| **pressure-limiting valve** | 圧制御弁 あつせいぎょべん |
| **pressure pain** | 圧痛 あっつう |
| **pressure-preset ventilator** | 従圧式人工呼吸器 じゅうあつしきじんこうこきゅうき |
| **pressure-regulating valve** | 圧調節弁 あつちょうせつべん |
| **pressure-releasing valve** | 圧力開放弁 あつりょくかいほうべん |
| **pressure-relief valve** | 安全弁 あんぜんべん，一次圧安全弁 いちじあつあんぜんべん |
| **pressure reversal** | 圧拮抗 あつきっこう |
| **pressure safety valve** | 安全弁 あんぜんべん，二次圧安全弁 にじあつあんぜんべん |
| **pressure-sensitive ventilator** | 従圧式人工呼吸器 じゅうあつしきじんこうこきゅうき |
| **pressure suit** | 加圧服 かあつふく |
| **pressure-volume diagram** | 圧量図 あつりょうず |
| **presynaptic facilitation** | シナプス前促通 しなぷすぜんそくつう |
| **presynaptic inhibition** | シナプス前抑制 しなぷすぜんよくせい |
| **preterm infant** | 早産児 そうざんじ，早期産児 そうきさんじ |
| **priapism** | 持続勃起［症］じぞくぼっき［しょう］ |
| **prick pain** | 刺痛 しつう |
| **prick test** | 皮刺試験 ひししけん |
| **primary alveolar hypoventilation syndrome** | 原発性肺胞低換気症候群 げんぱつせいはいほうていかんきしょうこうぐん |
| **primary care** | 初期治療 しょきちりょう，プライマリケア ぷらいまりけあ |
| **primary pulmonary hypertension** | 原発性肺高血圧症 げんぱつせいはいこうけつあつしょう |
| **primary pulmonary hypertension of neonates (PPHN)** | 新生児肺高血圧症 しんせいじはいこうけつあつしょう |
| **primary saturation** | 一次飽和 いちじほうわ |
| **primary shock** | 一次性ショック いちじせいしょっく |
| **problem-oriented-medical information system (POMIS)** | 問題指向型医療情報システム もんだいしこうがたいりょうじょうほうしすてむ |
| **problem-oriented-medical record (POMR)** | 問題指向型診療記録 もんだいしこうがたしんりょうきろく |
| **problem-oriented system (POS)** | 問題指向型システム もんだいしこうがたしすてむ |

| | |
|---|---|
| profound hypothermia | 超低体温法 ちょうていたいおんほう |
| prognosis | 予後 よご |
| proinflammatory mediator release | 先行性炎症メディエータ遊離 せんこうせいえんしょうめでぃえーたゆうり |
| projectile vomiting | 噴出性嘔吐 ふんしゅつせいおうと |
| prolonged administration | 連用 れんよう, 長期投与 ちょうきとうよ |
| prolonged apnea | 遷延性無呼吸 せんえんせいむこきゅう, 持続性無呼吸 じぞくせいむこきゅう |
| prolonged expiration | 呼気延長 こきえんちょう |
| prolonged exposure | 長期曝露 ちょうきばくろ, 遷延曝露 せんえんばくろ |
| prone position | 腹臥位 ふくがい |
| prophylaxis | 予防 よぼう |
| prosopalgia | 顔面痛 がんめんつう, 三叉神経痛 さんさしんけいつう |
| prosopoplegia | 顔面筋麻痺 がんめんきんまひ |
| prosopospasm | 顔面[筋]痙攣 がんめん[きん]けいれん |
| prospective study | 前向き研究 まえむきけんきゅう, 計画研究 けいかくけんきゅう, 前向き調査 まえむきちょうさ, 前方視的研究 ぜんぽうしてきけんきゅう |
| protein binding | タンパク結合 たんぱくけつごう |
| protein conformation change theory | タンパク分子構造変化説 たんぱくぶんしこうぞうへんかせつ |
| proteolytic enzyme | タンパク分解酵素 たんぱくぶんかいこうそ, プロテアーゼ ぷろてあーぜ |
| prothrombin time (PT) | プロトロンビン時間 ぷろとろんびんじかん |
| pseudocholinesterase | 偽コリンエステラーゼ ぎこりんえすてらーぜ |
| psoas compartment block | 大腰筋筋溝ブロック だいようきんきんこうぶろっく |
| psychic trauma | 精神外傷 せいしんがいしょう |
| psychogenic pain | 心因性疼痛 しんいんせいとうつう |
| psychogenic perspiration | 精神性発汗 せいしんせいはっかん |
| psychology | 心理学 しんりがく |
| psychosis | 精神病 せいしんびょう |
| psychosomatic disorder | 心身症 しんしんしょう |
| psychosomatic medicine | 心身医学 しんしんいがく, 精神身体医学 せいしんしんたいいがく |
| psychotropic drug | 向精神薬 こうせいしんやく |
| psychrometer | 乾湿計 かんしつけい |
| pudendal nerve block | 陰部神経ブロック いんぶしんけいぶろっく |

|  |  |
|---|---|
| pulmometry | 肺活量測定 はいかつりょうそくてい |
| pulmonary arterial pressure (PAP) | 肺動脈圧 はいどうみゃくあつ |
| pulmonary artery catheter (PAC) | 肺動脈カテーテル はいどうみゃくかてーてる |
| pulmonary artery occulsion pressure (PAOP) | 肺動脈閉塞圧 はいどうみゃくへいそくあつ |
| pulmonary artery wedge pressure (PAWP) | 肺動脈楔入圧 はいどうみゃくせつにゅうあつ |
| pulmonary atelectasis | 無気肺 むきはい |
| pulmonary blood flow (PBF) | 肺血流[量] はいけつりゅう[りょう] |
| pulmonary capillary wedge pressure (PCWP) | 肺毛細管楔入圧 はいもうさいかんせつにゅうあつ，肺動脈楔入圧 はいどうみゃくせつにゅうあつ |
| pulmonary carbon monoxide diffusing capacity ($DL_{CO}$) | 一酸化炭素肺拡散能 いっさんかたんそはいかくさんのう |
| pulmonary circulation time | 肺循環時間 はいじゅんかんじかん |
| pulmonary collapse | 肺虚脱 はいきょだつ |
| pulmonary compliance | 肺コンプライアンス はいこんぷらいあんす |
| pulmonary congestion | 肺うっ血 はいうっけつ |
| pulmonary diffusing capacity | 肺拡散能 はいかくさんのう |
| pulmonary edema | 肺水腫 はいすいしゅ |
| pulmonary embolism (PE) | 肺塞栓 はいそくせん |
| pulmonary emphysema | 肺気腫 はいきしゅ |
| pulmonary fibrosis | 肺線維症 はいせんいしょう |
| pulmonary flow resistance | 肺気流抵抗 はいきりゅうていこう |
| pulmonary function test | 肺機能検査 はいきのうけんさ |
| pulmonary hypertension (PH) | 肺高血圧[症] はいこうけつあつ[しょう] |
| pulmonary insufficiency (PI) | 肺動脈弁閉鎖不全[症] はいどうみゃくべんへいさふぜん[しょう] |
| pulmonary overinflation | 肺過膨張 はいかぼうちょう |
| pulmonary proteinosis | 肺胞タンパク症 はいほうたんぱくしょう |
| pulmonary shunt | 肺シャント はいしゃんと |
| pulmonary vascular resistance (PVR) | 肺血管抵抗 はいけっかんていこう |
| pulmonary ventilation | 肺換気 はいかんき |
| pulsatile pain | 拍動痛 はくどうつう，ズキズキ痛 ずきずきつう |
| pulsation | 拍動 はくどう |
| pulse | 脈[拍] みゃく[はく] |

| | |
|---|---|
| pulse amplitude | 脈幅 みゃくふく, パルス振幅 ぱるすしんぷく |
| pulse deficit | 脈[拍]欠損 みゃく[はく]けっそん |
| pulse monitor | 脈拍計 みゃくはくけい |
| pulse oximeter | パルスオキシメータ ぱるすおきしめーた |
| pulse oximetry | パルスオキシメトリ ぱるすおきしめとり |
| pulse oxymeter | パルスオキシメータ ぱるすおきしめーた |
| pulse oxymetry | パルスオキシメトリ ぱるすおきしめとり |
| pulse pressure | 脈圧 みゃくあつ |
| pulse rate (PR) | 脈拍数 みゃくはくすう |
| pulse wave | 脈波 みゃくは |
| pulse wave velocity | 脈波伝播速度 みゃくはでんぱそくど |
| puncture | 穿刺 せんし |
| pupillary reaction | 瞳孔反応 どうこうはんのう |
| pupillary reflex | 瞳孔反射 どうこうはんしゃ |
| purpura | 紫斑病 しはんびょう |
| pyrogen | 発熱物質 はつねつぶっしつ, 発熱因子 はつねついんし, パイロジェン ぱいろじぇん |
| pyrogenic substance | 発熱物質 はつねつぶっしつ, 発熱因子 はつねついんし |

## 【Q】

| | |
|---|---|
| quadriplegia | 四肢麻痺 ししまひ |
| quality of life (QOL) | 生活の質 せいかつのしつ, 生命の質 せいめいのしつ |

## 【R】

| | |
|---|---|
| radiant heat | 放射熱 ほうしゃねつ |
| radicular block | 神経根ブロック しんけいこんぶろっく |
| radicular neuropathy | 根性神経障害 こんせいしんけいしょうがい, 根性ニューロパチー こんせいにゅーろぱちー |
| radicular pain | 根性痛 こんせいつう |
| radicular syndrome | 根[性]症候群 こん[せい]しょうこうぐん |
| radiculopathy | 神経根症状 しんけいこんしょうじょう, 根性神経障害 こんせいしんけいしょうがい, 根性ニューロパチー こんせいにゅーろぱちー |
| radio allergosorbent test (RAST) | 放射性アレルギー吸着試験 ほうしゃせいあれるぎーきゅうちゃくしけん |

| | |
|---|---|
| radioactive isotope (RI) | 放射性同位元素 ほうしゃせいどういげんそ，ラジオアイソトープ らじおあいそとーぷ |
| radioactive tracer | 放射性指示薬 ほうしゃせいしじやく，放射性トレーサ ほうしゃせいとれーさ |
| radiofrequency interference | 電波障害 でんぱしょうがい，電磁波干渉 でんじはかんしょう |
| radiofrequency thermocoagulation | 高周波電気的凝固術 こうしゅうはでんきてきぎょうこじゅつ |
| radioimmunoassay (RIA) | 放射線免疫定量 ほうしゃせんめんえきていりょう，ラジオイムノアッセイ らじおいむのあっせい |
| radiopaque material | 放射線不透性物質 ほうしゃせんふとうせいぶっしつ，X線不透過物質 Xせんふとうかぶっしつ |
| rale | 水泡音 すいほうおん，ラ音 らおん |
| Ramsay-Hunt syndrome | ラムゼイ・ハント（Ramsay-Hunt）症候群 らむぜいはんとしょうこうぐん |
| random allocation | 無作為割付け むさくいわりつけ |
| random sampling | 無作為抽出 むさくいちゅうしゅつ，任意抽出 にんいちゅうしゅつ，ランダム抽出 らんだむちゅうしゅつ |
| range of motion (ROM) | 可動域 かどういき |
| rapid eye movement (REM) | 急速眼球運動 きゅうそくがんきゅううんどう |
| rapid eye movement sleep (REM sleep) | レム睡眠 れむすいみん |
| rapid induction | 急速導入 きゅうそくどうにゅう |
| rapid pulse | 速脈 そくみゃく |
| rapid sequence induction | 迅速導入 じんそくどうにゅう |
| Rastelli operation | ラステリ（Rastelli）手術 らすてりしゅじゅつ，右室流出路導管作成術 うしつりゅうしゅつろどうかんさくせいじゅつ |
| ratio of dead space to tidal volume ($V_D/V_T$) | 死腔換気率 しくうかんきりつ |
| reactive airway disease | 気道過敏症 きどうかびんしょう |
| reactive hyperemia | 反応性充血 はんのうせいじゅうけつ |
| reactive intermediate | 反応性中間代謝物 はんのうせいちゅうかんたいしゃぶつ |
| reactive metabolite | 反応性代謝[生成]物 はんのうせいたいしゃ[せいせい]ぶつ |
| reanimation | 蘇生[法] そせい[ほう] |

| | |
|---|---|
| rebound | 反跳[現象] はんちょう[げんしょう] |
| rebound effect | 跳ね返り効果 はねかえりこうか，反跳効果 はんちょうこうか |
| rebound phenomenon | 反跳現象 はんちょうげんしょう |
| rebreathing | 再呼吸 さいこきゅう |
| rebreathing bag | 再呼吸バッグ さいこきゅうばっぐ |
| receptor | 受容体 じゅようたい，レセプタ れせぷた |
| recipient | レシピエント れしぴえんと，被移植者 ひいしょくしゃ，受血者 じゅけつしゃ |
| recirculating system | 再循環式 さいじゅんかんしき |
| recirculation time | 再循環時間 さいじゅんかんじかん |
| recovery room (RR) | 回復室 かいふくしつ，リカバリ室 りかばりしつ |
| rectal anesthesia | 直腸麻酔 ちょくちょうますい，直腸内麻酔法 ちょくちょうないますいほう |
| rectal temperature | 直腸温 ちょくちょうおん |
| recumbency | 臥床 がしょう |
| recurarization | 再クラーレ化 さいくらーれか |
| recurrent nerve paralysis | 反回神経麻痺 はんかいしんけいまひ |
| red blood cell count (RBC) | 赤血球数 せっけっきゅうすう |
| red blood cell suspension | 赤血球浮遊液 せっけっきゅうふゆうえき |
| redox potential | 酸化還元電位 さんかかんげんでんい |
| reduced hemoglobin | 還元ヘモグロビン かんげんへもぐろびん，脱酸素ヘモグロビン だつさんそへもぐろびん |
| reducing gauge | 減圧計 げんあつけい |
| reducing valve | 減圧弁 げんあつべん |
| reduction | 還元 かんげん，還納 かんのう，整復 せいふく |
| reexpansion pulmonary edema | 再膨張肺水腫 さいぼうちょうはいすいしゅ |
| referred pain | 関連痛 かんれんつう，投射痛 とうしゃつう |
| refilling phenomenon | 再充満現象 さいじゅうまんげんしょう |
| reflex apnea | 反射性無呼吸 はんしゃせいむこきゅう |
| reflex inhibition | 反射抑制 はんしゃよくせい |
| reflex irritability | 反射性被刺激性 はんしゃせいひしげきせい |
| reflex pain | 反射痛 はんしゃつう |
| reflex sympathetic dystrophy (RSD) | 反射性交感神経性ジストロフィ はんしゃせいこうかんしんけいせいじすとろふぃ，反射性交感神経性異栄養症 はんしゃせいこうかんしんけいせいいえいようしょう |

|  |  |
|---|---|
| reflow | 血流再開 けつりゅうさいかい, 再潅流 さいかんりゅう |
| refractory period | 不応期 ふおうき |
| regional analgesia | 区域鎮痛 くいきちんつう, 局所鎮痛 きょくしょちんつう |
| regional anesthesia | 区域麻酔 くいきますい, 局所麻酔 きょくしょますい |
| regional block | 区域ブロック くいきぶろっく, 局所ブロック きょくしょぶろっく |
| regional cerebral blood flow (rCBF) | 局所脳血流[量] きょくしょのうけつりゅう[りょう] |
| regional cooling | 局所冷却 きょくしょれいきゃく |
| regional hypothermia | 局所冷却 きょくしょれいきゃく |
| regional perfusion | 局所潅流 きょくしょかんりゅう |
| regional wall motion (RWM) | 局所壁運動 きょくしょへきうんどう |
| regulator | 調節器 ちょうせつき |
| regurgitation | 逆流 ぎゃくりゅう, 吐出 としゅつ |
| rehabilitation | リハビリテーション りはびりてーしょん, 社会復帰 しゃかいふっき |
| reinforced tube | 強化チューブ きょうかちゅーぶ, 補強チューブ ほきょうちゅーぶ |
| reinfusion | 返血 へんけつ, 自家輸血 じかゆけつ |
| rejection | 拒絶 きょぜつ |
| relative humidity | 相対湿度 そうたいしつど |
| relaxant | 弛緩薬 しかんやく |
| relaxation | 弛緩 しかん |
| REM sleep | レム睡眠 れむすいみん |
| remission | 寛解 かんかい |
| removal | 除去 じょきょ, 排除 はいじょ, 摘除 てきじょ, 摘出 てきしゅつ |
| renal anuria | 腎性無尿 じんせいむにょう |
| renal blood flow (RBF) | 腎血流[量] じんけつりゅう[りょう] |
| renal compensation | 腎性代償 じんせいだいしょう |
| renal failure | 腎不全 じんふぜん |
| renal insufficiency | 腎[機能]障害 じん[きのう]しょうがい |
| renal plasma flow (RPF) | 腎血漿流[量] じんけっしょうりゅう[りょう] |
| renal pressor substance | 腎性昇圧物質 じんせいしょうあつぶっしつ |
| renal shutdown | 腎機能停止 じんきのうていし |

| | |
|---|---|
| renal tubular acidosis | 尿細管性アシドーシス にょうさいかんせいあしどーしす |
| renin-angiotensin system | レニンアンギオテンシン系 れにんあんぎおてんしんけい |
| reperfusion injury | 再灌流傷害 さいかんりゅうしょうがい |
| replacement | 置換 ちかん |
| repolarization | 再分極 さいぶんきょく |
| requirement | 必要量 ひつようりょう，要求量 ようきゅうりょう |
| rescue | 救助 きゅうじょ，レスキュー れすきゅー |
| rescue apparatus | 救急器具 きゅうきゅうきぐ，救急装置 きゅうきゅうそうち |
| rescue bag | レスキューバッグ れすきゅーばっぐ |
| rescue crew | 救助隊員 きゅうじょたいいん |
| rescue dose | 臨時追加投与 りんじついかとうよ，応急投与 おうきゅうとうよ |
| rescue tube | レスキューチューブ れすきゅーちゅーぶ |
| resection | 切除 せつじょ |
| reserve | 予備 よび |
| reservoir bag | 呼吸バッグ こきゅうばっぐ |
| residual volume | 残気量 ざんきりょう |
| resistance | 抵抗 ていこう，耐性 たいせい |
| resistance vessel | 抵抗血管 ていこうけっかん |
| respiratory accessory muscle | 補助呼吸筋 ほじょこきゅうきん，呼吸補助筋 こきゅうほじょきん |
| respiratory acidosis | 呼吸性アシドーシス こきゅうせいあしどーしす |
| respiratory arrest | 呼吸停止 こきゅうていし |
| respiratory arrhythmia | 呼吸性不整脈 こきゅうせいふせいみゃく |
| respiratory capacity | 呼吸容量 こきゅうようりょう |
| respiratory care unit (RCU) | 呼吸疾患集中治療部 こきゅうしっかんしゅうちゅうちりょうぶ，呼吸障害者集中治療部 こきゅうしょうがいしゃしゅうちゅうちりょうぶ |
| respiratory center | 呼吸中枢 こきゅうちゅうすう |
| respiratory compensation | 呼吸性代償 こきゅうせいだいしょう |
| respiratory control index | 呼吸調整率 こきゅうちょうせいりつ |
| respiratory dead space | 呼吸死腔 こきゅうしくう |
| respiratory depression | 呼吸抑制 こきゅうよくせい |
| respiratory distress | 呼吸促迫 こきゅうそくはく，呼吸困難 こきゅうこんなん |

|  |  |
|---|---|
| respiratory distress syndrome | 呼吸促迫症候群 こきゅうそくはくしょうこうぐん |
| respiratory failure | 呼吸不全 こきゅうふぜん |
| respiratory impedance | 呼吸インピーダンス こきゅういんぴーだんす |
| respiratory index (RI) | 呼吸指数 こきゅうしすう |
| respiratory insufficiency | 呼吸不全 こきゅうふぜん |
| respiratory minute volume | 分時換気量 ふんじかんきりょう |
| respiratory movement | 呼吸運動 こきゅううんどう |
| respiratory muscle fatigue | 呼吸筋疲労 こきゅうきんひろう |
| respiratory obstruction | 気道閉塞 きどうへいそく |
| respiratory pattern | 呼吸パターン こきゅうぱたーん |
| respiratory pause | 呼吸休止 こきゅうきゅうし |
| respiratory pulse | 呼吸性不整脈 こきゅうせいふせいみゃく |
| respiratory quotient (RQ, R) | 呼吸商 こきゅうしょう |
| respiratory resistance | 呼吸抵抗 こきゅうていこう |
| respiratory sparing effect | 呼吸筋弛緩除外効果 こきゅうきんしかんじょがいこうか, 呼吸運動遺残効果 こきゅううんどういざんこうか |
| respiratory standstill | 呼吸停止 こきゅうていし, 無呼吸 むこきゅう |
| respiratory stimulant | 呼吸興奮薬 こきゅうこうふんやく, 呼吸刺激薬 こきゅうしげきやく |
| respiratory therapy | 呼吸療法 こきゅうりょうほう |
| respiratory tract | 気道 きどう |
| respiratory volume | 呼吸量 こきゅうりょう |
| resting expiratory level | 安静呼気レベル あんせいこきれべる |
| resting potential | 静止電位 せいしでんい |
| restoration | 回復 かいふく |
| resuscitation | 蘇生[法] そせい[ほう] |
| resuscitator | 蘇生器 そせいき |
| retching | 空嘔吐 からおうと |
| reticular activating system | 網様体賦活系 もうようたいふかつけい |
| reticuloendothelial depressant factor | 網内系抑制因子 もうないけいよくせいいんし |
| reticuloendothelial system (RES) | 網内系 もうないけい, 細網内皮系 さいもうないひけい |
| retinopathy of prematurity (ROP) | 未熟児網膜症 みじゅくじもうまくしょう |
| retraction | 陥凹 かんおう |
| retrobulbar block | 球後ブロック きゅうごぶろっく |

| | |
|---|---|
| **retrograde amnesia** | 逆行[性]健忘 ぎゃっこう[せい]けんぼう |
| **retrolenthal fibroplasia (RLF)** | 後水晶体線維形成 こうすいしょうたいせんいけいせい，水晶体後方線維増殖[症] すいしょうたいこうほうせんいぞうしょく[しょう] |
| **retrospective study** | 回顧研究 かいこけんきゅう，後向き研究 うしろむきけんきゅう，遡及研究 そきゅうけんきゅう |
| **retrosternal pain** | 胸骨下痛 きょうこつかつう |
| **reversal drug** | 拮抗薬 きっこうやく |
| **reverse** | 拮抗 きっこう |
| **reversibility** | 可逆性 かぎゃくせい |
| **reversible ischemic neurologic disability (RIND)** | 可逆性虚血性神経障害 かぎゃくせいきょけつせいしんけいしょうがい，回復性虚血性神経障害 かいふくせいきょけつせいしんけいしょうがい |
| **reversible shock** | 可逆性ショック かぎゃくせいしょっく |
| **rewarming** | 復温 ふくおん |
| **rheology** | 流動学 りゅうどうがく，レオロジ れおろじ |
| **rheumatoid arthritis (RA)** | リウマチ様関節炎 りうまちようかんせつえん，慢性関節リウマチ まんせいかんせつりうまち |
| **rheumatoid factor (RF)** | リウマチ因子 りうまちいんし |
| **ribonucleic acid (RNA)** | リボ核酸 りぼかくさん |
| **right atrial pressure (RAP)** | 右房圧 うほうあつ |
| **right axis deviation (RAD)** | 右軸偏位 うじくへんい |
| **right ventricular ejection fraction (RVEF)** | 右室駆出分画 うしつくしゅつぶんかく，右室駆出率 うしつくしゅつりつ |
| **right ventricular hypertropy (RVH)** | 右室肥大 うしつひだい |
| **rigidity** | 強直 きょうちょく，硬直 こうちょく |
| **risk** | 危険度 きけんど，リスク りすく |
| **risk factor** | 危険因子 きけんいんし，リスク因子 りすくいんし |
| **Riva-Rocci manometer** | リバ・ロッチ(Riva-Rocci)水銀血圧計 りばろっちすいぎんけつあつけい |
| **room air** | 大気 たいき，室内気 しつないき |
| **root block** | 神経根ブロック しんけいこんぶろっく |
| **root pain** | 神経根痛 しんけいこんつう，根性痛 こんせいつう |

# 【S】

| | |
|---|---|
| **sinoatrial (SA) block** | 洞房ブロック どうほうぶろっく |

| | |
|---|---|
| sacral block | 仙骨ブロック せんこつぶろっく |
| safety valve | 安全弁 あんぜんべん |
| salt deficiency syndrome | 塩欠乏症候群 えんけつぼうしょうこうぐん |
| salt depletion | 塩枯渇 えんこかつ |
| salt diuresis | 塩利尿 えんりにょう |
| salt retention | 塩貯留 えんちょりゅう |
| saturation | 飽和 ほうわ, 飽和度 ほうわど |
| saturation vapor pressure | 飽和蒸気圧 ほうわじょうきあつ |
| scavenger | 捕捉物質 ほそくぶっしつ, 捕捉薬 ほそくやく, スカベンジャ すかべんじゃ |
| scavenging system | 排除方式 はいじょほうしき |
| scavenging unit | 排除装置 はいじょそうち |
| sciatic neuralgia | 坐骨神経痛 ざこつしんけいつう |
| second gas effect | 二次ガス効果 にじがすこうか |
| secondary saturation | 二次飽和 にじほうわ |
| secondary shock | 二次性ショック にじせいしょっく |
| sedation | 鎮静 ちんせい |
| sedative | 鎮静薬 ちんせいやく, 鎮静の ちんせいの |
| sedative drug | 鎮静薬 ちんせいやく |
| seesaw movement | シーソー運動 しーそーうんどう |
| segmental wall motion (SWM) | 区域壁運動 くいきへきうんどう |
| self-controlled anesthesia | 自己制御麻酔 じこせいぎょますい |
| semiautomatic defibrillator | 半自動除細動器 はんじどうじょさいどうき |
| semiclosed method | 半閉鎖法 はんへいさほう |
| semiclosed system | 半閉鎖式 はんへいさしき |
| semicoma | 半昏睡 はんこんすい |
| semiopen method | 半開放法 はんかいほうほう |
| semiopen system | 半開放式 はんかいほうしき |
| semipermeable membrane | 半透膜 はんとうまく |
| semiprone position | 半腹臥位 はんふくがい |
| sensible perspiration | 感知性発汗 かんちせいはっかん |
| sensitivity reaction | 過敏反応 かびんはんのう |
| sensitization | 感作 かんさ |
| sensory mechanism | 感覚機構 かんかくきこう |
| sensory nerve | 感覚神経 かんかくしんけい |
| sensory neuron | 感覚ニューロン かんかくにゅーろん |
| sensory organ | 感覚器 かんかくき |
| sensory paralysis | 感覚麻痺 かんかくまひ |

| | |
|---|---|
| sensory perception | 感覚認知 かんかくにんち |
| sepsis | 敗血症 はいけつしょう |
| septic shock | 敗血症性ショック はいけつしょうせいしょっく |
| sequela | 後遺症 こういしょう |
| serum cholinesterase | 血清コリンエステラーゼ けっせいこりんえすてらーぜ |
| servoanesthesia | 自動制御麻酔 じどうせいぎょますい |
| servomechanism | 自動制御 じどうせいぎょ, サーボ機序 さーぼきじょ |
| shallow respiration | 浅呼吸 せんこきゅう |
| sharp pain | 鋭痛 えいつう |
| shell temperature | 外層温 がいそうおん |
| shivering | ふるえ ふるえ, シバリング しばりんぐ, 悪寒戦慄 おかんせんりつ |
| shock index | ショック指数 しょっくしすう |
| shock lung | ショック肺 しょっくはい |
| shooting pain | 電撃痛 でんげきつう |
| short-term exposure | 短期曝露 たんきばくろ, 短期被曝 たんきひばく |
| shortness of breath | 息切れ いきぎれ |
| shunt | 短絡 たんらく, シャント しゃんと |
| shunt effect | 短絡効果 たんらくこうか, シャント効果 しゃんとこうか |
| shunt equation | シャント式 しゃんとしき |
| shunting | 短絡化 たんらくか, シャンティング しゃんてぃんぐ |
| sick sinus syndrome (SSS) | 洞不全症候群 どうふぜんしょうこうぐん |
| sighing respiration | ため息[呼吸] ためいき[こきゅう] |
| significance band | 有意帯 ゆういたい |
| silent regurgitation | 潜在逆流 せんざいぎゃくりゅう |
| simulator | 模擬装置 もぎそうち, シミュレータ しみゅれーた |
| single blind test | 一重盲検 いちじゅうもうけん |
| single photon emission computed tomography (SPECT) | 単一光子放出型コンピュータ断層撮影 たんいつこうししほうしゅつがたこんぴゅーただんそうさつえい |
| singultus | しゃっくり しゃっくり, 吃逆 きつぎゃく |
| sinoatrial arrest | 洞房停止 どうぼうていし |
| sinoatrial block | 洞房ブロック どうぼうぶろっく |
| sinus arrest | 洞停止 どうていし |
| sinus arrhythmia | 洞性不整脈 どうせいふせいみゃく |

| | |
|---|---|
| sinus bradycardia | 洞性徐脈 どうせいじょみゃく |
| skin flare | 皮膚発赤 ひふほっせき |
| skin flush | 皮膚潮紅 ひふちょうこう |
| skin temperature | 皮膚温 ひふおん |
| skin wheal | 皮内丘疹 ひないきゅうしん |
| sleep apnea | 睡眠時無呼吸 すいみんじむこきゅう |
| sleep apnea syndrome (SAS) | 睡眠時無呼吸症候群 すいみんじむこきゅうしょうこうぐん |
| sleeping dose | 入眠量 にゅうみんりょう |
| slip joint | スリップジョイント すりっぷじょいんと |
| slip-on cuff | 着脱式カフ ちゃくだつしきかふ |
| slow induction | 緩徐導入 かんじょどうにゅう |
| slow pain | 緩徐痛 かんじょつう |
| slow pulse | 遅脈 ちみゃく |
| sludging | 血球凝集 けっきゅうぎょうしゅう, スラッジング すらっじんぐ, 泥化 でいか |
| small airway disease | 末梢気道病変 まっしょうきどうびょうへん |
| smoke inhalation injury | 煙吸入傷害 えんきゅうにゅうしょうがい |
| sniffing position | 嗅ぐ姿勢 かぐしせい |
| sodium channel | ナトリウムチャネル なとりうむちゃねる |
| sodium pump | ナトリウムポンプ なとりうむぽんぷ |
| sodium transport system | ナトリウム輸送系 なとりうむゆそうけい |
| solubility | 溶解度 ようかいど |
| solubility coefficient | 溶解係数 ようかいけいすう |
| solution | 溶液 ようえき |
| somatic nervous system | 体神経系 たいしんけいけい |
| somatic pain | 体性痛 たいせいつう |
| somatic sensation | 体性感覚 たいせいかんかく |
| somatosensory evoked potential (SEP) | 体性感覚誘発電位 たいせいかんかくゆうはつでんい |
| somnolence | 傾眠 けいみん |
| sopor | 昏眠 こんみん |
| soporific | 催眠薬 さいみんやく, 催眠性の さいみんせいの |
| sore throat | 咽喉痛 いんこうつう, 咽頭痛 いんとうつう, 咽頭炎 いんとうえん, 咽喉炎 いんこうえん |
| spasm | 痙攣 けいれん, 攣縮 れんしゅく, 痙縮 けいしゅく |
| spasmodic respiration | 痙性呼吸 けいせいこきゅう |
| spastic paralysis | 痙性麻痺 けいせいまひ |

| | |
|---|---|
| **spasticity** | 痙性 けいせい，痙直 けいちょく |
| **specific gravity** | 比重 ひじゅう |
| **spectrophotometer** | 分光光度計 ぶんこうこうどけい |
| **spill valve** | 排気弁 はいきべん |
| **spinal analgesia** | 脊髄くも膜下鎮痛 せきずいくもまくかちんつう |
| **spinal anesthesia** | 脊髄くも膜下麻酔 せきずいくもまくかますい，脊麻 せきま |
| **spinal cord dorsal horn** | 脊髄後角 せきずいこうかく |
| **spinal fluid** | 脳脊髄液 のうせきずいえき，髄液 ずいえき |
| **spinal puncture** | 脊髄くも膜下穿刺 せきずいくもまくかせんし |
| **spinal reflex** | 脊髄反射 せきずいはんしゃ |
| **spinal segment** | 脊髄分節 せきずいぶんせつ |
| **spinal tap** | 脊髄くも膜下穿刺 せきずいくもまくかせんし |
| **spirogram** | 呼吸曲線 こきゅうきょくせん，肺容量曲線 はいようりょうきょくせん，スパイログラム すぱいろぐらむ |
| **spirograph** | 呼吸運動記録器 こきゅううんどうきろくき，スパイログラフ すぱいろぐらふ |
| **spirometer** | 肺活量計 はいかつりょうけい，呼吸量計 こきゅうりょうけい，スパイロメータ すぱいろめーた |
| **spirometry** | 肺活量測定 はいかつりょうそくてい，スパイロメトリ すぱいろめとり |
| **splanchnic** | 内臓の ないぞうの |
| **splanchnic nerve block** | 内臓神経ブロック ないぞうしんけいぶろっく |
| **splanchnic plexus block** | 内臓神経叢ブロック ないぞうしんけいそうぶろっく |
| **spontaneous pain** | 自発痛 じはつつう |
| **spontaneous pneumothorax** | 自然気胸 しぜんききょう |
| **spontaneous respiration** | 自発呼吸 じはつこきゅう |
| **stabbing pain** | 刺痛 しつう |
| **stage of analgesia** | 無痛期 むつうき |
| **stage of anesthesia** | 麻酔期 ますいき |
| **stage of excitation** | 興奮期 こうふんき |
| **stage of paralysis** | 麻痺期 まひき |
| **stage of respiratory arrest** | 呼吸停止期 こきゅうていしき |
| **stage of surgical anesthesia** | 手術期 しゅじゅつき |
| **stagnant anoxia** | うっ血性無酸素[症] うっけつせいむさんそ[しょう] |
| **stagnant hypoxia** | うっ血性低酸素[症] うっけつせいていさんそ[しょう] |

| | |
|---|---|
| standard bicarbonate | 標準炭酸水素塩 ひょうじゅんたんさんすいそえん, 標準重炭酸塩 ひょうじゅんじゅうたんさんえん |
| standard temperature and pressure, dry (STPD) | 標準状態《0℃, 760mmHg, 乾燥状態》 ひょうじゅんじょうたい |
| standstill | 心静止 しんせいし |
| staphylococcal scalded skin syndorome (SSSS) | ブドウ球菌性熱傷様皮膚症候群 ぶどうきゅうきんせいねっしょうようひふしょうこうぐん |
| startle reflex | 驚愕反射 きょうがくはんしゃ, びっくり反射 びっくりはんしゃ |
| static compliance | 静的コンプライアンス せいてきこんぷらいあんす |
| static electricity | 静電気 せいでんき |
| status asthmaticus | 喘息重積状態 ぜんそくじゅうせきじょうたい |
| stellate ganglion block | 星状神経節ブロック せいじょうしんけいせつぶろっく |
| stenosis | 狭窄 きょうさく |
| sterilization | 滅菌 めっきん, 殺菌 さっきん |
| sterilizer | 滅菌装置 めっきんそうち |
| steroid anesthetic | ステロイド麻酔薬 すてろいどますいやく |
| still birth | 死産 しざん |
| stimulant | 興奮薬 こうふんやく, 刺激薬 しげきやく |
| stimulator | 刺激薬 しげきやく, 刺激物質 しげきぶっしつ, 刺激器 しげきき, 刺激装置 しげきそうち |
| stir-up regimen | 早期離床療法 そうきりしょうりょうほう |
| Stokes-Adams syndrome | ストークス・アダムス(Stokes-Adams)症候群 すとーくすあだむすしょうこうぐん |
| stored blood | 保存血 ほぞんけつ |
| strain gauge | ひずみ計 ひずみけい, ストレンゲージ すとれんげーじ |
| stretch receptor | 伸展受容体 しんてんじゅようたい |
| stricture | 狭窄 きょうさく |
| stridor | 喘鳴 ぜんめい |
| stroke | 卒中 そっちゅう, 発作 ほっさ, 脳卒中 のうそっちゅう |
| stroke index (SI) | 1回拍出係数 いっかいはくしゅつけいすう |
| stroke volume (SV) | 1回拍出量 いっかいはくしゅつりょう |
| stroke volume index (SVI) | 1回拍出係数 いっかいはくしゅつけいすう |
| stroke work | 1回仕事量 いっかいしごとりょう |

| | |
|---|---|
| stroking allodynia | 叩打性異痛 こうだせいいつう，叩打性アロディニア こうだせいあろでぃにあ |
| stump pain | 断端痛 だんたんつう |
| stupor | 昏迷 こんめい，意識混濁 いしきこんだく |
| subambient pressure | 準大気圧 じゅんたいきあつ |
| subanesthetic concentration | 麻酔域下濃度 ますいいきかのうど |
| subanesthetic exposure | 麻酔域下被曝 ますいいきかひばく，微量麻酔ガス被爆 びりょうますいがすひばく |
| subarachnoid anesthesia | くも膜下麻酔 くもまくかますい |
| subarachnoid block | くも膜下ブロック くもまくかぶろっく |
| subarachnoid hemorrhage (SAH) | くも膜下出血 くもまくかしゅっけつ |
| subarachnoid neurolytic block | くも膜下神経破壊ブロック くもまくかしんけいはかいぶろっく |
| subarachnoid phenol block | くも膜下フェノールブロック くもまくかふぇのーるぶろっく |
| subcutaneous administration | 皮下投与 ひかとうよ |
| subcutaneous emphysema | 皮下気腫 ひかきしゅ |
| subdural block | 硬膜下ブロック こうまくかぶろっく |
| subdural hematoma (SDH) | 硬膜下血腫 こうまくかけっしゅ |
| subdural space | 硬膜下腔 こうまくかくう |
| suction catheter | 吸引カテーテル きゅういんかてーてる |
| sudden infant death syndrome (SIDS) | 乳児突然死症候群 にゅうじとつぜんししょうこうぐん |
| suffocation | 窒息 ちっそく |
| superficial pain | 表在痛 ひょうざいつう |
| superior vena cava syndrome | 上大静脈症候群 じょうだいじょうみゃくしょうこうぐん |
| superoxide | 過酸化物 かさんかぶつ，超酸化物 ちょうさんかぶつ，スーパーオキシド すーぱーおきしど |
| superoxide dismutase (SOD) | スーパーオキシド・ジスムターゼ すーぱーおきしどじすむたーぜ，超酸化物ジスムターゼ ちょうさんかぶつじすむたーぜ |
| superoxide radical | 過酸化物基 かさんかぶつき |
| supine hypotensive syndrome | 仰臥位低血圧症候群 ぎょうがいていけつあつしょうこうぐん |
| supine position | 仰臥位 ぎょうがい，背臥位 はいがい |
| supplemental anesthesia | 追加麻酔 ついかますい |

| | |
|---|---|
| supraventricular arrhythmia | 上室性不整脈 じょうしつせいふせいみゃく |
| supraventricular extrasystole | 上室性期外収縮 じょうしつせいきがいしゅうしゅく |
| surface-active agent | 界面活性物質 かいめんかっせいぶっしつ |
| surface cooling | 表面冷却 ひょうめんれいきゃく |
| surface tension depressant | 表面張力低下剤 ひょうめんちょうりょくていかざい |
| surfactant | 界面活性物質 かいめんかっせいぶっしつ |
| surgical risk | 手術危険度 しゅじゅつきけんど, 手術リスク しゅじゅつりすく |
| surgical stress | 手術侵襲 しゅじゅつしんしゅう |
| susceptibility | 感受性 かんじゅせい |
| swallowing reflex | 嚥下反射 えんげはんしゃ |
| sweating | 発汗 はっかん |
| sympathetically independent pain (SIP) | 交感神経非依存性疼痛 こうかんしんけいひいぞんせいとうつう |
| sympathetically maintained pain (SMP) | 交感神経依存性疼痛 こうかんしんけいいぞんせいとうつう |
| sympathico-adrenal system | 交感神経副腎髄質系 こうかんしんけいふくじんずいしつけい |
| sympathicomimetic drug | 交感神経作用薬 こうかんしんけいさようやく |
| sympatholytic | 交感神経遮断薬 こうかんしんけいしゃだんやく, 交感神経遮断の こうかんしんけいしゃだんの |
| sympathomimetic | 交感神経様作用[の] こうかんしんけいようさよう[の] |
| sympathomimetic action | 交感神経様作用 こうかんしんけいようさよう |
| synaptic plasticity | シナプス可塑性 しなぷすかそせい |
| synaptic transmission | シナプス伝達 しなぷすでんたつ |
| synchronized intermittent mandatory ventilation (SIMV) | 同期式間欠的強制換気 どうきしきかんけつてききょうせいかんき |
| syncope | 失神 しっしん |
| syndrome | 症候群 しょうこうぐん |
| syndrome of inappropriate [secretion of] antidiuretic hormone (SIADH) | 抗利尿ホルモン分泌異常症候群 こうりにょうほるもんぶんぴ[つ]いじょうしょうこうぐん, ADH分泌異常症候群 ADHぶんぴ[つ]いじょうしょうこうぐん |
| synergistic effect | 相乗効果 そうじょうこうか |
| systemic action | 全身作用 ぜんしんさよう |
| systemic blood pressure | 体血圧 たいけつあつ |

| | |
|---|---|
| systemic circulation | 体循環 たいじゅんかん，大循環 だいじゅんかん |
| systemic inflammatory response syndrome (SIRS) | 全身性炎症反応症候群 ぜんしんせいえんしょうはんのうしょうこうぐん |
| systemic lupus erythematosus (SLE) | 全身性エリテマトーデス ぜんしんせいえりてまとーです，全身性紅斑性狼瘡 ぜんしんせいこうはんせいろうそう |
| systemic vascular resistance (SVR) | 体血管抵抗 たいけっかんていこう |
| systolic blood pressure (SBP) | 収縮期血圧 しゅうしゅくきけつあつ |

## 【T】

| | |
|---|---|
| tachograph | 積算速度計 せきさんそくどけい，回転速度計 かいてんそくどけい，タコグラフ たこぐらふ |
| tachometer | 回転速度計 かいてんそくどけい，タコメータ たこめーた |
| tachyarrhythmia | 頻脈性不整脈 ひんみゃくせいふせいみゃく，頻拍性不整脈 ひんぱくせいふせいみゃく |
| tachycardia | 頻拍 ひんぱく，頻脈 ひんみゃく |
| tachyphylaxis | 速成耐性 そくせいたいせい，タキフィラキシ たきふぃらきし |
| tachypnea | 頻呼吸 ひんこきゅう |
| tactile allodynia | 接触性異痛 せっしょくせいいつう，接触性アロディニア せっしょくせいあろでぃにあ |
| tapering | 漸減 ぜんげん，先細り さきぼそり，テーパリング てーぱりんぐ |
| target controlled infusion (TCI) | 標的濃度調節持続静注 ひょうてきのうどちょうせつじぞくじょうちゅう |
| target organ | 標的臓器 ひょうてきぞうき，標的器官 ひょうてききかん |
| telalgia | 投射痛 とうしゃつう，関連痛 かんれんつう |
| telangiectasia | 毛細管拡張 もうさいかんかくちょう，末梢血管拡張 まっしょうけっかんかくちょう |
| telemeter | 遠隔測定装置 えんかくそくていそうち，テレメータ てれめーた，遠隔計器 えんかくけいき |
| telemetry | 遠隔測定 えんかくそくてい，テレメトリ てれめとり |

| | |
|---|---|
| temperature-compensated vaporizer | 温度補償[式]気化器 おんどほしょう[しき]きかき |
| temperature gradient | 温度較差 おんどかくさ, 体温較差 たいおんかくさ |
| temperature perception | 温度感覚 おんどかんかく |
| temperature regulation | 体温調節 たいおんちょうせつ |
| temperature regulatory center | 体温調節中枢 たいおんちょうせつちゅうすう |
| tender point | 圧痛点 あっつうてん |
| tenderness | 圧痛 あっつう |
| tendon reflex | 腱反射 けんはんしゃ |
| tenesmus | テネスムス てねすむす, しぶり しぶり, 裏急後重 りきゅうこうじゅう |
| tension | 張力 ちょうりょく, 緊張 きんちょう |
| tension headache | 緊張性頭痛 きんちょうせいずつう |
| tension pneumothorax | 緊張[性]気胸 きんちょう[せい]ききょう |
| tension receptor | 張力受容器 ちょうりょくじゅようき |
| teratogen | 催奇物質 さいきぶっしつ |
| teratogenicity | 催奇性 さいきせい |
| terminal respiratory unit | 終末呼吸単位 しゅうまつこきゅうたんい, 最終呼吸単位 さいしゅうこきゅうたんい |
| test dose | 試験投与量 しけんとうよりょう |
| tetanic contraction | テタニー性収縮 てたにーせいしゅうしゅく |
| tetanic stimulation | テタヌス刺激 てたぬすしげき, 反復刺激 はんぷくしげき |
| tetany | 強縮 きょうしゅく, テタニー てたにー |
| tetralogy of Fallot (T/F, TOF) | ファロー(Fallot)四徴症 ふぁろーしちょうしょう |
| thalamic pain | 視床痛 ししょうつう |
| therapeutic dose | 治療[薬]量 ちりょう[やく]りょう |
| therapeutic drug monitoring (TDM) | 治療薬濃度測定 ちりょうやくのうどそくてい, 治療薬濃度モニタリング ちりょうやくのうどもにたりんぐ |
| therapeutic index | 治療指数 ちりょうしすう |
| thermal balance | [温]熱平衡 [おん]ねつへいこう, 体温平衡 たいおんへいこう |
| thermal flux | 熱出納 ねつすいとう, 体温出納 たいおんすいとう |
| thermal sensation | 温度感覚 おんどかんかく |
| thermal stress | 温熱ストレス おんねつすとれす |
| thermistor | サーミスタ さーみすた |
| thermoanesthesia | 温熱性無感覚 おんねつせいむかんかく |

| | |
|---|---|
| thermocepter | 温度受容器 おんどじゅようき |
| thermocouple | 熱電対 ねつでんたい |
| thermodilution method | 熱希釈法 ねつきしゃくほう |
| thermogenesis | 熱産生 ねつさんせい |
| thermography | サーモグラフイ さーもぐらふい，熱画像法 ねつがぞうほう，温度記録法 おんどきろくほう |
| thermometer | 温度計 おんどけい |
| thermorecepter | 温度受容器 おんどじゅようき |
| thermoregulation | 体温調節 たいおんちょうせつ |
| thermoregulatory center | 体温調節中枢 たいおんちょうせつちゅうすう |
| thermoregulatory response | 体温調節反応 たいおんちょうせつはんのう |
| thin-layer chromatography | 薄層クロマトグラフイ はくそうくろまとぐらふい |
| thoracentesis | 胸腔穿刺 きょうくうせんし，胸膜穿刺 きょうまくせんし |
| thoracic anesthesia | 胸部外科麻酔 きょうぶげかますい |
| thoracic pump mechanism | 胸郭ポンプ機序《心マッサージの》 きょうかくぽんぷきじょ |
| thoracocentesis | 胸腔穿刺 きょうくうせんし，胸膜穿刺 きょうまくせんし |
| thoracoscopy | 胸腔鏡検査 きょうくうきょうけんさ |
| thoracotomy | 開胸 かいきょう |
| threshold | 閾値 いきち，限界値 げんかいち |
| threshold dose | 閾値量 いきちりょう |
| threshold limit value | 天井値《許容濃度の》 てんじょうち |
| threshold potential | 閾値電位 いきちでんい |
| throbbing pain | 拍動痛 はくどうつう，ズキズキ痛 ずきずきつう |
| thrombasthenia | 血小板無力症 けっしょうばんむりょくしょう |
| thrombectomy | 血栓除去 けっせんじょきょ |
| thrombocyte | 血小板 けっしょうばん |
| thrombocytopenia | 血小板減少 けっしょうばんげんしょう |
| thromboelastograph | トロンボエラストグラフ とろんぼえらすとぐらふ，血栓弾性描写器 けっせんだんせいびょうしゃき |
| thromboembolism | 血栓塞栓症 けっせんそくせんしょう |
| thrombosis | 血栓症 けっせんしょう |
| thrombotic embolism | 血栓塞栓 けっせんそくせん |
| thrombus | 血栓 けっせん |
| thyroid crisis | 甲状腺クリーゼ こうじょうせんくりーぜ，甲状腺中毒発症 こうじょうせんちゅうどくはっしょう |

| | |
|---|---|
| tidal volume (TV, V$_T$) | 1回換気量 いっかいかんきりょう |
| tilt test | 傾斜試験 けいしゃけん, テイルト試験 てぃるととしけん |
| time constant | 時定数 じていすう |
| time-cycled ventilator | 時間設定人工呼吸器 じかんせっていじんこうこきゅうき |
| time-weighted average concentration | 時間加重平均濃度 じかんかじゅうへいきんのうど |
| timed vital capacity (TVC) | 時間肺活量 じかんはいかつりょう |
| tissue plasminogen activator (tPA) | 組織プラスミノゲン活性化因子 そしきぷらすみのげんかっせいかいんし |
| tissue pressure | 組織圧 そしきあつ |
| tissue respiration | 組織呼吸 そしきこきゅう |
| titer | 力価 りきか, 滴定量 てきていりょう, 実値係数 じっちけいすう, タイター たいたー |
| tolerance | 耐性 たいせい, 許容度 きょようど, 寛容 かんよう |
| tonic convulsion | 強直性痙攣 きょうちょくせいけいれん |
| tonic cramp | 強直性痙攣 きょうちょくせいけいれん |
| tonic extension | 強直性伸展 きょうちょくせいしんてん |
| tonic muscle | 緊張筋 きんちょうきん, 持続筋 じぞくきん |
| tonic neck reflex | 緊張性頚反射 きんちょうせいけいはんしゃ |
| tonsillectomy and adenoidectomy (T&A) | 扁桃摘出およびアデノイド切除術 へんとうてきしゅつおよびあでのいどせつじょじゅつ |
| topical anesthesia | 表面麻酔 ひょうめんますい |
| topical cooling | 表面冷却 ひょうめんれいきゃく |
| torsade de pointes | 多型性心室性頻拍 たけいせいしんしつせいひんぱく, トルサード型心室頻拍 とるさーどがたしんしつひんぱく, トルサード・ド・ポアント とるさーどどぽあんと |
| torticollis | 斜頚 しゃけい |
| total amnesia | 全健忘 ぜんけんぼう |
| total anomalous pulmonary venous connection (TAPVC) | 総肺静脈還流異常 そうはいじょうみゃくかんりゅういじょう, 全肺静脈還流異常 ぜんはいじょうみゃくかんりゅういじょう |
| total artificial heart (TAH) | 完全人工心臓 かんぜんじんこうしんぞう |
| total body water | 体内総水分[量] たいないそうすいぶん[りょう] |
| total carbon dioxide | 全二酸化炭素 ぜんにさんかたんそ |
| total flow | 総流量 そうりゅうりょう |

| | |
|---|---|
| total hip arthroplasty (THA) | 股関節全置換［術］こかんせつぜんちかん［じゅつ］ |
| total hip replacement (THR) | 股関節全置換［術］こかんせつぜんちかん［じゅつ］ |
| total intravenous anesthesia (TIVA) | 全静脈麻酔 ぜんじょうみゃくますい |
| total knee replacement (TKR) | 膝関節全置換［術］しつかんせつぜんちかん［じゅつ］ |
| total lung capacity (TLC) | 全肺気量 ぜんはいきりょう |
| total pain | 全人的痛み ぜんじんてきいたみ |
| total parenteral alimentation | 完全非経口栄養 かんぜんひけいこうえいよう |
| total parenteral nutrition (TPN) | 完全静脈栄養 かんぜんじょうみゃくえいよう |
| total peripheral resistance (TPR) | 全末梢抵抗 ぜんまっしょうていこう |
| total plasma volume | 全血漿量 ぜんけっしょうりょう，総血漿量 そうけっしょうりょう |
| total protein (TP) | 総タンパク［量］そうたんぱく［りょう］ |
| total spinal anesthesia | 全脊髄くも膜下麻酔 ぜんせきずいくもまくかますい，全脊麻 ぜんせきま |
| total spinal block | 全脊髄くも膜下ブロック ぜんせきずいくもまくかぶろっく，全脊麻 ぜんせきま |
| tourniquet | 駆血帯 くけつたい，ターニケット たーにけっと |
| tourniquet pain | 駆血帯痛 くけつたいつう，ターニケット痛 たーにけっとつう |
| toxemia of pregnancy | 妊娠中毒症 にんしんちゅうどくしょう |
| toxic agent | 毒物 どくぶつ |
| toxic dose | 中毒量 ちゅうどくりょう |
| toxic effect | 毒作用 どくさよう |
| toxic level | 中毒濃度 ちゅうどくのうど，中毒域 ちゅうどくいき |
| toxic metabolite | 毒性代謝生成物 どくせいたいしゃせいせいぶつ |
| toxic reaction | 中毒反応 ちゅうどくはんのう |
| tracheal cannula | 気管カニューレ きかんかにゅーれ |
| tracheal catheter | 気管カテーテル きかんかてーてる |
| tracheal collapse | 気管虚脱 きかんきょだつ |
| tracheal cuff | 気管カフ きかんかふ |
| tracheal intubation | 気管挿管 きかんそうかん |
| tracheal tube | 気管チューブ きかんちゅーぶ |
| tracheal tug | 気管タグ きかんたぐ，トラケアルタグ とらけあるたぐ |
| tracheobronchial lavage | 気管気管支洗浄 きかんきかんしせんじょう |
| tracheobronchial toilet | 気管気管支洗浄 きかんきかんしせんじょう |

| | |
|---|---|
| tracheobronchial tree | 気管気管支系 きかんきかんしけい |
| tracheomalacia | 気管軟化症 きかんなんかしょう |
| tracheostomy | 気管開口[術] きかんかいこう[じゅつ], 気管切開[術] きかんせっかい[じゅつ] |
| tracheotomy | 気管切開[術] きかんせっかい[じゅつ] |
| tracheotomy tube | 気管切開チューブ きかんせっかいちゅーぶ |
| traction reflex | 牽引反射 けんいんはんしゃ |
| train-of-four ratio (TOF ratio) | 四連反応比 よんれんはんのうひ, TOF比 TOFひ |
| train-of-four stimuli | 四連刺激 よんれんしげき |
| tranquilizer | 精神安定薬 せいしんあんていやく, トランキライザ とらんきらいざ |
| transbronchial lung biopsy (TBLB) | 経気管支肺生検 けいきかんしはいせいけん |
| transcatheter arterial embolization (TAE) | 経カテーテル動脈塞栓術 けいかてーてるどうみゃくそくせんじゅつ |
| transcatheter embolization | 経カテーテル塞栓術 けいかてーてるそくせんじゅつ |
| transcranial Doppler ultrasonography | 経頭蓋ドプラー超音波法 けいとうがいどぷらーちょうおんぱほう |
| transcutaneous electrical nerve stimulation (TENS) | 経皮的電気神経刺激 けいひてきでんきしんけいしげき |
| transdiaphragmatic pressure | 横隔膜内外圧差 おうかくまくないがいあつさ |
| transesophageal echocardiography (TEE) | 経食道心エコー法 けいしょくどうしんえこーほう |
| transfusion | 輸血 ゆけつ |
| transfusion reaction | 輸血反応 ゆけつはんのう |
| transient ischemic attack (TIA) | 一過性脳虚血発作 いっかせいのうきょけつほっさ |
| translaryngeal anesthesia | 経喉頭麻酔 けいこうとうますい |
| transmission | 伝達 でんたつ, 媒介 ばいかい |
| transmitter | 伝達物質 でんたつぶっしつ |
| transmural pressure | 壁内外圧差 へきないがいあつさ |
| transnasal catheter | 経鼻カテーテル けいびかてーてる |
| transplant | 移植片 いしょくへん, 移植組織 いしょくそしき, 移植 いしょく |
| transpulmonary pressure | 肺内外圧差 はいないがいあつさ |
| transsacral block | 経仙骨孔ブロック けいせんこつこうぶろっく |
| transtracheal anesthesia | 経気管的表面麻酔 けいきかんてきひょうめんますい |
| transtracheal injection | 経皮気管内注射 けいひきかんないちゅうしゃ, 経皮気管内注入 けいひきかんないちゅうにゅう |

| | |
|---|---|
| transudate | 漏出液 ろうしゅつえき, 濾出液 ろしゅつえき |
| transurethral resection of bladder tumor (TUR-Bt) | 経尿道的膀胱腫瘍摘出術 けいにょうどうてきぼうこうしゅようてきしゅつじゅつ |
| transurethral resection of prostate (TUR-P) | 経尿道的前立腺摘出術 けいにょうどうてきぜんりつせんてきしゅつじゅつ |
| transvaginal technique | 経腟法 けいちつほう |
| trapping | トラッピング とらっぴんぐ, とらえこみ とらえこみ, 捕捉 ほそく |
| traumatic emphysema | 外傷性気腫 がいしょうせいきしゅ |
| traumatic pneumothorax | 外傷性気胸 がいしょうせいききょう |
| traumatic shock | 外傷性ショック がいしょうせいしょっく |
| tremor | 振戦 しんせん, ふるえ ふるえ |
| Trendelenburg position | トレンデレンブルグ(Trendelenburg)位 とれんでれんぶるぐい |
| triage | トリアージ とりあーじ, 患者の分別 かんじゃのぶんべつ |
| tricarboxylic acid cycle (TCA) | トリカルボン酸回路 とりかるぼんさんかいろ, TCA回路 TCAかいろ |
| tricyclic antidepressant | 三環系抗うつ薬 さんかんけいこううつやく |
| trigeminal ganglion block | 三叉神経節ブロック さんさしんけいせつぶろっく |
| trigeminal neuralgia | 三叉神経痛 さんさしんけいつう |
| trigeminal pulse | 三段脈 さんだんみゃく |
| trigeminy | 三段脈 さんだんみゃく |
| trigger point | 発痛点 はっつうてん, ひきがね点 ひきがねてん |
| trismus | 開口障害 かいこうしょうがい, トリスムス とりすむす |
| trocar | トロカール とろかーる |
| tumor necrosis factor (TNF) | 腫瘍壊死因子 しゅようえしいんし |
| turnover rate | 交代速度 こうたいそくど, 交代率 こうたいりつ |
| twilight state | 朦朧状態 もうろうじょうたい |
| twitch | 単収縮 たんしゅうしゅく |
| tympanic temperature | 鼓膜温 こまくおん |

## 【U】

| | |
|---|---|
| ultrafiltration | 限外濾過 げんがいろか |
| ultrashort acting | 超短時間作用 ちょうたんじかんさよう |

| | |
|---|---|
| ultrasonic cardiography (UCG) | 心臓超音波検査[法] しんぞうちょうおんぱけんさ[ほう] |
| ultrasonic nebulizer | 超音波ネブライザ ちょうおんぱねぶらいざ |
| umbilical cord | 臍帯 さいたい |
| uncompensated acidosis | 非代償性アシドーシス ひだいしょうせいあしどーしす |
| uncompensated alkalosis | 非代償性アルカローシス ひだいしょうせいあるかろーしす |
| unconsciousness | 無意識 むいしき，意識消失 いしきしょうしつ |
| uncoupler | 脱共役薬 だっきょうやくやく |
| uncoupling | 脱共役 だっきょうやく |
| undulating pulse | 波状脈 はじょうみゃく |
| unidirectional valve | 一方弁 いっぽうべん |
| universal adapter | 万能アダプタ ばんのうあだぷた |
| universal donor | 万能ドナー ばんのうどなー |
| universal recipient | 万能レシピエント ばんのうれしぴえんと |
| unstable angina | 不安定狭心症 ふあんていきょうしんしょう |
| upper respiratory infection (URI) | 上気道感染 じょうきどうかんせん |
| upright position | [起]立位 [き]りつい |
| uptake | とりこみ とりこみ，摂取 せっしゅ |
| urea clearance | 尿素クリアランス にょうそくりあらんす |
| uremia | 尿毒症 にょうどくしょう |
| urinalysis | 尿検査 にょうけんさ，検尿 けんにょう |
| urinary output | 尿量 にょうりょう |
| urinary retention | 尿閉 にょうへい |
| urinary tract infection (UTI) | 尿路感染 にょうろかんせん |
| urinary volume | 尿量 にょうりょう |
| urologic anesthesia | 泌尿器科麻酔 ひにょうきかますい |
| urticaria | 蕁麻疹 じんましん |
| use dependence | 使用依存性 しよういぞんせい |
| uvulopalatopharyngoplasty (UPPP) | 口蓋垂口蓋咽頭形成術 こうがいすいこうがいいんとうけいせいじゅつ |

# 【V】

| | |
|---|---|
| vagal reflex | 迷走神経反射 めいそうしんけいはんしゃ |
| vagotomy | 迷走神経切断 めいそうしんけいせつだん |

| | |
|---|---|
| **vagotonia** | 迷走神経緊張[症] めいそうしんけいきんちょう[しょう] |
| **vagovagal reflex** | 迷走神経反射 めいそうしんけいはんしゃ |
| **Valsalva sinus** | Valsalva（バルサルバ）洞 ばるさるばどう |
| **Valsalva maneuver** | Valsalva（バルサルバ）試験 ばるさるばしけん |
| **valvular pneumothorax** | 弁状気胸 べんじょうききょう |
| **vapor pressure** | 蒸気圧 じょうきあつ |
| **vaporization** | 気化 きか |
| **vaporizer** | 気化器 きかき |
| **variant angina** | 異型狭心症 いけいきょうしんしょう |
| **varicella-zoster virus (VZV)** | 水痘帯状疱疹ウイルス すいとうたいじょうほうしんういるす |
| **vascular bed** | 血管床 けっかんしょう |
| **vascular collapse** | 血管虚脱 けっかんきょだつ |
| **vascular prosthesis** | 人工血管 じんこうけっかん |
| **vasoactive drug** | 血管作動薬 けっかんさどうやく |
| **vasoconstriction** | 血管収縮 けっかんしゅうしゅく |
| **vasoconstrictor** | 血管収縮薬 けっかんしゅうしゅくやく，血管収縮神経 けっかんしゅうしゅくしんけい |
| **vasodepressor** | 血管抑制神経 けっかんよくせいしんけい |
| **vasodila[ta]tion** | 血管拡張 けっかんかくちょう |
| **vasodilator** | 血管拡張薬 けっかんかくちょうやく，血管拡張神経 けっかんかくちょうしんけい |
| **vasodilator therapy** | 血管拡張療法 けっかんかくちょうりょうほう |
| **vasomotor center** | 血管運動中枢 けっかんうんどうちゅうすう |
| **vasomotor regulation** | 血管運動神経調節 けっかんうんどうしんけいちょうせつ |
| **vasomotor system** | 血管運動系 けっかんうんどうけい |
| **vasopressor** | 昇圧薬 しょうあつやく |
| **vasospasm** | 血管攣縮 けっかんれんしゅく |
| **vasovagal reflex** | 血管迷走神経反射 けっかんめいそうしんけいはんしゃ |
| **vegetative nervous system** | 自律神経系 じりつしんけいけい |
| **vegetative state** | 植物状態 しょくぶつじょうたい |
| **venesection** | 静脈切開 じょうみゃくせっかい，瀉血 しゃけつ |
| **venipuncture** | 静脈穿刺 じょうみゃくせんし |
| **venous admixture** | 静脈血混合 じょうみゃくけつこんごう |
| **venous cutdown** | 静脈切開 じょうみゃくせっかい |
| **venous embolism** | 静脈塞栓 じょうみゃくそくせん |

| | |
|---|---|
| venous pressure | 静脈圧 じょうみゃくあつ |
| venous pulse | 静脈波 じょうみゃくは |
| venous return | 静脈還流 じょうみゃくかんりゅう |
| venous stasis | 静脈うっ血 じょうみゃくうっけつ |
| venous thrombosis | 静脈性血栓 じょうみゃくせいけっせん |
| vent tube | 減圧管 げんあつかん, 減圧チューブ げんあつちゅーぶ |
| ventilation meter | 換気量計 かんきりょうけい |
| ventilation-perfusion ratio (VQ ratio, $\dot{V}/\dot{Q}$) | 換気血流比 かんきけつりゅうひ |
| ventilator | ベンチレータ べんちれーた, 人工呼吸器 じんこうこきゅうき |
| ventilator expiratory resistance | ベンチレータ呼気抵抗 べんちれーたこきていこう |
| ventilatory frequency | 換気[回]数 かんき[かい]すう, 換気頻度 かんきひんど |
| ventilatory pattern | 換気パターン かんきぱたーん |
| ventricular arrhythmia | 心室性不整脈 しんしつせいふせいみゃく |
| ventricular assist device (VAD) | 心室補助人工心臓 しんしつほじょじんこうしんぞう, 心室補助装置 しんしつほじょそうち |
| ventricular assisting system (VAS) | 心室補助装置 しんしつほじょそうち |
| ventricular compliance | 心室コンプライアンス しんしつこんぷらいあんす |
| ventricular end-diastolic pressure | 心室拡張終期圧 しんしつかくちょうしゅうきあつ, 心室拡張末気圧 しんしつかくちょうまっきあつ |
| ventricular end-diastolic volume | 心室拡張終期容積 しんしつかくちょうしゅうきようせき, 心室拡張末期容積 しんしつかくちょうまっきようせき |
| ventricular extrasystole | 心室性期外収縮 しんしつせいきがいしゅうしゅく |
| ventricular failure | 心室不全 しんしつふぜん |
| ventricular fibrillation (VF) | 心室細動 しんしつさいどう |
| ventricular filling rate | 心室充満率 しんしつじゅうまんりつ, 心室充満速度 しんしつじゅうまんそくど |
| ventricular flutter | 心室粗動 しんしつそどう |
| ventricular premature beat (VPB) | 心室性期外収縮 しんしつせいきがいしゅうしゅく |
| ventricular premature contraction (VPC) | 心室性期外収縮 しんしつせいきがいしゅうしゅく |

| | |
|---|---|
| ventricular septal defect (VSD) | 心室中隔欠損[症] しんしつちゅうかくけっそん[しょう] |
| ventricular tachycardia (VT) | 心室頻拍 しんしつひんぱく |
| ventriculo-peritoneal shunt (V-P shunt) | 脳室-腹腔短絡術 のうしつふくくうたんらくじゅつ |
| Venturi mask | ベンチュリ(Venturi)マスク べんちゅりますく |
| Venturi tube | ベンチュリ(Venturi)管 べんちゅりかん |
| verbal contact | 呼びかけ応答 よびかけおうとう |
| verbal rating pain score | 口頭式疼痛スコアー こうとうしきとうつうすこあー |
| vertebral angiography (VAG) | 椎骨動脈撮影法 ついこつどうみゃくさつえいほう |
| vertigo | めまい めまい, 眩暈 げんうん |
| vesicoureteral reflux (VUR) | 膀胱尿管逆流[現象] ぼうこうにょうかんぎゃくりゅう[げんしょう] |
| vicious cycle | 悪循環 あくじゅんかん |
| vigilance | 持続監視 じぞくかんし, 覚醒状態 かくせいじょうたい |
| viral hepatitis | ウイルス肝炎 ういるすかんえん |
| visceral pain | 内臓痛 ないぞうつう |
| visual analog[ue] scale (VAS) | 視覚的評価尺度 しかくてきひょうかしゃくど, 視覚的アナログ尺度 しかくてきあなろぐしゃくど |
| visually evoked potential (VEP) | 視性誘発電位 しせいゆうはつでんい |
| visually evoked response (VER) | 視性誘発反応 しせいゆうはつはんのう |
| vital capacity (VC) | 肺活量 はいかつりょう |
| vital organ | 重要臓器 じゅうようぞうき |
| vital signs | 生命徴候 せいめいちょうこう, バイタルサイン ばいたるさいん |
| vocal cord paralysis | 声帯麻痺 せいたいまひ |
| volatile acid | 揮発酸 きはつさん |
| volatile anesthetic | 揮発性麻酔薬 きはつせいますいやく |
| volatile induction and maintenance of anesthesia (VIMA) | 揮発性麻酔薬による導入と維持 きはつせいますいやくによるどうにゅうといじ |
| voltage-dependent calcium channel | 電位依存性カルシウムチャネル でんいいぞんせいかるしうむちゃねる |
| volume control ventilation (VCV) | 従量式調節換気 じゅうりょうしきちょうせつかんき |

| | |
|---|---|
| volume-limited ventilator | 従量式人工呼吸器 じゅうりょうしきじんこうこきゅうき，従量式ベンチレータ じゅうりょうしきべんちれーた |
| volume load | 容積負荷 ようせきふか，容量負荷 ようりょうふか |
| volume of distribution (Vd) | 分布容量 ぶんぷようりょう |
| volume-preset ventilator | 従量式人工呼吸器 じゅうりょうしきじんこうこきゅうき，従量式ベンチレータ じゅうりょうしきべんちれーた |
| volume receptor | 容積受容体 ようせきじゅようたい，容積受容器 ようせきじゅようき |
| volume-sensitive ventilator | 従量式人工呼吸器 じゅうりょうしきじんこうこきゅうき，従量式ベンチレータ じゅうりょうしきべんちれーた |
| voluntary movement | 随意運動 ずいいうんどう |
| vomiting center | 嘔吐中枢 おうとちゅうすう |
| vomiting reflex | 嘔吐反射 おうとはんしゃ |
| vomitus | 吐物 とぶつ |
| vulnerable period | 受攻期 じゅこうき，易損期 いそんき |

## 【W】

| | |
|---|---|
| wakefulness | 覚醒[状態] かくせい[じょうたい] |
| wall motion | 壁運動 へきうんどう |
| wandering pain | 移動痛 いどうつう，遊走痛 ゆうそうつう |
| warming blanket | 加温ブランケット かおんぶらんけっと |
| washed red blood cell | 洗浄赤血球 せんじょうせっけっきゅう |
| washout | 洗い出し あらいだし，ウォッシュアウト うぉっしゅあうと |
| waste anesthetic gas | 廃棄麻酔ガス はいきますいがす |
| water balance | 水分バランス すいぶんばらんす，水分平衡 すいぶんへいこう |
| water depletion | 水喪失 みずそうしつ，水分枯渇 すいぶんこかつ |
| water diuresis | 水利尿 みずりにょう |
| water intake | 水摂取[量] みずせっしゅ[りょう] |
| water intoxication | 水中毒 みずちゅうどく |
| water loss | 水損失 みずそんしつ，水分喪失 すいぶんそうしつ |
| water requirement | 水必要量 みずひつようりょう |
| water retention | 水貯留 みずちょりゅう |

| | |
|---|---|
| weaning | 離脱 りだつ，ウィーニング うぃーにんぐ |
| wedge pressure | 楔入圧 せつにゅうあつ |
| Wenckebach phenomenon | ヴェンケバッハ（Wenckebach）現象 ゔぇんけばっはげんしょう |
| wet flowmeter | 湿式流量計 しつしきりゅうりょうけい |
| wet lung | 湿性肺 しっせいはい，水腫肺 すいしゅはい |
| wheal | 膨疹 ほうしん，丘疹 きゅうしん |
| wheeze | 喘鳴 ぜんめい，高音声連続性ラ音 こうおんせいれんぞくせいらおん |
| whiplash injury | むち打ち損傷 むちうちそんしょう，むち打ち傷害 むちうちしょうがい |
| white blood cell count (WBC) | 白血球数 はっけっきゅうすう |
| whole blood transfusion | 全血輸血 ぜんけつゆけつ |
| wick-type vaporizer | 灯心型気化器 とうしんがたきかき |
| wide dynamic range neuron (WDRN) | 広作動域ニューロン こうさどういきにゅーろん |
| withdrawal symptom | 退薬症状 たいやくしょうじょう，離脱症状 りだつしょうじょう |
| Wolff-Parkinson-White syndrome (WPW syndrome) | ウォルフ・パーキンソン・ホワイト（Wolff-Parkinson-White）症候群 うぉるふぱーきんそんほわいとしょうこうぐん，副伝導路症候群 ふくでんどうろしょうこうぐん，WPW症候群 WPWしょうこうぐん |
| World Health Organization (WHO) | 世界保健機構 せかいほけんきこう |

## 【X】

| | |
|---|---|
| xenobiotic | 外因性化学物質 がいいんせいかがくぶっしつ，生体異物 せいたいいぶつ |

## 【Z】

| | |
|---|---|
| zero end-expiratory pressure (ZEEP) | 呼気終末平圧 こきしゅうまつへいあつ |

和　英

# 【あ】

| | |
|---|---|
| アイソザイム あいそざいむ | iso[en]zyme |
| アイソトープ あいそとーぷ | isotope |
| 喘ぎ あえぎ | gasping |
| 喘ぎ呼吸 あえぎこきゅう | gasping respiration, panting |
| 喘ぎ中枢 あえぎちゅうすう | gasping center |
| アキネジア あきねじあ | akinesia |
| 悪液質 あくえきしつ | cachexia, cachexy |
| 悪循環 あくじゅんかん | vicious cycle |
| 悪性高熱[症] あくせいこうねつ[しょう] | malignant hyperthermia (MH), malignant hyperpyrexia |
| 悪性症候群 あくせいしょうこうぐん | neuroleptic malignant syndrome |
| アクチン あくちん | actin |
| アクトミオシン あくとみおしん | actmyosin |
| 握力 あくりょく | grip strength |
| あご先挙上法 あごさききょじょうほう | chin-lift maneuver |
| アゴニスト あごにすと | agonist |
| 亜酸化窒素 あさんかちっそ | nitrous oxide |
| アシドーシス あしどーしす | acidosis |
| アシュネル(Aschner)反射 あしゅねるはんしゃ | Aschner reflex, oculocardiac reflex |
| アジュバント誘発炎症反応 あじゅばんとゆうはつえんしょうはんのう | adjuvant-induced inflammation |
| アセトン体 あせとんたい | acetone body |
| アダムキーヴィッツ(Adamkiewicz)動脈 あだむきーうぃっつどうみゃく | Adamkiewicz artery |
| アダムス・ストークス(Adams-Stokes)症候群 あだむすすとーくすしょうこうぐん | Adams-Stokes syndrome |
| 悪化 あっか | aggravation |
| 圧外傷 あつがいしょう | barotrauma |
| 圧拮抗 あつきっこう | pressure reversal |
| 圧挫症候群 あつざしょうこうぐん | crush syndrome |
| 圧縮空気 あっしゅくくうき | compressed air |
| 圧縮酸素 あっしゅくさんそ | compressed oxygen |
| 圧受容体 あつじゅようたい | baroreceptor, pressoreceptor |

| | |
|---|---|
| 圧受容体反射 あつじゅようたいはんしゃ | baroreceptor reflex |
| 圧傷害 あつしょうがい | barotrauma |
| 圧制御弁 あつせいぎょべん | pressure-limiting valve |
| 圧調節弁 あつちょうせつべん | pressure-regulating valve |
| 圧痛 あっつう | tenderness, pressure pain |
| 圧痛計 あっつうけい | algesi[o]meter |
| 圧痛点 あっつうてん | tender point |
| 圧迫麻痺 あっぱくまひ | compression paralysis |
| 圧量図 あつりょうず | pressure-volume diagram |
| 圧力開放弁 あつりょくかいほうべん | pressure-releasing valve |
| 圧力計 あつりょくけい | manometer, pressure gauge |
| アテトーシス あてとーしす | athetosis |
| アデノイド切除・扁桃摘出［術］ あでのいどせつじょへんとうてきしゅつ［じゅつ］ | adenoidectomy & tonsillectomy (A&T) |
| アデノシン一リン酸 あでのしんいちりんさん | adenosine monophosphate (AMP) |
| アデノシン三リン酸 あでのしんさんりんさん | adenosine triphosphate (ATP) |
| アデノシントリホスファターゼ あでのしんとりほすふぁたーぜ | ATPase |
| アデノシン二リン酸 あでのしんにりんさん | adenosine diphosphate (ADP) |
| アテローム あてろーむ | atheroma |
| アテローム血栓症 あてろーむけっせんしょう | atherothrombosis |
| アテローム性大動脈硬化症 あてろーむせいだいどうみゃくこうかしょう | aortic atherosclerosis |
| アテローム切除 あてろーむせつじょ | atherectomy |
| アテローム動脈硬化 あてろーむどうみゃくこうか | atherosclerosis |
| アトピー あとぴー | atopy |
| ［アドレナリン作動性］α受容体 ［あどれなりんさどうせい］あるふぁじゅようたい | α-adrenergic drug, α-adrenergic receptor, α-adrenoceptor |
| ［アドレナリン作動性］α受容体刺激薬 ［あどれなりんさどうせい］あるふぁじゅようたいしげきやく | α-adrenoceptor agonist, α-stimulant, α-stimulating drug, α-adrenoceptor stimulant |
| ［アドレナリン作動性］α受容体遮断薬 ［あどれなりんさどうせい］あるふぁじゅようたいしゃだんやく | α-adrenergic blocking drug, α-adrenoceptor blocker, α-blocker, α-blocking drug, α-receptor blocking drug |
| アドレナリン作動性機能 あどれなりんさどうせいきのう | adrenergic function |

|  |  |
|---|---|
| アドレナリン[作動性]受容体刺激薬 あどれなりん[さどうせい]じゅようたいしげきやく | adrenergic stimulating drug, adrenoceptor agonist, adrenoceptor stimulant |
| アドレナリン[作動性]受容体遮断薬 あどれなりん[さどうせい]じゅようたいしゃだんやく | adrenergic blocking drug, adrenergic inhibitor, adrenoceptor antagonist, adrenoceptor blocker |
| [アドレナリン作動性]$\beta$受容体 [あどれなりんさどうせい]べーたじゅようたい | $\beta$-adrenergic drug, $\beta$-adrenergic receptor, $\beta$-adrenoceptor |
| [アドレナリン作動性]$\beta$受容体刺激薬 [あどれなりんさどうせい]べーたじゅようたいしげきやく | $\beta$-adrenoceptor agonist, $\beta$-adrenoceptor stimulant, $\beta$-stimulant, $\beta$-stimulating drug |
| [アドレナリン作動性]$\beta$受容体遮断薬 [あどれなりんさどうせい]べーたじゅようたいしゃだんやく | $\beta$-adrenergic blocking drug, $\beta$-adrenoceptor blocker, $\beta$-blocker, $\beta$-blocking drug, $\beta$-receptor blocking drug |
| アドレナリン刺激薬 あどれなりんしげきやく | adrenergic stimulating drug, adrenoceptor agonist, adrenoceptor stimulant |
| アドレナリン遮断薬 あどれなりんしゃだんやく | adrenergic blocking drug, adrenergic inhibitor, adrenoceptor antagonist, adrenoceptor blocker |
| アドレナリン受容体 あどれなりんじゅようたい | adrenergic receptor, adrenoceptor |
| アドレナリン受容体作動薬 あどれなりんじゅようたいさどうやく | adrenergic drug, adrenoceptor drug |
| アドレナリン性発汗 あどれなりんせいはっかん | adrenergic sweating |
| アナフィラキシー あなふぃらきしー | anaphylaxis |
| アナフィラキシーショック あなふぃらきしーしょっく | anaphylactic shock |
| アナフィラキシー素質 あなふぃらきしーそしつ | anaphylactic diathesis |
| アナフィラキシー反応 あなふぃらきしーはんのう | anaphylactic reaction |
| アナフィラキシー様ショック あなふぃらきしーようしょっく | anaphylactoid shock |
| アナフィラキシー様反応 あなふぃらきしーようはんのう | anaphylactoid reaction |

| | | |
|---|---|---|
| アナフィラトキシン | あなふぃらときしん | anaphylatoxin |
| アラキドン酸 | あらきどんさん | arachidonic acid |
| アルカリ化 | あるかりか | alkalization |
| アルカリ化利尿 | あるかりかりにょう | alkaline diuresis |
| アルカリ血[症] | あるかりけつ[しょう] | alkalemia |
| アルカリ度 | あるかりど | alkalinity |
| アルカリ尿 | あるかりにょう | alkaluria |
| アルカリ予備 | あるかりよび | alkali reserve |
| アルカローシス | あるかろーしす | alkalosis |
| アルキル化薬 | あるきるかやく | alkylating agent |
| アルコール依存症 | あるこーるいぞんしょう | alcoholism |
| アルコール神経障害 | あるこーるしんけいしょうがい | alcoholic neuropathy |
| アルコール性肝硬変 | あるこーるせいかんこうへん | alcoholic liver cirrhosis |
| アルコール性脳症 | あるこーるせいのうしょう | alcoholic encephalopathy |
| アルコール中毒 | あるこーるちゅうどく | alcoholic intoxication, alcoholism |
| アルゴリズム | あるごりずむ | algorithm |
| α運動ニューロン | あるふぁうんどうにゅーろん | α-motoneuron |
| α刺激薬 | あるふぁしげきやく | α-stimulant, α-stimulating drug |
| α遮断薬 | あるふぁしゃだんやく | α-antagonist, α-blocker, α-blocking drug |
| α受容体 | あるふぁじゅようたい | α-receptor |
| α波 | あるふぁは | α-rhythm |
| αリズム | あるふぁりずむ | α-rhythm |
| アレキシチミア | あれきしちみあ | alexithymia |
| アレルギー化 | あれるぎーか | allergization |
| アレルギー疾患 | あれるぎーしっかん | allergic disease |
| アレルギー性気管支炎 | あれるぎーせいきかんしえん | allergic bronchitis |
| アレルギー性鼻炎 | あれるぎーせいびえん | allergic rhinitis |
| アレルギー性皮膚炎 | あれるぎーせいひふえん | allergic dermatitis |
| アレルギー体質 | あれるぎーたいしつ | allergic diathesis |
| アレルギー反応 | あれるぎーはんのう | allergic reaction |
| アレルゲン | あれるげん | allergen |
| アロ抗体 | あろこうたい | alloantibody |
| アロステリック | あろすてりっく | allosteric |
| アロディニア | あろでぃにあ | allodynia |

| | |
|---|---|
| **アンギオテンシン変換酵素** あんぎおてんしんへんかんこうそ | angiotensin converting enzyme (ACE) |
| **アンギオテンシン変換酵素阻害薬** あんぎおてんしんへんかんこうそそがいやく | angiotensin converting enzyme inhibitor (ACE-I) |
| **アンギナ** あんぎな | angina |
| **安静狭心症** あんせいきょうしんしょう | angina at rest, angina decubitus |
| **安静呼気レベル** あんせいこきれべる | resting expiratory level |
| **安全弁** あんぜんべん | pop-off valve, air release valve, pressure-relief valve, safety valve |
| **アンタゴニスト** あんたごにすと | antagonist |
| **アンチトロンビンIII** あんちとろんびんIII | antithrombin III (AT-III) |
| **安楽死** あんらくし | euthanasia |

# 【い】

| | |
|---|---|
| **胃液** いえき | gastric fluid, gastric juice |
| **胃液量** いえきりょう | gastric fluid volume |
| **イオン泳動** いおんえいどう | iontophoresis |
| **イオン活動度係数** いおんかつどうどけいすう | activity coefficient |
| **イオントフォレーシス** いおんとふぉれーしす | iontophoresis |
| **異化** いか | catabolism |
| **医学的確証** いがくてきかくしょう | medical evidence |
| **医学的サーベイランス** いがくてきさーべいらんす | medical surveillance |
| **医学用語** いがくようご | medical terminology |
| **異化ステロイド** いかすてろいど | catabolic steroid |
| **胃管** いかん | gastric tube |
| **易感染性患者** いかんせんせいかんじゃ | compromised host |
| **息切れ** いきぎれ | breathlessness, shortness of breath, dyspnea |
| **息こらえ** いきこらえ | breath holding |
| **閾値** いきち | threshold |
| **閾値電位** いきちでんい | threshold potential |
| **閾値量** いきちりょう | threshold dose |
| **異型狭心症** いけいきょうしんしょう | variant angina, atypical angina, Prinzmetal angina |

| | | |
|---|---|---|
| 異型コリンエステラーゼ | いけいこりんえすてらーぜ | atypical cholinesterase |
| 異型輸血 | いけいゆけつ | mismatched transfusion |
| 医原病 | いげんびょう | iatrogenic disease |
| 胃酸吸引 | いさんきゅういん | acid aspiration |
| 意識 | いしき | awareness, consciousness |
| 意識下挿管 | いしきかそうかん | awake intubation |
| 意識下鎮静 | いしきかちんせい | conscious sedation |
| 意識混濁 | いしきこんだく | mental clouding |
| 意識消失 | いしきしょうしつ | unconsciousness, loss of consciousness |
| 意識清明期 | いしきせいめいき | lucid interval |
| 異質性 | いしつせい | heterogeneity |
| 医師法 | いしほう | Medical Practitioners Law |
| 異種移植 | いしゅいしょく | heterotransplantation |
| 異種移植片 | いしゅいしょくへん | heterograft |
| 維持輸液 | いじゆえき | maintenance infusion |
| 萎縮 | いしゅく | atrophy |
| 異種接合体 | いしゅせつごうたい | heterozygote |
| 異常 | いじょう | anomaly, abnormality |
| 異常ヘモグロビン症 | いじょうへもぐろびんしょう | hemoglobinopathy |
| 異所感覚 | いしょかんかく | alloesthesia |
| 移植 | いしょく | graft, grafting |
| 移植組織 | いしょくそしき | transplant |
| 胃食道逆流 | いしょくどうぎゃくりゅう | gastroesophageal reflux (GER) |
| 移植片 | いしょくへん | graft, transplant |
| 移植片拒絶 | いしょくへんきょぜつ | graft rejection |
| 移植片対宿主病 | いしょくへんたいしゅくしゅびょう | graft-versus-host disease (GVHD) |
| 異所性拍動 | いしょせいはくどう | ectopic beat |
| 維持量 | いじりょう | maintenance dose |
| 胃洗浄 | いせんじょう | gastric irrigation, gastric lavage |
| 依存患者 | いぞんかんじゃ | addicted patient |
| 依存[症] | いぞん[しょう] | addiction |
| 一次救命処置 | いちじきゅうめいしょち | basic life support (BLS) |
| 一次性ショック | いちじせいしょっく | primary shock |
| 一次痛 | いちじつう | fast pain |

| | |
|---|---|
| 一次飽和 いちじほうわ | primary saturation |
| 1秒率 いちびょうりつ | forced expiratory volume % in one second (% $FEV_{1.0}$) |
| 1秒量 いちびょうりょう | forced expiratory volume in one second ($FEV_{1.0}$) |
| 異痛 いつう | allodynia |
| 1回換気量 いっかいかんきりょう | tidal volume (TV, $V_T$) |
| 1回仕事量 いっかいしごとりょう | stroke work |
| 1回注入 いっかいちゅうにゅう | bolus injection |
| 1回拍出係数 いっかいはくしゅつけいすう | stroke index (SI), stroke volume index (SVI) |
| 1回拍出量 いっかいはくしゅつりょう | stroke volume (SV) |
| 一過性脳虚血発作 いっかせいのうきょけつほっさ | transient ischemic attack (TIA) |
| 一酸化炭素中毒 いっさんかたんそちゅうどく | carbon monoxide poisoning |
| 一酸化炭素肺拡散能 いっさんかたんそはいかくさんのう | pulmonary carbon monoxide diffusing capacity ($DL_{CO}$) |
| 一酸化炭素ヘモグロビン いっさんかたんそへもぐろびん | carboxyhemoglobin (HbCO) |
| 一酸化窒素 いっさんかちっそ | nitric oxide (NO) |
| 一酸化窒素合成酵素 いっさんかちっそごうせいこうそ | nitric oxide synthase (NOS) |
| 一側肺換気 いっそくはいかんき | one-lung ventilation |
| 一側肺麻酔 いっそくはいますい | one-lung anesthesia |
| 逸脱調律 いつだつちょうりつ | escaped rhythm |
| 一方通行弁機構 いっぽうつうこうべんきこう | check valve mechanism |
| 一方弁 いっぽうべん | one-way valve, unidirectional valve |
| 遺伝薬理学 いでんやくりがく | pharmacogenetics |
| 移動 いどう | shift |
| 移動集中治療室 いどうしゅうちゅうちりょうしつ | mobile intensive care unit |
| 移動痛 いどうつう | wandering pain |
| 糸巻き型浮子 いとまきがたうき | bobbin float |
| 胃内容充満 いないようじゅうまん | full stomach |
| 胃内容排出時間 いないようはいしゅつじかん | gastric emptying time |
| 医の倫理 いのりんり | bioethics, medical ethics |
| 異物 いぶつ | foreign body, foreign material |
| 医薬品添加薬 いやくひんてんかやく | adjuvant |

| | |
|---|---|
| **医用呼吸ガス** いようこきゅうがす | medical breathing gas |
| **医療過誤** いりょうかご | malpractice |
| **医療監視** いりょうかんし | medical surveillance |
| **医療協力者** いりょうきょうりょくしゃ | comedical |
| **医療法** いりょうほう | Medical Service Law |
| **医療用抗ショックズボン** いりょうようこうしょっくずぼん | medical antishock trousers (MAT) |
| **陰圧呼吸** いんあつこきゅう | negative pressure breathing |
| **陰圧試験《漏れ試験の》** いんあつしけん | negative-pressure test |
| **陰イオン** いんいおん | anion |
| **陰イオンギャップ** いんいおんぎゃっぷ | anion gap |
| **陰イオン交換樹脂** いんいおんこうかんじゅし | anion exchange resin |
| **引火性** いんかせい | [in]flammability |
| **引火範囲** いんかはんい | [in]flammability range |
| **陰茎ブロック** いんけいぶろっく | penile block |
| **咽喉痛** いんこうつう | sore throat |
| **インスリン非依存性糖尿病** いんすりんひいぞんせいとうにょうびょう | noninsulin-dependent diabetes mellitus (NIDDM) |
| **インターロイキン** いんたーろいきん | interleukin (IL) |
| **咽頭痛** いんとうつう | sore throat |
| **咽頭パック** いんとうぱっく | pharyngeal pack |
| **咽頭反射** いんとうはんしゃ | gag reflex, pharyngeal reflex |
| **イントロデューサ** いんとでゅーさ | introducer |
| **院内感染** いんないかんせん | nosocomial infection, hospital infection |
| **インフォームドコンセント** いんふぉーむどこんせんと | informed consent |
| **陰部神経ブロック** いんぶしんけいぶろっく | pudendal nerve block |

# 【う】

| | |
|---|---|
| **ウィーニング** うぃーにんぐ | weaning |
| **ウイルス肝炎** ういるすかんえん | viral hepatitis |
| **植え込み型自動除細動器** うえこみがたじどうじょさいどうき | automatic implantable defibrillator (AID) |
| **植え込み型除細動器** うえこみがたじょさいどうき | implantable cardioverter-defibrillator (ICD) |

| | |
|---|---|
| 植え込み型ペースメーカ うえこみがたぺーすめーか | implantable pacemaker |
| ヴェンケバッハ(Wenckebach)現象 うぇんけばっはげんしょう | Wenckebach phenomenon |
| ウォルフ・パーキンソン・ホワイト(Wolff-Parkinson-White)症候群 うぉるふぱーきんそんほわいとしょうこうぐん | Wolff-Parkinson-White syndrome (WPW syndrome) |
| 浮子 うき | float |
| 右軸偏位 うじくへんい | right axis deviation (RAD) |
| 右室駆出率 うしつくしゅつりつ | right ventricular ejection fraction (RVEF) |
| 右室肥大 うしつひだい | right ventricular hypertropy (RVH) |
| 右室流出路導管作成術 うしつりゅうしゅつろどうかんさくせいじゅつ | Rastelli operation |
| 後向き研究 うしろむきけんきゅう | retrospective study |
| うずく痛み うずくいたみ | aching pain |
| 内向き流束 うちむきりゅうそく | influx |
| うっ血 うっけつ | congestion, engorgement, blood stasis |
| うっ血性心不全 うっけつせいしんふぜん | congestive heart failure (CHF) |
| うっ血性低酸素[症] うっけつせいていさんそ[しょう] | stagnant hypoxia |
| うっ血性無酸素[症] うっけつせいむさんそ[しょう] | stagnant anoxia |
| うつ熱 うつねつ | heat accumulation, heat retention |
| うつ病 うつびょう | depression |
| うぶ声 うぶごえ | initial cry |
| 右房圧 うほうあつ | right atrial pressure (RAP) |
| 運動機能異常 うんどうきのういじょう | dyskinesia |
| 運動失調 うんどうしっちょう | ataxia, ataxy |
| 運動痛 うんどうつう | pain on motion |
| 運動ニューロン うんどうにゅーろん | motor neuron |
| 運動不能 うんどうふのう | akinesis |
| 運動麻痺 うんどうまひ | motor paralysis |
| 運動力学 うんどうりきがく | kinetics |

## 【え】

| | | |
|---|---|---|
| エアウェイ | えあうぇい | airway |
| エアゾール投与 | えあぞーるとうよ | aerosolization |
| エアゾール療法 | えあぞーるりょうほう | aerosol therapy |
| エイズ | えいず | acquired immunodeficiency syndrome (AIDS) |
| エイズウイルス | えいずういるす | human immunodeficiency virus (HIV) |
| $H_1$受容体遮断薬 | $H_1$じゅようたいしゃだんやく | $H_1$-receptor antagonist, $H_1$-receptor blocker |
| $H_2$受容体遮断薬 | $H_2$じゅようたいしゃだんやく | $H_2$-receptor antagonist, $H_2$-receptor blocker |
| 鋭痛 | えいつう | sharp pain |
| 栄養不良 | えいようふりょう | malnutrition |
| 栄養法 | えいようほう | alimentation |
| A型肝炎ウイルス | Aがたかんえんういるす | hepatitis A virus (HAV) |
| ACD液 | ACDえき | acid-citrate-dextrose solution (ACD solution) |
| ADH分泌異常症候群 | ADHぶんぴ[つ]いじょうしょうこうぐん | syndrome of inappropriate secretion antidiuretic hormone (SIADH) |
| ATP依存性Kチャネル | ATPいぞんせいKちゃねる | ATP dependent K channel |
| 腋窩温 | えきかおん | axillary temperature |
| 腋窩大腿動脈バイパス | えきかだいたいどうみゃくばいぱす | axillo-femoral bypass |
| 液体換気 | えきたいかんき | liquid ventilation |
| 液体酸素 | えきたいさんそ | liquid oxygen |
| 壊死 | えし | necrosis |
| 壊死性腸炎 | えしせいちょうえん | necrotizing enterocolitis (NEC) |
| SI単位系 | SIたんいけい | International System of Units (SI unit) |
| 壊疽 | えそ | gangrene |
| X線不透過物質 | Xせんふとうかぶっしつ | radiopaque material |
| N-メチル-D-アスパラギン酸 | NめちるDあすぱらぎんさん | N-methyl-D-aspartic acid (NMDA) |
| NLA鎮痛 | NLAちんつう | neuroleptanalgesia |
| NLA麻酔 | NLAますい | neuroleptanesthesia (NLA), neuroleptic anesthesia (NLA) |

| | |
|---|---|
| **NK細胞** NKさいぼう | natural killer cell (NK cell) |
| **MAO阻害薬** MAOそがいやく | monoamine oxidase inhibitor (MAOI) |
| **遠隔計器** えんかくけいき | telemeter |
| **遠隔成績** えんかくせいせき | long-term follow up results, long-term outcome |
| **遠隔測定** えんかくそくてい | telemetry |
| **遠隔測定装置** えんかくそくていそうち | telemeter |
| **塩基** えんき | base |
| **塩基過剰** えんきかじょう | base excess (BE) |
| **塩基欠乏** えんきけつぼう | base deficit (BD) |
| **嚥下困難** えんげこんなん | dysphagia |
| **塩欠乏症候群** えんけつぼうしょうこうぐん | salt deficiency syndrome |
| **嚥下反射** えんげはんしゃ | swallowing reflex, deglutition reflex |
| **炎光光度計** えんこうこうどけい | flamephotometer |
| **塩枯渇** えんこかつ | salt depletion |
| **円周方向壁応力** えんしゅうほうこうへきおうりょく | circumferential wall stress |
| **炎症[性]反応** えんしょう[せい]はんのう | inflammatory reaction |
| **遠心インパルス** えんしんいんぱるす | efferent impulse |
| **遠心機** えんしんき | centrifuge |
| **遠心神経** えんしんしんけい | efferent nerve |
| **遠心性線維** えんしんせいせんい | efferent fiber |
| **遠心性ニューロン** えんしんせいにゅーろん | efferent neuron |
| **遠心分離** えんしんぶんり | centrifugation |
| **円錐型穿刺針** えんすいけいせんししん | pencil point needle |
| **延髄呼吸化学受容体** えんずいこきゅうかがくじゅようたい | medullary respiratory chemo[re]ceptor |
| **延髄呼吸中枢** えんずいこきゅうちゅうすう | medullary respiratory center |
| **延髄網様体** えんずいもうようたい | medullary reticular formation |
| **塩素イオン移動** えんそいおんいどう | chloride shift |
| **塩貯留** えんちょりゅう | salt retention |
| **エンドトキシン** えんどときしん | endotoxin |
| **塩利尿** えんりにょう | salt diuresis |

## 【お】

| | |
|---|---|
| **横隔膜挙上** おうかくまくきょじょう | diaphragmatic eventration, diaphragmatic elevation |

| | |
|---|---|
| 横隔膜内外圧差 おうかくまくないがいあつさ | transdiaphragmatic pressure |
| 横隔膜ヘルニア おうかくまくへるにあ | diaphragmatic hernia |
| 横隔膜麻痺 おうかくまくまひ | diaphragmatic paralysis |
| 嘔気 おうき | nausea |
| 応急投与 おうきゅうとうよ | rescue dose |
| 嘔吐 おうと | vomiting, emesis |
| 嘔吐中枢 おうとちゅうすう | vomiting center |
| 嘔吐反射 おうとはんしゃ | vomiting reflex |
| オートクレーブ おーとくれーぶ | autoclave |
| 悪寒戦慄 おかんせんりつ | shivering |
| オキシメトリ おきしめとり | oxymetry |
| 悪心 おしん | nausea |
| 悪心・嘔吐 おしんおうと | nausea and vomiting (N&V) |
| オストワルド(Ostwald)係数 おすとわるどけいすう | Ostwald coefficient |
| 汚染 おせん | contamination, pollution |
| 汚染物 おせんぶつ | contaminant, pollutant |
| オッシレーション法 おっしれーしょんほう | oscillation method |
| 頤神経 おとがいしんけい | mental nerve |
| オピオイド依存 おぴおいどいぞん | opioid addiction |
| オピオイド作動薬 おぴおいどさどうやく | opioid agonist |
| オピオイド嗜癖 おぴおいどしへき | opioid addiction |
| オピオイド受容体 おぴおいどじゅようたい | opioid receptor |
| オピオイド受容体拮抗薬 おぴおいどじゅようたいきっこうやく | opioid antagonist |
| オペラント条件付け おぺらんとじょうけんづけ | operant conditioning |
| 温湿交換器 おんしつこうかんき | heat moisture exchanger (HME) |
| オンディーン(Ondine)の呪い おんでぃーんののろい | Ondine curse |
| 温度較差 おんどかくさ | temperature gradient |
| 温度感覚 おんどかんかく | temperature perception, thermal sensation |
| 温度記録法 おんどきろくほう | thermography |
| 温度計 おんどけい | thermometer |
| 温度受容器 おんどじゅようき | thermo[re]cepter |
| 温度補償気化器 おんどほしょうきかき | temperature-compensated vaporizer |
| 温熱ストレス おんねつすとれす | thermal stress |

| | |
|---|---|
| 温熱性無感覚 おんねつせいむかんかく | thermoanesthesia |
| 温熱調節 おんねつちょうせつ | heat regulation |
| 温熱平衡 おんねつへいこう | thermal balance |

## 【か】

| | |
|---|---|
| 加圧服 かあつふく | pressure suit |
| 外因性化学物質 がいいんせいかがくぶっしつ | xenobiotic |
| 下位運動ニューロン かいうんどうにゅーろん | lower motor neuron |
| 外気温 がいきおん | ambient temperature |
| 開胸[術] かいきょう[じゅつ] | thoracotomy |
| 開胸心マッサージ かいきょうしんまっさーじ | open chest cardiac massage, internal cardiac massage |
| 開胸肺生検 かいきょうはいせいけん | open lung biopsy |
| 開口器 かいこうき | mouth gag |
| 開口障害 かいこうしょうがい | trismus |
| 外呼吸 がいこきゅう | external respiration |
| 回顧研究 かいこけんきゅう | retrospective study |
| 介在ニューロン かいざいにゅーろん | interneuron |
| 外傷後ストレス障害 がいしょうごすとれすしょうがい | posttraumatic stress disorder (PTSD) |
| 外傷後疼痛 がいしょうごとうつう | posttraumatic pain |
| 外傷性気胸 がいしょうせいききょう | traumatic pneumothorax |
| 外傷性気腫 がいしょうせいきしゅ | traumatic emphysema |
| 外傷性ショック がいしょうせいしょっく | traumatic shock |
| 外層温 がいそうおん | shell temperature |
| 回転速度計 かいてんそくどけい | tachograph, tachometer |
| 開頭減圧[術] かいとうげんあつ[じゅつ] | cerebral decompression |
| 開頭[術] かいとう[じゅつ] | craniotomy |
| 解凍赤血球 かいとうせっけっきゅう | frozen thawed red blood cell |
| 外排液法 がいはいえきほう | external drainage |
| 回復 かいふく | restoration, recovery |
| 回復期 かいふくき | convalescence, recevery period |
| 回復室 かいふくしつ | recovery room (RR) |
| 開腹術 かいふくじゅつ | laparotomy |
| 回復性虚血性神経障害 かいふくせいきょけつせいしんけいしょうがい | reversible ischemic neurologic disability (RIND) |
| 解剖学的死腔 かいぼうがくてきしくう | anatomical dead space |

| | | |
|---|---|---|
| 解剖学的診断 | かいぼうがくてきしんだん | anatomical diagnosis |
| 開放気道 | かいほうきどう | patent airway, free airway |
| 開放性気胸 | かいほうせいききょう | open pneumothorax |
| 界面 | かいめん | interface |
| 界面活性物質 | かいめんかっせいぶっしつ | surfactant, surface-active agent |
| 外来患者 | がいらいかんじゃ | outpatient, ambulatory patient |
| 外来手術 | がいらいしゅじゅつ | outpatient surgery, ambulatory surgery |
| 外来診察室 | がいらいしんさつしつ | outpatient clinic |
| 外来麻酔 | がいらいますい | outpatient anesthesia, ambulatory anesthesia |
| 解離 | かいり | dissociation |
| 解離曲線 | かいりきょくせん | dissociation curve |
| 解離性麻酔薬 | かいりせいますいやく | dissociative anesthetic |
| 解離定数 | かいりていすう | dissociation constant |
| 回路余剰ガス | かいろよじょうがす | excess circuit gas |
| 加温 | かおん | heating, warming |
| 加温ブランケット | かおんぶらんけっと | warming blanket |
| 下顎挙上 | かがくきょじょう | jaw-lift |
| 下顎後退[症] | かがくこうたい[しょう] | mandibular retraction |
| 化学催奇物質 | かがくさいきぶっしつ | chemical teratogen |
| 化学受容体 | かがくじゅようたい | chemo[re]ceptor |
| 下顎神経ブロック | かがくしんけいぶろっく | mandibular nerve block |
| 化学走性 | かがくそうせい | chemotaxis |
| 化学走性因子 | かがくそうせいいんし | chemotactic |
| 化学[的]体温調節 | かがく[てき]たいおんちょうせつ | chemical thermoregulation |
| 化学[的]発癌物質 | かがく[てき]はつがんぶっしつ | chemical carcinogen |
| 化学伝達 | かがくでんたつ | chemical transmission |
| 化学伝達物質 | かがくでんたつぶっしつ | chemical mediator, chemical transmitter |
| 化学熱傷 | かがくねっしょう | chemical burn |
| 化学力学連関 | かがくりきがくれんかん | chemomechanical coupling |
| 化学療法 | かがくりょうほう | chemotherapy |
| 過換気 | かかんき | hyperventilation |
| 過換気症候群 | かかんきしょうこうぐん | hyperventilation syndrome |
| 過換気テタニー | かかんきてたにー | hyperventilation tetany |

過感作 かかんさ — hypersensitization
下気道 かきどう — lower respiratory tract
可逆性 かぎゃくせい — reversibility
可逆性虚血性神経障害 かぎゃくせいきょけつせいしんけいしょうがい — reversible ischemic neurologic disability (RIND)
可逆性ショック かぎゃくせいしょっく — reversible shock
顎顔面骨折 がくがんめんこっせつ — maxillofacial fracture
学際的 がくさいてき — interdisciplinary, multidisciplinary
拡散 かくさん — diffusion
拡散係数 かくさんけいすう — diffusion coefficient
拡散呼吸 かくさんこきゅう — diffusion respiration
拡散障害 かくさんしょうがい — diffusion disturbance, diffusion impairment
拡散性酸素化 かくさんせいさんそか — diffusion oxygenation
拡散性酸素過剰 かくさんせいさんそかじょう — diffusion hyperoxia
拡散性低酸素[症] かくさんせいていさんそ[しょう] — diffusion hypoxia
拡散性無酸素[症] かくさんせいむさんそ[しょう] — diffusion anoxia
拡散能力 かくさんのうりょく — diffusing capacity
核磁気共鳴 かくじききょうめい — nuclear magnetic resonance (NMR)
核磁気共鳴スペクトル かくじききょうめいすぺくとる — nuclear magnetic spectrum (NMS)
嗅ぐ姿勢 かぐしせい — sniffing position
喀出 かくしゅつ — expectoration
核心温 かくしんおん — core temperature
覚醒 かくせい — awareness, alertness, awakening, wakefulness
覚醒時興奮 かくせいじこうふん — emergence excitement
覚醒時譫妄 かくせいじせんもう — emergence delirium
覚醒時挿管 かくせいじそうかん — awake intubation
覚醒状態 かくせいじょうたい — awareness, vigilance, wakefulness
覚醒反応 かくせいはんのう — arousal reaction
拡張型心筋症 かくちょうがたしんきんしょう — dilated cardiomyopathy (DCM)
拡張期圧 かくちょうきあつ — diastolic pressure
拡張終期圧 かくちょうしゅうきあつ — end-diastolic pressure (EDP)
拡張終期容積 かくちょうしゅうきようせき — end-diastolic volume (EDV)
獲得 かくとく — acquisition

| | |
|---|---|
| **獲得免疫** かくとくめんえき | acquired immunity |
| **顎発育不全** がくはついくふぜん | atelognathia |
| **角膜反射** かくまくはんしゃ | corneal reflex |
| **隔離** かくり | isolation |
| **下限流量** かげんりゅうりょう | minimal flow |
| **過呼吸** かこきゅう | hyperpnea |
| **過酸化物** かさんかぶつ | superoxide |
| **過酸化物基** かさんかぶつき | superoxide radical |
| **仮死** かし | asphyxia, asphyxiation |
| **加湿** かしつ | humidification |
| **加湿器** かしつき | humidifier |
| **臥床** がしょう | recumbency |
| **過剰血流** かじょうけつりゅう | luxury perfusion |
| **過剰乳酸** かじょうにゅうさん | excess lactate |
| **過剰輸液** かじょうゆえき | fluid overload |
| **下垂体破壊ブロック** かすいたいはかいぶろっく | neuroadenolysis of pituitary gland |
| **下垂体副腎系** かすいたいふくじんけい | pituitary-adrenal system |
| **加水分解** かすいぶんかい | hydrolysis |
| **加水分解酵素** かすいぶんかいこうそ | hydrolytic enzyme |
| **ガス共通出口** がすきょうつうでぐち | common gas outlet |
| **ガス収集器** がすしゅうしゅうき | gas collecting assembly |
| **ガス処理方式** がすしょりほうしき | gas disposal system |
| **ガス像** がすぞう | air space |
| **ガス塞栓** がすそくせん | gas embolization |
| **ガス分析** がすぶんせき | gas analysis |
| **加速器** かそくき | accelerator |
| **加速時間** かそくじかん | acceleration time |
| **加速度感知型筋弛緩モニター** かそくどかんちがたきんしかんもにたー | acceleromyograph |
| **加速度計測** かそくどけいそく | accelometry |
| **下側肺** かそくはい | dependent lung |
| **片肺換気** かたはいかんき | one-lung ventilation |
| **片肺麻酔** かたはいますい | one-lung anesthesia |
| **喀血** かっけつ | hemoptysis |
| **活性化エネルギー** かっせいかえねるぎー | activation energy |
| **活性化物質** かっせいかぶっしつ | activator |

|  |  |
|---|---|
| 活性化部分トロンボプラスチン時間 かっせいかぶぶんとろんぼぷらすちんじかん | activated partial thromboplastin time (APTT) |
| 活性化プロテインC かっせいかぷろていんC | activated protein C (APC) |
| 活性凝固時間 かっせいぎょうこじかん | activated clotting time (ACT), activated coagulation time (ACT) |
| 活性酸素 かっせいさんそ | oxygen free radical, active oxygen |
| 活性炭 かっせいたん | activated charcoal |
| 活性薬 かっせいやく | activator |
| ガッセル(Gasser)神経節ブロック がっせるしんけいせつぶろっく | Gasserian ganglion block |
| 活動性保菌者 かつどうせいほきんしゃ | active carrier |
| 活動電位 かつどうでんい | action potential |
| 活動電位持続時間 かつどうでんいじぞくじかん | action potential duration |
| 活動電位振幅 かつどうでんいしんぷく | action potential amplitude |
| 活動電流 かつどうでんりゅう | action current |
| 活動度係数 かつどうどけいすう | activity coefficient |
| 括約筋 かつやくきん | constrictor, sphincter |
| カテーテルアブレーション かてーてるあぶれーしょん | catheter ablation |
| カテーテル焼灼 かてーてるしょうしゃく | catheter ablation |
| カテーテル挿入 かてーてるそうにゅう | catheterization |
| カテーテル熱 かてーてるねつ | catheter fever |
| カテコール-O-メチル基転移酵素 かてこーるOめちるきてんいこうそ | catechol-O-methyltransferase (COMT) |
| 可動域 かどういき | range of motion (ROM) |
| 可動化 かどうか | mobilization |
| カニスタ かにすた | canister |
| カニューレ挿入 かにゅーれそうにゅう | cannulation |
| カニューレ抜去 かにゅーればっきょ | decannulation |
| カニュレーション かにゅれーしょん | cannulation |
| 加熱 かねつ | heating |
| 下背部痛 かはいぶつう | low back pain |
| 過敏性 かびんせい | hypersensitivity |
| 過敏反応 かびんはんのう | hypersensitivity reaction |
| カフェイン拘縮 かふぇいんこうしゅく | caffeine contracture |
| 過負荷 かふか | overload |

|  |  |  |
|---|---|---|
| カフ付口咽頭エアウェイ | かふつきこういんとうえあうぇい | cuffed oropharyngeal airway (COPA) |
| カプノグラフィ | かぷのぐらふぃ | capnography |
| カプノメータ | かぷのめーた | capnometer |
| カプノメトリ | かぷのめとり | capnometry |
| 過分極 | かぶんきょく | hyperpolarization |
| 過飽和 | かほうわ | oversaturation |
| 仮面うつ病 | かめんうつびょう | masked depression |
| 空嘔吐 | からおうと | retching |
| カリウムチャネル開口薬 | かりうむちゃねるかいこうやく | potassium channel opener |
| カリウムチャネル拮抗薬 | かりうむちゃねるきっこうやく | potassium channel blocker, potassium channel antagonist |
| カリウム電流 | かりうむでんりゅう | potassium channel current |
| カリウム保持性利尿薬 | かりうむほじせいりにょうやく | potassium-sparing diuretic drug |
| 顆粒球コロニー刺激因子 | かりゅうきゅうころにーしげきいんし | granulocyte-colony stimulating factor (G-CSF) |
| 過量 | かりょう | overdosage, overdose |
| 過量投与 | かりょうとうよ | overdosage |
| 過量輸液 | かりょうゆえき | overhydration, hyperhydration |
| カルシウム拮抗薬 | かるしうむきっこうやく | calcium antagonist, calcium blocker |
| カルシウムチャネル | かるしうむちゃねる | calcium channel |
| カルシウムチャネル拮抗薬 | かるしうむちゃねるきっこうやく | calcium channel blocker, calcium channel antagonist |
| カルシウム電流 | かるしうむでんりゅう | calcium current |
| カルシウム動員 | かるしうむどういん | calcium mobilization |
| カルシウム誘発カルシウム放出 | かるしうむゆうはつかるしうむほうしゅつ | calcium-induced calcium release (CICR) |
| カルシトニン遺伝子関連ペプチド | かるしとにんいでんしかんれんぺぷちど | calcitonin gene-related peptide |
| カルチノイド症候群 | かるちのいどしょうこうぐん | carcinoid syndrome |
| カルディオバージョン | かるでぃおばーじょん | cardioversion |
| カルディオプレジア | かるでぃおぷれじあ | cardioplegia |
| カルバミノ二酸化炭素 | かるばみのにさんかたんそ | carbamino carbon dioxide |

| | | |
|---|---|---|
| カルバミノヘモグロビン | かるばみのへもぐろびん | carbaminohemoglobin |
| カルボヘモグロビン | かるぼへもぐろびん | carbohemoglobin |
| 癌 | がん | carcinoma |
| 眼圧 | がんあつ | intraocular pressure (IOP) |
| 陥凹 | かんおう | retraction |
| 寛解 | かんかい | remission |
| 感覚異常 | かんかくいじょう | paresthesia, dysesthesia |
| 感覚異常性大腿神経痛 | かんかくいじょうせいだいたいしんけいつう | meralgia paraesthetica |
| 感覚過敏 | かんかくかびん | hyperesthesia |
| 感覚器 | かんかくき | sensory organ |
| 感覚機構 | かんかくきこう | sensory mechanism |
| 感覚減退 | かんかくげんたい | hypoesthesia |
| 感覚神経 | かんかくしんけい | sensory nerve |
| 感覚脱失 | かんかくだっしつ | anesthesia |
| 感覚鈍麻 | かんかくどんま | hypoesthesia, dullness |
| 感覚ニューロン | かんかくにゅーろん | sensory neuron |
| 感覚認知 | かんかくにんち | sensory perception |
| 感覚麻痺 | かんかくまひ | sensory paralysis |
| 冠潅流圧 | かんかんりゅうあつ | coronary perfusion pressure (CPP) |
| 換気血流比 | かんきけつりゅうひ | ventilation-perfusion ratio (VQ ratio, $\dot{V}/\dot{Q}$) |
| 換気亢進 | かんきこうしん | hyperventilation |
| 換気数 | かんきすう | ventilatory frequency, respiratory rate |
| 換気パターン | かんきぱたーん | ventilatory pattern |
| 眼球圧迫試験 | がんきゅうあっぱくしけん | eyeball pressure test |
| 眼球心臓反射 | がんきゅうしんぞうはんしゃ | oculocardiac reflex |
| 環境温 | かんきょうおん | ambient temperature |
| 環境毒性 | かんきょうどくせい | environmental toxicity |
| 換気予備比 | かんきよびひ | breathing reserve ratio |
| 換気量計 | かんきりょうけい | ventilation meter |
| 冠血管造影 | かんけっかんぞうえい | coronary angiography (CAG) |
| 間欠痛 | かんけつつう | intermittent pain |
| 間欠的強制換気 | かんけつてききょうせいかんき | intermittent mandatory ventilation (IMV) |
| 観血的測定 | かんけつてきそくてい | invasive measurement |
| 観血的モニター | かんけつてきもにたー | invasive monitoring |

| | | |
|---|---|---|
| 間欠的陽圧換気 | かんけつてきようあつかんき | intermittent positive pressure ventilation (IPPV) |
| 冠血流[量] | かんけつりゅう[りょう] | coronary blood flow (CBF) |
| 肝血流[量] | かんけつりゅう[りょう] | hepatic blood flow (HBF) |
| 還元 | かんげん | reduction |
| 眼瞼反射 | がんけんはんしゃ | eyelid reflex |
| 還元ヘモグロビン | かんげんへもぐろびん | reduced hemoglobin |
| 肝硬変 | かんこうへん | hepatic cirrhosis (HC), liver cirrhosis (LC) |
| 感作 | かんさ | sensitization |
| 鉗子 | かんし | forceps |
| 監視員 | かんしいん | monitor |
| 乾式流量計 | かんしきりゅうりょうけい | dry flowmeter |
| 監視システム | かんししすてむ | monitoring system |
| 間質液 | かんしつえき | interstitial fluid (ISF) |
| 冠疾患集中治療室 | かんしっかんしゅうちゅうちりょうしつ | coronary care unit (CCU) |
| 乾湿計 | かんしつけい | psychrometer |
| 間質性気腫 | かんしつせいきしゅ | interstitial emphysema |
| 間質性肺炎 | かんしつせいはいえん | interstitial pneumonia, pneumonitis |
| 患者作動式人工呼吸器 | かんじゃさどうしきじんこうこきゅうき | patient-triggered respirator |
| 患者模擬装置 | かんじゃもぎそうち | patient simulator |
| 癌腫症 | がんしゅしょう | carcinomatosis |
| 感受性 | かんじゅせい | sensitivity, susceptibility |
| 緩衝液 | かんしょうえき | buffer solution |
| 緩衝塩基 | かんしょうえんき | buffer base (BB) |
| 緩衝系 | かんしょうけい | buffer system |
| 干渉計 | かんしょうけい | interferometer |
| 緩衝作用 | かんしょうさよう | buffer action |
| 干渉性 | かんしょうせい | coherence |
| 感情鈍麻 | かんじょうどんま | dullness |
| 感情表出言語欠損[症] | かんじょうひょうしゅつげんごけっそん[しょう] | alexithymia |
| 緩衝物質 | かんしょうぶっしつ | buffer substance |
| 緩衝薬 | かんしょうやく | buffer agent |
| 緩徐呼吸 | かんじょこきゅう | bradypnea |
| 緩徐痛 | かんじょつう | slow pain |

| | |
|---|---|
| 緩徐導入 かんじょどうにゅう | slow induction |
| 眼振 がんしん | nystagmus |
| 肝腎症候群 かんじんしょうこうぐん | hepatorenal syndrome |
| 冠スパズム かんすぱずむ | coronary [artery] spasm |
| 肝性昏睡 かんせいこんすい | hepatic coma |
| 癌性疼痛 がんせいとうつう | cancer pain |
| 関節鏡 かんせつきょう | arthroscope |
| 関節鏡検査 かんせつきょうけんさ | arthroscopy |
| 関節形成 かんせつけいせい | arthroplasty |
| 関節痛 かんせつつう | arthralgia, joint pain |
| 完全右脚ブロック かんぜんうきゃくぶろっく | complete right bundle branch block (CRBBB) |
| 完全覚醒 かんぜんかくせい | alert wakefulness |
| 完全抗体 かんぜんこうたい | complete antibody |
| 完全再呼吸法 かんぜんさいこきゅうほう | complete rebreathing system |
| 完全左脚ブロック かんぜんさきゃくぶろっく | complete left bundle branch block (CLBBB) |
| 完全静脈栄養 かんぜんじょうみゃくえいよう | total parenteral nutrition (TPN) |
| 完全人工心臓 かんぜんじんこうしんぞう | total airtificial heart (TAH) |
| 完全非経口栄養 かんぜんひけいこうえいよう | total parenteral alimentation |
| 完全房室ブロック かんぜんぼうしつぶろっく | complete atrioventricular block, third degree atrioventricular bolck |
| 患側肺 かんそくはい | non-dependent lung, diseased lung |
| 感知性発汗 かんちせいはっかん | sensible perspiration |
| 浣腸[剤] かんちょう[ざい] | enema |
| 頑痛 がんつう | intractable pain |
| 冠動脈解離 かんどうみゃくかいり | coronary artery dissection |
| 冠動脈狭窄 かんどうみゃくきょうさく | coronary artery stenosis |
| 冠動脈形成[術] かんどうみゃくけいせい[じゅつ] | coronary angioplasty |
| 冠動脈血栓溶解 かんどうみゃくけっせんようかい | coronary thrombolysis |
| 冠動脈硬化 かんどうみゃくこうか | coronary artery sclerosis |
| 冠動脈疾患 かんどうみゃくしっかん | coronary artery disease |
| 冠動脈スチール かんどうみゃくすちーる | coronary steal |
| 冠動脈塞栓[症] かんどうみゃくそくせん[しょう] | coronary embolism |

|  |  |  |
|---|---|---|
| 冠動脈内膜除去 | かんどうみゃくないまくじょきょ | coronary artery endarterectomy |
| 冠動脈バイパス[術] | かんどうみゃくばいぱす[じゅつ] | coronary artery bypass graft (CABG) |
| 冠動脈閉塞 | かんどうみゃくへいそく | coronary occlusion |
| 冠動脈瘤 | かんどうみゃくりゅう | coronary artery aneurysm |
| 冠動脈レーザー血管形成[術] | かんどうみゃくれーざーけっかんけいせい[じゅつ] | coronary laser recanalization |
| 冠動脈攣縮 | かんどうみゃくれんしゅく | coronary [artery] spasm |
| 冠動脈瘻 | かんどうみゃくろう | coronary artery fistula |
| 肝毒性 | かんどくせい | hepatotoxicity |
| 還納 | かんのう | reduction |
| 肝脳症候群 | かんのうしょうこうぐん | hepatocerebral syndrome |
| 冠副循環 | かんふくじゅんかん | coronary collateral circulation |
| 肝不全 | かんふぜん | hepatic failure |
| γアミノ酪酸 | がんまあみのらくさん | gamma-aminobutyric acid (GABA) |
| 顔面筋痙攣 | がんめんきんけいれん | prosopospasm |
| 顔面筋麻痺 | がんめんきんまひ | prosopoplegia |
| 顔面痙攣 | がんめんけいれん | facial spasm, prosopospasm |
| 顔面紅潮 | がんめんこうちょう | blush, flushed face |
| 顔面[神経]麻痺 | がんめん[しんけい]まひ | facial paralysis, facial palsy, Bell palsy |
| 顔面痛 | がんめんつう | facial pain, prosopalgia |
| 関門 | かんもん | barrier |
| 関門調節説 | かんもんちょうせつせつ | gate-control theory |
| 灌流圧 | かんりゅうあつ | perfusion pressure |
| 灌流量 | かんりゅうりょう | perfusion rate |
| 寒冷アレルギー | かんれいあれるぎー | cold allergy |
| 寒冷凝集 | かんれいぎょうしゅう | cold agglutination |
| 寒冷凝集素 | かんれいぎょうしゅうそ | cold agglutinin |
| 寒冷昇圧試験 | かんれいしょうあつしけん | cold pressor test |
| 寒冷鎮痛 | かんれいちんつう | cryoanalgesia |
| 関連痛 | かんれんつう | referred pain, telalgia |
| 緩和医療 | かんわいりょう | palliative medicine |

## 【き】

| | |
|---|---|
| 奇異呼吸 きいこきゅう | paradoxical breathing, paradoxical respiration |
| 記憶喪失 きおくそうしつ | amnesia |
| 気化 きか | vaporization |
| 器械 きかい | apparatus, instrument, equipment |
| 機械換気 きかいかんき | mechanical ventilation |
| 期外収縮 きがいしゅうしゅく | escaped beat, extrasystole, premature beat |
| 期外収縮性不整脈 きがいしゅうしゅくせいふせいみゃく | extrasystolic arrhythmia |
| 機械的死腔 きかいてきしくう | mechanical dead space |
| 機械的侵害受容器 きかいてきしんがいじゅようき | mechanonociceptor |
| 器械内コンプライアンス きかいないこんぷらいあんす | apparatus internal compliance |
| 気化器 きかき | vaporizer |
| 気管開口[術] きかんかいこう[じゅつ] | tracheostomy |
| 気管カテーテル きかんかてーてる | tracheal catheter |
| 気管カニューレ きかんかにゅーれ | tracheal cannula |
| 気管カフ きかんかふ | tracheal cuff |
| 気管気管支系 きかんきかんしけい | tracheobronchial tree |
| 気管気管支洗浄 きかんきかんしせんじょう | tracheobronchial lavage, tracheobronchial toilet |
| 気管虚脱 きかんきょだつ | tracheal collapse |
| 気管支炎 きかんしえん | bronchitis |
| 気管支拡張 きかんしかくちょう | bronchodilatation |
| 気管支拡張[症] きかんしかくちょう[しょう] | bronchiectasis |
| 気管支拡張薬 きかんしかくちょうやく | bronchodilator |
| 気管支含気像 きかんしがんきぞう | air bronchogram |
| 気管支鏡 きかんしきょう | bronchoscope |
| 気管支鏡検査[法] きかんしきょうけんさ[ほう] | bronchoscopy |
| 気管支狭窄 きかんしきょうさく | bronchial stenosis |
| 気管支痙攣 きかんしけいれん | bronchospasm, bronchial spasm |
| 気管支収縮 きかんししゅうしゅく | bronchoconstriction |
| 気管支食道瘻 きかんししょくどうろう | broncho-esophageal fistula |

| 気管支洗浄 きかんしせんじょう | bronchial lavage |
| 気管支喘息 きかんしぜんそく | bronchial asthma |
| 気管支造影 きかんしぞうえい | bronchography |
| 気管支造影像 きかんしぞうえいぞう | bronchogram |
| 気管支挿管 きかんしそうかん | bronchial intubation |
| 気管支チューブ きかんしちゅーぶ | bronchial tube |
| 気管支透亮 きかんしとうりょう | air bronchogram |
| 気管支ドレナージ きかんしどれなーじ | bronchial drainage |
| 気管支内麻酔 きかんしないますい | endobronchial anesthesia |
| 気管支肺異形成 きかんしはいいけいせい | bronchopulmonary dysplasia (BPD) |
| 気管支肺胞洗浄 きかんしはいほうせんじょう | bronchoalveolar lavage (BAL) |
| 気管支肺胞洗浄液 きかんしはいほうせんじょうえき | bronchoalveolar lavage fluid (BALF) |
| 気管支ファイバースコープ きかんしふぁいばーすこーぷ | bronchofiberscope |
| 気管支ファイバースコープ検査 きかんしふぁいばーすこーぷけんさ | bronchofiberscopy |
| 気管支ブロッカー きかんしぶろっかー | bronchial blocker |
| 気管支閉塞子 きかんしへいそくし | bronchial blocker, endobronchial blocker |
| 気管切開[術] きかんせっかい[じゅつ] | tracheotomy, tracheostomy |
| 気管切開チューブ きかんせっかいちゅーぶ | tracheotomy tube |
| 気管挿管 きかんそうかん | tracheal intubation, endotracheal intubation, intubation |
| 気管タグ きかんたぐ | tracheal tug |
| 気管チューブ きかんちゅーぶ | tracheal tube, endotrachel tube |
| 気管内投与 きかんないとうよ | intratracheal administration |
| 気管軟化症 きかんなんかしょう | tracheomalacia |
| 気胸 ききょう | pneumothorax |
| 気腔 きくう | air space |
| 奇形 きけい | anomaly, malformation |
| 危険因子 きけんいんし | risk factor |
| 危険度 きけんど | risk |
| 機構 きこう | mechanism |
| 偽コリンエステラーゼ ぎこりんえすてらーぜ | pseudocholinesterase |
| 既混合ガス きこんごうがす | premixed gases |
| 基剤 きざい | base |
| 起坐呼吸 きざこきゅう | orthopnea |

| | |
|---|---|
| 義歯 ぎし | dental prosthesis, denture |
| 希釈性アシドーシス きしゃくせいあしどーしす | dilution acidosis |
| 希釈流 きしゃくりゅう | diluent flow |
| 気腫 きしゅ | emphysema |
| 気腫性 きしゅせい | emphysematous |
| 気腫性嚢胞 きしゅせいのうほう | emphysematous bulla |
| 気腫性ブレブ きしゅせいぶれぶ | emphysematous bleb |
| 機序 きじょ | mechanism |
| 気相液相界面 きそうえきそうかいめん | air-liquid interface |
| 気速指数 きそくしすう | air velocity index |
| 基礎体温 きそたいおん | basal body temperature |
| 基礎代謝 きそたいしゃ | basal metabolism |
| 基礎代謝率 きそたいしゃりつ | basal metabolic rate (BMR) |
| 基礎麻酔 きそますい | basal anesthesia |
| 基礎麻酔薬 きそますいやく | basal anesthetic agent |
| 吃逆 きつぎゃく | hiccup, hiccough, singultus |
| 拮抗 きっこう | antagonism, reverse |
| 拮抗作用 きっこうさよう | antagonism, antagonistic action |
| 拮抗薬 きっこうやく | antagonist, antagonistic drug |
| 基底 きてい | base |
| 基底膜 きていまく | basement membrane |
| 気道 きどう | airway, respiratory tract |
| 気道圧開放換気 きどうあつかいほうかんき | airway pressure release ventilation (APRV) |
| 気道開通 きどうかいつう | patent airway |
| 気道確保 きどうかくほ | airway control |
| 気道過敏症 きどうかびんしょう | reactive airway disease |
| 気道狭窄 きどうきょうさく | airway stenosis |
| 気道コンダクタンス きどうこんだくたんす | airway conductance |
| 気道抵抗 きどうていこう | airway resistance |
| 気道[内]圧 きどう[ない]あつ | airway pressure |
| 気道閉鎖 きどうへいさ | airway closure |
| 気道閉塞 きどうへいそく | airway obstruction |
| 気道閉塞圧 きどうへいそくあつ | airway occlusion pressure |
| 気嚢腫 きのうしゅ | pneumatocele |
| 機能障害 きのうしょうがい | dysfunction, malfunction |
| 気脳図 きのうず | air encephalogram |

| | |
|---|---|
| 機能的残気量 きのうてきざんきりょう | functional residual capacity (FRC) |
| 機能的死腔 きのうてきしくう | functional dead space |
| 機能不全 きのうふぜん | dysfunction, failure, insufficiency, malfunction |
| 揮発酸 きはつさん | volatile acid |
| 揮発性麻酔薬 きはつせいますいやく | volatile anesthetic |
| 気泡型気化器 きほうがたきかき | bubble vaporizer |
| 奇脈 きみゃく | paradoxical pulse, pulsus paradoxus, Kussmaul pulse |
| 偽薬 ぎやく | placebo |
| 逆説睡眠 ぎゃくせつすいみん | paradoxical sleep |
| 逆転性C線維興奮症候群 ぎゃくてんせいCせんいこうふんしょうこうぐん | angry backfiring C-nociceptor (ABC) syndrome |
| 脚ブロック きゃくぶろっく | bundle branch block (BBB) |
| 逆流 ぎゃくりゅう | regurgitation |
| 逆行[性]健忘 ぎゃっこう[せい]けんぼう | retrograde amnesia |
| 逆行性伝導 ぎゃっこうせいでんどう | antidromic conduction |
| 灸 きゅう | moxacautery |
| 吸引 きゅういん | aspiration, suction |
| 吸引カテーテル きゅういんかてーてる | suction catheter |
| 吸引器 きゅういんき | aspirator |
| 吸引性間質肺炎 きゅういんせいかんしつはいえん | aspiration pneumonitis |
| 吸引生検 きゅういんせいけん | aspiration biopsy |
| 吸引性肺炎 きゅういんせいはいえん | aspiration pneumonia |
| 吸引装置 きゅういんそうち | aspirator |
| 嗅覚過敏 きゅうかくかびん | hyperosmia |
| 嗅覚脱失 きゅうかくだっしつ | anosmia |
| 吸気 きゅうき | inspiration, inspired air, inspired gas |
| 吸気後休止時間 きゅうきごきゅうしじかん | inspiratory pause time |
| 吸気作動圧 きゅうきさどうあつ | inspiratory triggering pressure |
| 吸気作動反応時間 きゅうきさどうはんのうじかん | inspiratory triggering response time |
| 吸気作動量 きゅうきさどうりょう | inspiratory triggering volume |
| 吸気時間 きゅうきじかん | inspiratory phase time |
| 吸気相 きゅうきそう | inspiratory phase |
| 吸気弁 きゅうきべん | inhalation valve, inspiratory valve |
| 救急 きゅうきゅう | emergency |

| | |
|---|---|
| 救急医学 きゅうきゅういがく | critical care medicine (CCM), emergency medicine, acute medicine |
| 救急医療 きゅうきゅういりょう | emergency medicine |
| 救急カート きゅうきゅうかーと | emergency cart |
| 緊急気管切開 きゅうきゅうきかんせっかい | emergency tracheotomy |
| 救急器具 きゅうきゅうきぐ | rescue apparatus |
| 救急救命士 きゅうきゅうきゅうめいし | emergency life saving technician |
| 救急手術 きゅうきゅうしゅじゅつ | emergency operation |
| 救急処置 きゅうきゅうしょち | emergency care |
| 救急装置 きゅうきゅうそうち | rescue apparatus |
| 救急隊員 きゅうきゅうたいいん | emergency medical technician |
| 救急治療 きゅうきゅうちりょう | emergency treatment |
| 救急治療室 きゅうきゅうちりょうしつ | emergency room (ER) |
| 救急病棟 きゅうきゅうびょうとう | emergency ward |
| 吸光度 きゅうこうど | absorbance |
| 吸呼気相比 きゅうこきそうひ | inspiratory-expiratory [phase time] ratio (I:E ratio) |
| 球後ブロック きゅうごぶろっく | retrobulbar block |
| 休止[期] きゅうし[き] | pause |
| 給湿 きゅうしつ | humidification |
| 給湿器 きゅうしつき | humidifier |
| 吸収 きゅうしゅう | absorption |
| 吸収曲線 きゅうしゅうきょくせん | absorption curve |
| 吸収係数 きゅうしゅうけいすう | absorption coefficient |
| 吸収剤 きゅうしゅうざい | absorbent |
| 吸収度 きゅうしゅうど | absorbance |
| 吸収不良 きゅうしゅうふりょう | malabsorption |
| 吸収量 きゅうしゅうりょう | absorbed dose |
| 救助 きゅうじょ | rescue |
| 救助隊員 きゅうじょたいいん | rescue crew |
| 丘疹 きゅうしん | wheal |
| 求心性インパルス きゅうしんせいいんぱるす | afferent impulse |
| 求心性神経 きゅうしんせいしんけい | afferent nerve |
| 求心性神経細胞 きゅうしんせいしんけいさいぼう | afferent neuron |
| 求心性線維 きゅうしんせいせんい | afferent fiber |
| 求心性ニューロン きゅうしんせいにゅーろん | afferent neuron |

| | |
|---|---|
| **求心路遮断性疼痛** きゅうしんろしゃだんせいとうつう | deafferentation pain |
| **球性運動失調** きゅうせいうんどうしっちょう | bulbar ataxia |
| **急性呼吸促迫症候群** きゅうせいこきゅうそくはくしょうこうぐん | acute respiratory distress syndrome (ARDS) |
| **急性呼吸不全** きゅうせいこきゅうふぜん | acute respiratory failure (ARF) |
| **急性心筋梗塞** きゅうせいしんきんこうそく | acute myocardial infarction (AMI) |
| **急性腎不全** きゅうせいじんふぜん | acute renal failure (ARF) |
| **急性中毒** きゅうせいちゅうどく | acute poisoning |
| **急性痛** きゅうせいつう | acute pain |
| **急性痛クリーゼ** きゅうせいつうくりーぜ | acute pain crisis |
| **急性等容積性血液希釈** きゅうせいとうようせきせいけつえききしゃく | acute normovolemic hemodilution |
| **急性毒性** きゅうせいどくせい | acute toxicity |
| **急性肺損傷** きゅうせいはいそんしょう | acute lung injury (ALI) |
| **急性曝露** きゅうせいばくろ | acute exposure |
| **急性疲労** きゅうせいひろう | acute fatigue |
| **急性腹症** きゅうせいふくしょう | acute abdomen |
| **吸息** きゅうそく | inspiration |
| **急速眼球運動** きゅうそくがんきゅううんどう | rapid eye movement (REM) |
| **急速解毒** きゅうそくげどく | acute detoxification |
| **吸息中枢** きゅうそくちゅうすう | inspiratory center |
| **急速導入** きゅうそくどうにゅう | rapid induction |
| **吸着** きゅうちゃく | absorption, adsorption |
| **吸着剤** きゅうちゃくざい | adsorbent |
| **吸入** きゅうにゅう | inhalation |
| **吸入ガス** きゅうにゅうがす | inspired gas |
| **吸入器** きゅうにゅうき | inhaler |
| **吸入酸素濃度** きゅうにゅうさんそのうど | fraction of inspiratory oxygen ($F_{I_{O_2}}$) |
| **吸入酸素分画** きゅうにゅうさんそぶんかく | fraction of inspiratory oxygen ($F_{I_{O_2}}$) |
| **吸入麻酔** きゅうにゅうますい | inhalation anesthesia |
| **吸入麻酔薬** きゅうにゅうますいやく | inhalation anesthetic drug |
| **吸入療法** きゅうにゅうりょうほう | inhalation therapy |
| **球麻痺** きゅうまひ | bulbar paralysis, bulbar palsy |
| **狭域抗生物質** きょういきこうせいぶっしつ | narrow spectrum antibiotics |
| **仰臥位** ぎょうがい | supine position |
| **仰臥位低血圧症候群** ぎょうがいていけつあつしょうこうぐん | supine hypotensive syndrome |

| | | |
|---|---|---|
| 驚愕反射 | きょうがくはんしゃ | startle reflex |
| 胸郭ポンプ機序 | きょうかくぽんぷきじょ | thoracic pump mechanism |
| 強化チューブ | きょうかちゅーぶ | reinforced tube |
| 胸腔鏡下交感神経遮断術 | きょうくうきょうかこうかんしんけいしゃだんじゅつ | endoscopic thoracic sympathectomy |
| 胸腔鏡検査 | きょうくうきょうけんさ | thoracoscopy |
| 胸腔穿刺 | きょうくうせんし | pneumocentesis, thoracentesis, thoracocentesis |
| 胸腔洗浄 | きょうくうせんじょう | pleural lavage |
| 胸腔内圧 | きょうくうないあつ | intrapleural pressure, intrathoracic pressure |
| 供血 | きょうけつ | blood donation |
| 凝血異常 | ぎょうけついじょう | coagulopathy |
| 供血者 | きょうけつしゃ | blood donor |
| 凝血性 | ぎょうけつせい | coagulability |
| 凝血薬 | ぎょうけつやく | coagulant |
| 凝固 | ぎょうこ | coagulation |
| 凝固因子 | ぎょうこいんし | coagulation factor |
| 競合作用 | きょうごうさよう | competitive action |
| 競合的拮抗 | きょうごうてききっこう | competitive antagonism |
| 競合的遮断 | きょうごうてきしゃだん | competitive block |
| 競合的阻害 | きょうごうてきそがい | competitive inhibition |
| 競合薬 | きょうごうやく | competitive drug |
| 凝固時間 | ぎょうこじかん | clotting time, coagulation time |
| 凝固障害 | ぎょうこしょうがい | coagulopathy |
| 胸骨下痛 | きょうこつかつう | retrosternal pain |
| 凝固低下 | ぎょうこていか | hypocoagulability |
| 凝固薬 | ぎょうこやく | coagulant |
| 凝固抑制因子 | ぎょうこよくせいいんし | coagulation inhibitor |
| 狭窄 | きょうさく | stenosis, stricture, constriction |
| 胸式呼吸 | きょうしきこきゅう | costal respiration, costal breathing |
| 凝集 | ぎょうしゅう | aggregation |
| 凝集素 | ぎょうしゅうそ | agglutinin |
| 凝集反応 | ぎょうしゅうはんのう | agglutination |
| 凝集薬 | ぎょうしゅうやく | coagulant |
| 強縮 | きょうしゅく | tetany |
| 狭心症 | きょうしんしょう | angina, angina pectoris (AP) |
| 狭心症発作 | きょうしんしょうほっさ | anginal attack |

| | |
|---|---|
| 狭心痛 きょうしんつう | anginal pain |
| 強心薬 きょうしんやく | cardiac stimulant, cardiotonic drug, positive inotropic drug |
| 強心利尿薬 きょうしんりにょうやく | cardiotonic diuretic |
| 胸水 きょうすい | pleural effusion, pleural exudate, pleural fluid |
| 行政解剖 ぎょうせいかいぼう | administrative autopsy |
| 強制機械換気 きょうせいきかいかんき | mandatory mechanical ventilation |
| 強制呼吸 きょうせいこきゅう | forced breath |
| 強制輸液療法 きょうせいゆえきりょうほう | forced fluid therapy |
| 強直 きょうちょく | rigidity |
| 強直性痙攣 きょうちょくせいけいれん | tonic convulsion, tonic cramp |
| 強直性伸展 きょうちょくせいしんてん | tonic extension |
| 共通房室弁口 きょうつうぼうしつべんこう | atrioventricular canal |
| 共同運動消失 きょうどううんどうしょうしつ | asynergy |
| 共同運動不能 きょうどううんどうふのう | asynergy |
| 共同注視 きょうどうちゅうし | conjugate gaze |
| 胸部圧迫 きょうぶあっぱく | chest thrust |
| 胸部圧迫器 きょうぶあっぱくき | chest thumper |
| 胸部外科麻酔 きょうぶげかますい | thoracic anesthesia |
| 共沸混合物 きょうふつこんごうぶつ | azeotropic mixture |
| 胸壁陥凹 きょうへきかんおう | chest wall retraction |
| 胸壁動揺 きょうへきどうよう | flail chest |
| 胸膜外気胸 きょうまくがいききょう | extrapleural pneumothorax |
| 胸膜下嚢胞 きょうまくかのうほう | bleb |
| 胸膜滲出液 きょうまくしんしゅつえき | pleural effusion, pleural exudate |
| 胸膜穿刺 きょうまくせんし | thoracentesis, thoracocentesis |
| 胸膜内鎮痛 きょうまくないちんつう | intrapleural analgesia |
| 共役塩基 きょうやくえんき | conjugate base |
| 共役酸 きょうやくさん | conjugate acid |
| 共有結合 きょうゆうけつごう | covalent binding |
| 局所灌流 きょくしょかんりゅう | regional perfusion |
| 局所鎮痛 きょくしょちんつう | regional analgesia |
| 局所脳血流[量] きょくしょのうけつりゅう[りょう] | regional cerebral blood flow (rCBF) |
| 局所ブロック きょくしょぶろっく | regional block |
| 局所壁運動 きょくしょへきうんどう | regional wall motion (RWM) |
| 局所麻酔 きょくしょますい | local anesthesia, regional anesthesia |

| | |
|---|---|
| 局所麻酔薬 きょくしょますいやく | local anesthetic drug |
| 局所冷却 きょくしょれいきゃく | local hypothermia, regional cooling, regional hypothermia |
| 極性 きょくせい | polarity |
| 極量 きょくりょう | maximum [tolerance] dose |
| 虚血 きょけつ | ischemia |
| 虚血再灌流傷害 きょけつさいかんりゅうしょうがい | ischemia and reperfusion injury |
| 虚血性心疾患 きょけつせいしんしっかん | ischemic heart disease (IHD) |
| 虚血性精神症候群 きょけつせいせいしんしょうこうぐん | ischemic mental syndrome |
| 拒絶 きょぜつ | rejection |
| 巨大舌[症] きょだいぜつ[しょう] | macroglossia |
| 虚脱 きょだつ | collapse |
| 去痰薬 きょたんやく | expectorant [drug] |
| 許容度 きょようど | tolerance |
| 許容量 きょようりょう | allowance |
| キリキリ痛 きりきりつう | griping pain |
| 起立位 きりつい | upright position |
| 起立性低血圧 きりつせいていけつあつ | orthostatic hypotension |
| 筋萎縮 きんいしゅく | muscle atrophy |
| 筋萎縮性側索硬化症 きんいしゅくせいそくさくこうかしょう | amyotrophic lateral sclerosis |
| 禁忌 きんき | contraindication |
| 緊急 きんきゅう | emergency |
| 緊急手術 きんきゅうしゅじゅつ | emergency operation, emergency surgery |
| 筋緊張 きんきんちょう | muscle tone |
| 筋筋膜疼痛症候群 きんきんまくとうつうしょうこうぐん | myofascial pain syndrome |
| 菌血症 きんけつしょう | bacteremia |
| 筋硬直 きんこうちょく | muscle rigidity |
| 筋弛緩 きんしかん | muscular relaxation |
| 筋弛緩薬 きんしかんやく | muscle relaxant |
| 筋収縮 きんしゅうしゅく | muscle twitch |
| 筋収縮性頭痛 きんしゅうしゅくせいずつう | muscle contraction headache |
| 菌体外毒素 きんたいがいどくそ | exotoxin |
| 禁断症候群 きんだんしょうこうぐん | abstinence syndrome |

| | |
|---|---|
| 禁断症状 きんだんしょうじょう | abstinence symptom, withdrawal symptom |
| 緊張気胸 きんちょうききょう | tension pneumothorax |
| 緊張筋 きんちょうきん | tonic muscle |
| 緊張亢進 きんちょうこうしん | hypertonicity |
| 緊張性気胸 きんちょうせいききょう | tension pneumothorax |
| 緊張性頚反射 きんちょうせいけいはんしゃ | tonic neck reflex |
| 緊張性頭痛 きんちょうせいずつう | tension headache |
| 緊張低下 きんちょうていか | hypotonicity |
| 緊張低下の きんちょうていかの | hypotonic |
| 筋電図 きんでんず | electromyogram (EMG) |
| 筋肉痛 きんにくつう | muscle pain, myalgia |
| 筋無緊張[症] きんむきんちょう[しょう] | amyotonia |
| 筋無力症クリーゼ きんむりょくしょうくりーぜ | myasthenic crisis |
| 筋無力症候群 きんむりょくしょうこうぐん | myasthenic syndrome |
| 筋無力性反応 きんむりょくせいはんのう | myasthenic reaction |

# 【く】

| | |
|---|---|
| 区域鎮痛 くいきちんつう | regional analgesia |
| 区域ブロック くいきぶろっく | regional block |
| 区域壁運動 くいきへきうんどう | segmental wall motion (SWM) |
| 区域麻酔 くいきますい | regional anesthesia |
| 空気液面 くうきえきめん | air fluid level |
| 空気嚥下[症] くうきえんげ[しょう] | aerophagia |
| 空気開放弁 くうきかいほうべん | air release valves |
| 空気飢餓 くうききが | air hunger |
| 空気塞栓[症] くうきそくせん[しょう] | air embolism |
| 空気トラッピング くうきとらっぴんぐ | air trapping |
| 偶発死 ぐうはつし | accidental death |
| 偶発症 ぐうはつしょう | accident |
| 偶発性高熱[症] ぐうはつせいこうねつ[しょう] | inadvertent hyperthermia |
| 偶発的硬膜穿刺 ぐうはつてきこうまくせんし | accidental dural puncture |
| 偶発抜管 ぐうはつばっかん | accidental extubation |
| 空腹時血糖 くうふくじけっとう | fasting blood sugar (FBS) |
| クエン酸回路 くえんさんかいろ | citric acid cycle |
| 区画分析 くかくぶんせき | compartment analysis |

|  |  |  |
|---|---|---|
| 駆血帯 | くけつたい | tourniquet |
| 駆血帯痛 | くけつたいつう | tourniquet pain |
| くしゃみ反射 | くしゃみはんしゃ | nasal reflex |
| くしゃみ発作 | くしゃみほっさ | paroxysmal sneeze |
| 駆出時間 | くしゅつじかん | ejection time (ET) |
| 駆出性雑音 | くしゅつせいざつおん | ejection murmur |
| 駆出率 | くしゅつりつ | ejection fraction (EF) |
| クスマウル(Kussmaul)呼吸 | くすまうるこきゅう | Kussmaul respiration |
| クスマウル(Kussmaul)脈 | くすまうるみゃく | Kussmaul pulse, paradoxical pulse |
| 口呼吸 | くちこきゅう | mouth respiration |
| 口対口呼吸 | くちたいくちこきゅう | mouth-to-mouth breathing |
| 口対口式換気 | くちたいくちしきかんき | mouth-to-mouth ventilation |
| 口対鼻呼吸 | くちたいはなこきゅう | mouth-to-nose breathing |
| 口対鼻式換気 | くちたいはなしきかんき | mouth-to-nose ventilation |
| 口閉鎖圧 | くちへいさあつ | mouth occlusion pressure |
| 屈曲環軸歯突起間距離 | くっきょくかんじくしとっきかんきょり | adduction atlantodental distance (ADD) |
| くも膜下出血 | くもまくかしゅっけつ | subarachnoid hemorrhage (SAH) |
| くも膜下神経破壊ブロック | くもまくかしんけいはかいぶろっく | subarachnoid neurolytic block, intrathecal neurolytic block |
| くも膜下注入 | くもまくかちゅうにゅう | intrathecal injection, subarachnoid injection |
| くも膜下フェノールブロック | くもまくかふぇのーるぶろっく | subarachnoid phenol block |
| くも膜下ブロック | くもまくかぶろっく | subarachnoid block, intrathecal block |
| くも膜下麻酔 | くもまくかますい | subarachnoid anesthesia, intrathecal anesthesia, spinal anesthesia |
| クラーク型酸素電極 | くらーくがたさんそでんきょく | Clark oxygen electrode |
| クラーレ化 | くらーれか | curarization |
| グラスゴー(Glasgow)昏睡尺度 | ぐらすごーこんすいしゃくど | Glasgow coma scale (GCS) |
| クレアチニンクリアランス | くれあちにんくりあらんす | creatinine clearance (Ccr) |
| クロストーク | くろすとーく | cross-talk |
| クロモソーム | くろもそーむ | chromosome |
| 群発頭痛 | ぐんぱつずつう | cluster headache |

| | |
|---|---|
| 群発抑止 ぐんぱつよくし | burst suppression |

# 【け】

| | |
|---|---|
| 計画研究 けいかくけんきゅう | prospective study |
| 経カテーテル塞栓[術] けいかてーてるそくせん[じゅつ] | transcatheter embolization |
| 経カテーテル動脈塞栓[術] けいかてーてるどうみゃくそくせん[じゅつ] | transcatheter arterial embolization (TAE) |
| 経気管支肺生検 けいきかんしはいせいけん | transbronchial lung biopsy (TBLB) |
| 経気管的表面麻酔 けいきかんてきひょうめんますい | transtracheal anesthesia |
| 経口エアウェイ けいこうえあうぇい | oral airway, oropharyngeal airway |
| 経口気管チューブ けいこうきかんちゅーぶ | orotracheal tube |
| 経口摂取 けいこうせっしゅ | oral intake |
| 経口挿管 けいこうそうかん | oral intubation, oropharyngeal intubation, orotracheal intubation |
| 経喉頭麻酔 けいこうとうますい | translaryngeal anesthesia |
| 経口投与 けいこうとうよ | oral administration |
| 経口ブドウ糖負荷試験 けいこうぶどうとうふかしけん | oral glucose tolerance test (OGTT) |
| 警告反応 けいこくはんのう | alarm reaction |
| 傾斜試験 けいしゃしけん | tilt test |
| 痙縮 けいしゅく | spasm |
| 軽症球麻痺 けいしょうきゅうまひ | bulbar palsy |
| 経静脈的心房中隔穿刺法 けいじょうみゃくてきしんぼうちゅうかくせんしほう | Brockenbrough method |
| 経食道心エコー法 けいしょくどうしんえこーほう | transesophageal echocardiography (TEE) |
| 頚神経叢ブロック けいしんけいそうぶろっく | cervical plexus block |
| 係数 けいすう | coefficient, index |
| 痙性 けいせい | spasticity |
| 形成不全 けいせいふぜん | aplasia |
| 痙性麻痺 けいせいまひ | spastic paralysis |
| 経仙骨孔ブロック けいせんこつこうぶろっく | transsacral block |
| 携帯型心電図監視 けいたいがたしんでんずかんし | ambulatory electrocardiographic monitoring |
| 経腟法 けいちつほう | transvaginal technique |

| | |
|---|---|
| 経腸栄養 けいちょうえいよう | enteral nutrition |
| 痙直 けいちょく | spasticity |
| 頚椎症 けいついしょう | cervical spondylosis |
| 経頭蓋ドプラー超音波法 けいとうがいどぷらーちょうおんぱほう | transcranial Doppler ultrasonography |
| 頚動脈小体反射 けいどうみゃくしょうたいはんしゃ | carotid body reflex |
| 頚動脈体 けいどうみゃくたい | carotid body |
| 頚動脈体化学受容体 けいどうみゃくたいかがくじゅようたい | carotid body chemoreceptor |
| 頚動脈洞圧受容体 けいどうみゃくどうあつじゅようたい | carotid sinus baroreceptor |
| 頚動脈洞反射 けいどうみゃくどうはんしゃ | carotid sinus reflex |
| ゲイトコントロール説 げいとこんとろーるせつ | gate-control theory |
| 経尿道的前立腺摘出[術] けいにょうどうてきぜんりつせんてきしゅつ[じゅつ] | transurethral resection of prostate (TUR-P) |
| 経尿道的膀胱腫瘍摘出[術] けいにょうどうてきぼうこうしゅようてきしゅつ[じゅつ] | transurethral resection of bladder tumor (TUR-Bt) |
| 経鼻胃管 けいびいかん | nasogastric tube (NG tube) |
| 経鼻エアウェイ けいびえあうぇい | nasal airway, nasopharyngeal airway |
| 経鼻カテーテル けいびかてーてる | transnasal catheter |
| 経鼻気管チューブ けいびきかんちゅーぶ | nasotracheal tube |
| 経皮気管内注射 けいひきかんないちゅうしゃ | transtracheal injection |
| 経皮吸収 けいひきゅうしゅう | transdermal absorption, percutaneous absorption |
| 経鼻吸入法 けいびきゅうにゅうほう | nasal insufflation |
| 経皮経肝胆道ドレナージ けいひけいかんたんどうどれなーじ | percutaneous transhepatic cholangiodrainage (PTCD) |
| 経皮経管的冠動脈形成[術] けいひけいかんてきかんどうみゃくけいせい[じゅつ] | percutaneous transluminal coronary angioplasty (PTCA) |
| 経皮経管的冠動脈再開通[術] けいひけいかんてきかんどうみゃくさいかいつう[じゅつ] | percutaneous transluminal coronary recanalization (PTCR) |
| 経鼻吹送法 けいびすいそうほう | nasal insufflation |
| 経鼻挿管 けいびそうかん | nasal intubation, nasotracheal intubation |
| 経皮的コルドトミ けいひてきこるどとみ | percutaneous cordotomy |

| | |
|---|---|
| 経皮的心肺補助 けいひてきしんぱいほじょ | percutaneous cardiopulmonary support (PCPS) |
| 経皮的電気神経刺激 けいひてきでんきしんけいしげき | transcutaneous electrical nerve stimulation (TENS) |
| 頸部脊椎症 けいぶせきついしょう | cervical spondylosis |
| 傾眠 けいみん | somnolence |
| 痙攣 けいれん | convulsion, cramp, spasm |
| 頸腕神経痛 けいわんしんけいつう | cervicobrachial pain |
| 頸腕痛 けいわんつう | cervicobrachial pain |
| 劇症肝炎 げきしょうかんえん | fulminant hepatitis |
| 劇症高熱 げきしょうこうねつ | fulminant hyperthermia |
| 激痛 げきつう | intense pain, agonizing pain |
| 下剤 げざい | cathartic |
| 血圧日内変動 けつあつにちないへんどう | circadian blood pressure |
| 血液型適合 けつえきがたてきごう | blood group compatibility |
| 血液型判定 けつえきがたはんてい | blood typing, blood grouping |
| 血液型不適合 けつえきがたふてきごう | blood group incompatibility |
| 血液灌流 けつえきかんりゅう | hemoperfusion, blood perfusion |
| 血液凝固 けつえきぎょうこ | blood clotting, blood coagulation |
| 血液凝固因子 けつえきぎょうこいんし | blood coagulation factor |
| 血液減少 けつえきげんしょう | oligemia |
| 血液浄化 けつえきじょうか | blood purification |
| 血液製剤 けつえきせいざい | blood product, blood preparation |
| 血液胎盤関門 けつえきたいばんかんもん | blood placental barrier |
| 血液透析 けつえきとうせき | hemodialysis (HD) |
| 血液透析器 けつえきとうせきき | hemodialyzer |
| 血液透析濾過 けつえきとうせきろか | hemodiafiltration (HDF) |
| 血液粘度 けつえきねんど | blood viscosity |
| 血液脳関門 けつえきのうかんもん | blood brain barrier (BBB) |
| 血液濃縮 けつえきのうしゅく | hemoconcentration |
| 血液培養 けつえきばいよう | blood culture |
| 血液分布 けつえきぶんぷ | blood distribution |
| 血液保存 けつえきほぞん | blood preservation |
| 血液量 けつえきりょう | blood volume (BV) |
| 血液量過負荷 けつえきりょうかふか | circulatory overload |
| 血液濾過 けつえきろか | hemofiltration (HF) |
| 血管運動神経 けっかんうんどうしんけい | vasomotor nerve |

| | | |
|---|---|---|
| 血管運動神経調節 | けっかんうんどうしんけいちょうせつ | vasomotor regulation |
| 血管運動中枢 | けっかんうんどうちゅうすう | vasomotor center |
| 血管外液 | けっかんがいえき | extravascular fluid |
| 血管外肺水分量 | けっかんがいはいすいぶんりょう | extravascular lung volume |
| 血管外膜細胞 | けっかんがいまくさいぼう | adventitial cell |
| 血管外遊出 | けっかんがいゆうしゅつ | extravasation |
| 血管拡張 | けっかんかくちょう | vasodila[ta]tion, angiectasia |
| 血管拡張神経 | けっかんかくちょうしんけい | vasodilator nerve |
| 血管拡張薬 | けっかんかくちょうやく | vasodilator |
| 血管拡張療法 | けっかんかくちょうりょうほう | vasodilator therapy |
| 血管虚脱 | けっかんきょだつ | vascular collapse |
| 血管形成[術] | けっかんけいせい[じゅつ] | angioplasty |
| 血管雑音 | けっかんざつおん | bruit |
| 血管作動薬 | けっかんさどうやく | vasoactive drug |
| 血管収縮 | けっかんしゅうしゅく | vasoconstriction |
| 血管収縮薬 | けっかんしゅうしゅくやく | vasoconstrictor |
| 血管床 | けっかんしょう | vascular bed |
| 血管新生 | けっかんしんせい | angiogenesis |
| 血管スパズム | けっかんすぱずむ | angiospasm |
| 血管性神経痛 | けっかんせいしんけいつう | angioneuralgia |
| 血管性浮腫 | けっかんせいふしゅ | angioedema |
| 血管造影 | けっかんぞうえい | angiography |
| 血管造影図 | けっかんぞうえいず | angiogram |
| 血管痛 | けっかんつう | angialgia |
| 血管動画撮影 | けっかんどうがさつえい | cineangiography |
| 血管内凝固 | けっかんないぎょうこ | intravascular coagulation |
| 血管内視鏡法 | けっかんないしきょうほう | angioscopy |
| 血管内膜切除 | けっかんないまくせつじょ | endarterectomy |
| 血管迷走神経反射 | けっかんめいそうしんけいはんしゃ | vasovagal reflex |
| 血管抑制神経 | けっかんよくせいしんけい | vasodepressor |
| 血管攣縮 | けっかんれんしゅく | vasospasm, angiospasm |
| 血気胸 | けっききょう | hemopneumothorax, pneumohemothorax |
| 血球凝集 | けっきゅうぎょうしゅう | sludging |
| 血胸 | けっきょう | hemothorax |
| 結合水 | けつごうすい | bound water |

| | |
|---|---|
| 結合性 けつごうせい | affinity |
| 結合部位 けつごうぶい | binding site |
| 血行力学 けっこうりきがく | hemodynamics |
| 血腫 けっしゅ | hematoma |
| 血漿 けっしょう | blood plasma |
| 血漿吸着 けっしょうきゅうちゃく | plasma absorption (PA) |
| 血漿交換 けっしょうこうかん | plasma exchange (PE), plasmapheresis |
| 血漿増量剤 けっしょうぞうりょうざい | plasma expander, plasma substitute, plasma volume expander |
| 血漿タンパク けっしょうたんぱく | plasma protein |
| 血漿トロンボプラスチン前駆物質 けっしょうとろんぼぷらすちんぜんくぶっしつ | plasma thromboplastin antecedent (PTA) |
| 血小板 けっしょうばん | platelet, thrombocyte |
| 血小板活性化因子 けっしょうばんかっせいかいんし | platelet-activating factor (PAF) |
| 血小板活性化凝固試験 けっしょうばんかっせいかぎょうこしけん | platelet-activated clotting test |
| 血小板凝集 けっしょうばんぎょうしゅう | platelet aggregation |
| 血小板凝集抑制薬 けっしょうばんぎょうしゅうよくせいやく | platelet aggregation inhibitor |
| 血小板減少 けっしょうばんげんしょう | thrombocytopenia |
| 血小板濃厚液 けっしょうばんのうこうえき | platelet concentrate |
| 血小板無力症 けっしょうばんむりょくしょう | thrombasthenia |
| 血小板輸血 けっしょうばんゆけつ | platelet transfusion |
| 血漿分離 けっしょうぶんり | plasmapheresis |
| 血漿量 けっしょうりょう | plasma volume |
| 血清コリンエステラーゼ けっせいこりんえすてらーぜ | serum cholinesterase |
| 血性穿刺《くも膜穿刺時の》けっせいせんし | bloody tap |
| 結石 けっせき | stone, calculus |
| 血栓 けっせん | thrombus |
| 血栓症 けっせんしょう | thrombosis |
| 血栓除去 けっせんじょきょ | thrombectomy |
| 血栓塞栓 けっせんそくせん | thrombotic embolism |
| 血栓塞栓症 けっせんそくせんしょう | thromboembolism |
| 血栓弾性描写器 けっせんだんせいびょうしゃき | thromboelastograph |
| 血中尿素窒素 けっちゅうにょうそちっそ | blood urea nitrogen (BUN) |

| | |
|---|---|
| 血中濃度 けっちゅうのうど | blood concentration |
| 血中濃度曲線下面積 けっちゅうのうどきょくせんかめんせき | area under curve (AUC) |
| 結腸切除 けっちょうせつじょ | colectomy |
| 血尿 けつにょう | hematuria |
| 結膜反射 けつまくはんしゃ | conjunctival reflex |
| 血流計 けつりゅうけい | blood flowmeter |
| 血流再開 けつりゅうさいかい | reflow |
| 血流速度 けつりゅうそくど | blood flow velocity |
| 血流抵抗 けつりゅうていこう | flow resistance |
| 血流停滞 けつりゅうていたい | blood stagnation |
| 血流[量] けつりゅう[りょう] | blood flow |
| ケトアシドーシス けとあしどーしす | ketoacidosis |
| ケトーシス けとーしす | ketosis |
| 解毒 げどく | detoxication |
| 解毒薬 げどくやく | antidote |
| ケトル流量 けとるりゅうりょう | kettle flow |
| ケトン血[症] けとんけつ[しょう] | ketonemia |
| ケトン体 けとんたい | ketone body |
| ケトン尿 けとんにょう | ketonuria |
| 解熱薬 げねつやく | antipyretic |
| 減圧 げんあつ | decompression |
| 減圧管 げんあつかん | vent tube |
| 減圧計 げんあつけい | reducing gauge |
| 減圧室 げんあつしつ | decompression chamber |
| 減圧手術 げんあつしゅじゅつ | decompression surgery |
| 減圧症 げんあつしょう | decompression sickness |
| 減圧チューブ げんあつちゅーぶ | vent tube |
| 減圧弁 げんあつべん | reducing valve |
| 検案書 けんあんしょ | medical certificate |
| 牽引反射 けんいんはんしゃ | traction reflex |
| 眩暈 げんうん, めまい | vertigo, dizziness |
| 限界値 げんかいち | threshold |
| 限外濾過 げんがいろか | ultrafiltration |
| 幻覚 げんかく | hallucination |
| 幻覚効果 げんかくこうか | hallucinogenic effects |
| 幻覚薬 げんかくやく | hallucinogen |
| 減感作 げんかんさ | desensitization |

| | | |
|---|---|---|
| 嫌気性感染[症] | けんきせいかんせん[しょう] | anaerobic infection |
| 嫌気性菌 | けんきせいきん | anaerobe, anaerobic bacteria |
| 嫌気性呼吸 | けんきせいこきゅう | anaerobic respiration |
| 嫌気性生物 | けんきせいせいぶつ | anaerobe |
| 嫌気性代謝 | けんきせいたいしゃ | anaerobic metabolism |
| 嫌気培養 | けんきばいよう | anaerobic culture |
| 健康診断 | けんこうしんだん | medical check-up |
| 減算血管撮影 | げんさんけっかんさつえい | digital substraction angiography (DSA) |
| 検死 | けんし | autopsy |
| 幻肢痛 | げんしつう | phantom [limb] pain |
| 懸滴法《硬膜外腔穿刺の》 | けんてきほう | hanging-drop method |
| 見当識 | けんとうしき | orientation |
| 見当識障害 | けんとうしきしょうがい | disorientation, impaired orientation, orientation disturbance |
| ケント(Kent)束 | けんとそく | Kent bundle |
| 検尿 | けんにょう | urinalysis |
| 原発性肺高血圧症 | げんぱつせいはいこうけつあつしょう | primary pulmonary hypertension |
| 原発性肺胞低換気症候群 | げんぱつせいはいほうていかんきしょうこうぐん | primary alveolar hypoventilation syndrome |
| 腱反射 | けんはんしゃ | tendon reflex |
| 健忘 | けんぼう | amnesia |

# 【こ】

| | | |
|---|---|---|
| 高圧酸素 | こうあつさんそ | oxygen under high pressure (OHP) |
| 高圧蒸気滅菌器 | こうあつじょうきめっきんき | autoclave |
| 降圧反射 | こうあつはんしゃ | depressor reflex |
| 高圧漏れ試験 | こうあつもれしけん | high-pressure leak test |
| 降圧薬 | こうあつやく | antihypertensive drug, hypotensive drug |
| 抗アレルギー薬 | こうあれるぎーやく | antiallergic drug |
| 広域抗生物質 | こういきこうせいぶっしつ | broad spectrum antibiotics |
| 後遺症 | こういしょう | sequela |
| 高位脊髄くも膜下麻酔 | こういせきずいくもまくかますい | high spinal anesthesia |
| 高位脊麻 | こういせきま | high spinal anesthesia |

| | |
|---|---|
| 高インスリン血[症] こういんすりんけつ[しょう] | hyperinsulinemia |
| 口咽頭エアウェイ こういんとうえあうぇい | oropharyngeal airway |
| 抗うつ薬 こううつやく | antidepressant [drug] |
| 抗炎症薬 こうえんしょうやく | anti-inflammatory drug |
| 高塩素血[症] こうえんそけつ[しょう] | hyperchloremia |
| 高塩素性アシドーシス こうえんそせいあしどーしす | hyperchloremic acidosis |
| 抗エンドトキシン こうえんどときしん | antiendotoxin |
| 口蓋垂口蓋咽頭形成[術] こうがいすいこうがいいんとうけいせい[じゅつ] | uvulopalatopharyngoplasty (UPPP) |
| 効果器 こうかき | effector organ |
| 後過分極 こうかぶんきょく | after hyperpolarization |
| 高カリウム血[症] こうかりうむけつ[しょう] | hyperkalemia, hyperpotassemia |
| 高カルシウム血[症] こうかるしうむけつ[しょう] | hypercalcemia |
| 高カロリー栄養法 こうかろりーえいようほう | hyperalimentation |
| 高カロリー輸液 こうかろりーゆえき | intravenous hyperalimentation (IVH) |
| 交感神経依存性疼痛 こうかんしんけいいぞんせいとうつう | sympathetically maintained pain (SMP) |
| 交感神経作動薬 こうかんしんけいさどうやく | sympathicomimetic drug |
| 交感神経遮断薬 こうかんしんけいしゃだんやく | sympatholytic drug |
| 交感神経反応遮断最小肺胞濃度 こうかんしんけいはんのうしゃだんさいしょうはいほうのうど | MAC of blocking adrenergic response (MAC-BAR) |
| 交感神経非依存性疼痛 こうかんしんけいひいぞんせいとうつう | sympathetically independent pain (SIP) |
| 交感神経副腎髄質系 こうかんしんけいふくじんずいしつけい | sympathico-adrenal system |
| 交感神経様作用 こうかんしんけいようさよう | sympathomimetic action |
| 交換輸血 こうかんゆけつ | exchange transfusion |
| 高[気]圧酸素化 こう[き]あつさんそか | hyperbaric oxygenation |
| 高[気]圧酸素室 こう[き]あつさんそしつ | hyperbaric oxygen chamber |
| 高[気]圧酸素療法 こう[き]あつさんそりょうほう | hyperbaric oxygen therapy (HBO) |
| 好気性感染 こうきせいかんせん | aerobic infection |
| 好気性代謝 こうきせいたいしゃ | aerobic metabolism |
| 後弓反張 こうきゅうはんちょう | opisthotonus |

| 抗凝固薬 こうぎょうこやく | anticoagulant [drug] |
| 抗凝固療法 こうぎょうこりょうほう | anticoagulation |
| 抗凝集素 こうぎょうしゅうそ | antiagglutinin |
| 抗菌作用 こうきんさよう | antibiotic action |
| 抗菌スペクトル こうきんすぺくとる | antibacterial spectrum |
| 抗菌薬 こうきんやく | antimicrobial drug |
| 後屈 こうくつ | backward tilt |
| 抗クラーレ効果 こうくらーれこうか | anticurare effect |
| 抗痙攣薬 こうけいれんやく | anticonvulsant, anticonvulsive drug, antispasmodic drug |
| 高血圧性心疾患 こうけつあつせいしんしっかん | hypertensive heart disease (HHD) |
| 高血圧反応 こうけつあつはんのう | hypertensive response |
| 抗血小板薬 こうけっしょうばんやく | antiplatelet drug, antithrombocytic drug |
| 抗血小板療法 こうけっしょうばんりょうほう | antiplatelet therapy |
| 抗血栓症薬 こうけっせんしょうやく | antithrombotic drug |
| 高血糖 こうけっとう | hyperglycemia |
| 高血糖ショック こうけっとうしょっく | hyperglycemic shock |
| 抗原 こうげん | antigen (Ag) |
| 抗原特異性 こうげんとくいせい | antigenic specificity |
| 交互脈 こうごみゃく | alternating pulse |
| 抗コリンエステラーゼ こうこりんえすてらーぜ | anticholinesterase |
| 抗コリン作動薬 こうこりんさどうやく | anticholinergic [drug] |
| 交差汚染 こうさおせん | cross contamination |
| 交差回路 こうさかいろ | cross-talk |
| 交差過敏性 こうさかびんせい | cross sensitivity |
| 交差感染 こうさかんせん | cross infection |
| 交差試験《血液の》 こうさしけん | crossmatch |
| 交差試験《実験の》 こうさしけん | cross-over design, cross-over trial |
| 交差循環 こうさじゅんかん | crosscirculation |
| 交差性閾値修飾 こうさせいいきちしゅうしょく | cross-modality threshold |
| 交差耐性 こうさたいせい | cross resistance, cross tolerance |
| 交差適合試験 こうさてきごうしけん | crossmatch |
| 広作動域ニューロン こうさどういきにゅーろん | wide dynamic range neuron (WDRN) |
| 交差法 こうさほう | cross-over design |
| 高酸素血[症] こうさんそけつ[しょう] | hyperoxemia |

|  |  |
|---|---|
| 高酸素[症] こうさんそ[しょう] | hyperoxia, hyperoxidation |
| 公式 こうしき | formula, equation |
| 膠質浸透圧 こうしつしんとうあつ | colloid oncotic pressure, colloid osmotic pressure, oncotic pressure |
| 後縦靱帯骨化症 こうじゅうじんたいこつかしょう | ossification of posterior longitudinal ligament (OPLL) |
| 高周波電気的凝固術 こうしゅうはでんきてきぎょうこじゅつ | radiofrequency thermocoagulation |
| 拘縮 こうしゅく | contracture |
| 恒常性 こうじょうせい | homeostasis |
| 甲状腺クリーゼ こうじょうせんくりーぜ | thyroid crisis |
| 甲状腺中毒発症 こうじょうせんちゅうどくはっしょう | thyroid crisis |
| 抗ショック こうしょっく | antishock |
| 抗侵害受容[作用] こうしんがいじゅよう[さよう] | antinociception |
| 抗侵害性下行性抑制系 こうしんがいせいかこうせいよくせいけい | antinociceptive descending system |
| 抗真菌薬 こうしんきんやく | antifungal |
| 亢進状態 こうしんじょうたい | hyperdynamic state |
| 高浸透圧 こうしんとうあつ | hyperosmosis |
| 高浸透圧性非ケトン性糖尿病昏睡 こうしんとうあつせいひけとんせいとうにょうびょうこんすい | hyperosmolar nonketotic diabetic coma (HNDC) |
| 高浸透性 こうしんとうせい | hypertonicity |
| 後水晶体線維形成 こうすいしょうたいせんいけいせい | retrolenthal fibroplasia (RLF) |
| 較正 こうせい | calibration |
| 構成型一酸化窒素合成酵素 こうせいがたいっさんかちっそごうせいこうそ | constitutive nitric oxide synthase (cNOS) |
| 向精神薬 こうせいしんやく | psychotropic drug |
| 抗制吐薬 こうせいとやく | antiemetic |
| 抗生物質 こうせいぶっしつ | antibiotic [agent] |
| 抗生物質抵抗性 こうせいぶっしつていこうせい | antibiotic resistance |
| 抗線溶薬 こうせんようやく | antifibrolytic agent |
| 梗塞 こうそく | infarction |
| 高速液体クロマトグラフィ こうそくえきたいくろまとぐらふぃ | high performance liquid chromatography (HPLC) |

| | |
|---|---|
| 酵素阻害 こうそそがい | enzyme inhibition |
| 酵素誘導 こうそゆうどう | enzyme induction |
| 交代 こうたい | alternance |
| 抗体 こうたい | antibody |
| 高体温 こうたいおん | hyperthermia, hyperpyrexia |
| 抗体価 こうたいか | antibody titer |
| 交代速度 こうたいそくど | turnover rate |
| 交代脈 こうたいみゃく | alternating pulsus, pulsus alterans |
| 交代率 こうたいりつ | turnover rate |
| 叩打性アロディニア こうだせいあろでぃにあ | stroking allodynia |
| 叩打性異痛 こうだせいいつう | stroking allodynia |
| 後脱分極 こうだつぶんきょく | afterdepolarization |
| 高窒素血[症] こうちっそけつ[しょう] | azotemia |
| 高地肺水腫 こうちはいすいしゅ | high altitude lung edema |
| 紅潮 こうちょう | blush |
| 高張 こうちょう | hypertonicity |
| 高張液 こうちょうえき | hypertonic solution |
| 高張性脱水 こうちょうせいだっすい | hypertonic dehydration |
| 硬直 こうちょく | rigidity |
| 紅痛症 こうつうしょう | erythromelalgia |
| 後電位 こうでんい | afterpotential |
| 後天性免疫不全症候群 こうてんせいめんえきふぜんしょうこうぐん | acquired immunodeficiency syndrome (AIDS) |
| 光電比色計 こうでんひしょくけい | photoelectric colorimeter |
| 光電分光光度計 こうでんぶんこうこうどけい | photoelectric spectrophotometer |
| 後天免疫 こうてんめんえき | acquired immunity |
| 喉頭蓋炎 こうとうがいえん | epiglottitis |
| 喉頭蓋結節 こうとうがいけっせつ | epiglottic tubercle |
| 喉頭蓋軟骨 こうとうがいなんこつ | epiglottic cartilage |
| 喉頭鏡 こうとうきょう | laryngoscope |
| 喉頭鏡検査 こうとうきょうけんさ | laryngoscopy |
| 喉頭狭窄 こうとうきょうさく | laryngeal stenosis |
| 喉頭痙攣 こうとうけいれん | laryngospasm |
| 口頭式疼痛スコアー こうとうしきとうつうすこあー | verbal rating pain score |
| 喉頭軟化 こうとうなんか | laryngomalacia |
| 喉頭肉芽腫 こうとうにくげしゅ | laryngeal granuloma |
| 喉頭反射 こうとうはんしゃ | laryngeal reflex |

|  |  |
|---|---|
| 喉頭浮腫 こうとうふしゅ | laryngeal edema |
| 抗毒素 こうどくそ | antitoxin |
| 抗内毒素 こうないどくそ | antiendotoxin |
| 高ナトリウム血[症] こうなとりうむけつ[しょう] | hypernatremia |
| 高二酸化炭素[症] こうにさんかたんそ[しょう] | hypercapnia, hypercarbia |
| 高二酸化炭素許容人工換気 こうにさんかたんそきょようじんこうかんき | permissive hypercapnia |
| 高乳酸血[症] こうにゅうさんけつ[しょう] | hyperlactacidemia |
| 高熱 こうねつ | hyperthermia |
| 高拍出量性心不全 こうはくしゅつりょうせいしんふぜん | high-output heart failure |
| 後発痛 こうはつつう | delayed pain |
| 高比重液 こうひじゅうえき | hyperbaric solution |
| 抗ヒスタミン薬 こうひすたみんやく | antihistaminic drug |
| 高頻度ジェット換気 こうひんどじぇっとかんき | high-frequency jet ventilation (HFJV) |
| 高頻度振動 こうひんどしんどう | high-frequency oscillation (HFO) |
| 高頻度陽圧換気 こうひんどようあつかんき | high-frequency positive pressure ventilation (HFPPV) |
| 抗不安薬 こうふあんやく | anxiolytic drug, antianxiety drug |
| 後負荷 こうふか | afterload |
| 後負荷軽減 こうふかけいげん | afterload reduction |
| 項部挙上 こうぶきょじょう | neck lift |
| 抗不整脈薬 こうふせいみゃくやく | antiarrhythmic [drug] |
| 興奮 こうふん | excitation, agitation |
| 興奮期 こうふんき | excitement stage, stage of excitation |
| 興奮収縮連関 こうふんしゅうしゅくれんかん | excitation-contraction coupling (ECC) |
| 興奮性シナプス後電位 こうふんせいしなぷすこうでんい | excitatory postsynaptic potential (EPSP) |
| 興奮伝導系 こうふんでんどうけい | conduction system |
| 興奮膜 こうふんまく | excitable membrane |
| 興奮薬 こうふんやく | analeptic drug, stimulant |
| 硬膜外カテーテル こうまくがいかてーてる | epidural catheter |
| 硬膜外腔 こうまくがいくう | epidural space |
| 硬膜外血腫 こうまくがいけっしゅ | epidural hematoma |
| 硬膜外出血 こうまくがいしゅっけつ | epidural hemorrhage |
| 硬膜外注入 こうまくがいちゅうにゅう | epidural injection |

| | |
|---|---|
| 硬膜外鎮痛 こうまくがいちんつう | epidural analgesia |
| 硬膜外麻酔 こうまくがいますい | epidural anesthesia |
| 硬膜下血腫 こうまくかけっしゅ | subdural hematoma (SDH) |
| 硬膜下ブロック こうまくかぶろっく | subdural block |
| 硬膜穿刺後頭痛 こうまくせんしごずつう | postdural puncture headache (PDPH) |
| 高マグネシウム血[症] こうまぐねしうむけつ[しょう] | hypermagnesemia |
| 抗ムスカリン作用 こうむすかりんさよう | antimuscarinic action |
| 肛門括約筋 こうもんかつやくきん | anal sphincter |
| 絞扼[術] こうやく[じゅつ] | banding |
| 絞扼性神経障害 こうやくせいしんけいしょうがい | entrapment neuropathy |
| 抗利尿ホルモン こうりにょうほるもん | antidiuretic hormone (ADH) |
| 抗利尿ホルモン分泌異常症候群 こうりにょうほるもんぶんぴ[つ]いじょうしょうこうぐん | syndrome of inappropriate secretion antidiuretic hormone (SIADH) |
| 抗利尿薬 こうりにょうやく | antidiuretic [drug] |
| 高齢者麻酔 こうれいしゃますい | geriatric anesthesia |
| 交連切開術 こうれんせっかいじゅつ | commissurotomy |
| 誤嚥性肺炎 ごえんせいはいえん | aspiration pneumonia |
| 股関節全置換[術] こかんせつぜんちかん[じゅつ] | total hip arthroplasty (THA), total hip replacement (THR) |
| 呼気 こき | exhalation, expiration, expired gas |
| 呼気延長 こきえんちょう | prolonged expiration |
| 呼気後休止時間 こきごきゅうしじかん | expiratory pause time |
| 呼気終末二酸化炭素 こきしゅうまつにさんかたんそ | end-tidal carbon dioxide |
| 呼気終末平圧 こきしゅうまつへいあつ | zero end-expiratory pressure (ZEEP) |
| 呼気終末麻酔薬濃度 こきしゅうまつますいやくのうど | end-tidal anesthetic concentration |
| 呼気終末陽圧 こきしゅうまつようあつ | positive end-expiratory pressure (PEEP) |
| 呼気性呼吸困難 こきせいこきゅうこんなん | expiratory dyspnea |
| 呼気相 こきそう | expiratory phase |
| 呼気吹き込み蘇生法 こきふきこみそせいほう | expired air resuscitation |
| 呼気吹き込み法 こきふきこみほう | expired air breathing |
| 呼気弁 こきべん | exhalation valve, expiratory valve |
| 呼吸インピーダンス こきゅういんぴーだんす | respiratory impedance |
| 呼吸運動 こきゅううんどう | respiratory movement |

| 呼吸運動記録器 こきゅううんどうきろくき | spirograph |
| 呼吸音 こきゅうおん | breath sound |
| 呼吸休止 こきゅうきゅうし | respiratory pause |
| 呼吸曲線 こきゅうきょくせん | spirogram |
| 呼吸気流計 こきゅうきりゅうけい | pneumotachograph |
| 呼吸筋疲労 こきゅうきんひろう | respiratory muscle fatigue |
| 呼吸亢進 こきゅうこうしん | hyperpnea, hyperventilation |
| 呼吸興奮薬 こきゅうこうふんやく | respiratory stimulant |
| 呼吸困難 こきゅうこんなん | dyspnea, respiratory distress, breathlessness |
| 呼吸死腔 こきゅうしくう | respiratory dead space |
| 呼吸刺激薬 こきゅうしげきやく | respiratory stimulant |
| 呼吸指数 こきゅうしすう | respiratory index (RI) |
| 呼吸疾患集中治療室 こきゅうしっかんしゅうちゅうちりょうしつ | respiratory care unit (RCU) |
| 呼吸商 こきゅうしょう | respiratory quotient (RQ, R) |
| 呼吸性アシドーシス こきゅうせいあしどーしす | respiratory acidosis |
| 呼吸性代償 こきゅうせいだいしょう | respiratory compensation |
| 呼吸性不整脈 こきゅうせいふせいみゃく | respiratory arrhythmia |
| 呼吸装置 こきゅうそうち | breathing system |
| 呼吸促迫症候群 こきゅうそくはくしょうこうぐん | respiratory distress syndrome |
| 呼吸中枢 こきゅうちゅうすう | respiratory center |
| 呼吸調整率 こきゅうちょうせいりつ | respiratory control index |
| 呼吸調節中枢 こきゅうちょうせつちゅうすう | pneumotaxic center |
| 呼吸低下 こきゅうていか | hypopnea |
| 呼吸抵抗 こきゅうていこう | respiratory resistance |
| 呼吸停止 こきゅうていし | apnea, respiratory arrest, respiratory standstill |
| 呼吸停止期 こきゅうていしき | stage of respiratory arrest |
| 呼吸パターン こきゅうぱたーん | respiratory pattern |
| 呼吸バッグ こきゅうばっぐ | breathing bag, reservoir bag |
| 呼吸不全 こきゅうふぜん | respiratory failure, respiratory insufficiency, respisetory distress |
| 呼吸弁 こきゅうべん | inspiratory-expiratory valve |
| 呼吸補助筋 こきゅうほじょきん | accessory respiratory muscle |
| 呼吸マスク こきゅうますく | breathing mask |

| | |
|---|---|
| 呼吸面積 こきゅうめんせき | breathing-space |
| 呼吸容量 こきゅうようりょう | breathing capacity, respiratory capacity |
| 呼吸抑制 こきゅうよくせい | respiratory depression |
| 呼吸力学 こきゅうりきがく | mechanics of breathing |
| 呼吸流量計 こきゅうりゅうりょうけい | pneumotachograph |
| 呼吸量 こきゅうりょう | respiratory volume |
| 呼吸量計 こきゅうりょうけい | spirometer |
| 呼吸療法 こきゅうりょうほう | respiratory therapy |
| 呼気予備量 こきよびりょう | expiratory reserve volume (ERV) |
| 呼気流速 こきりゅうそく | expiratory flow rate |
| 国際単位 こくさいたんい | international unit (IU) |
| 国際単位系 こくさいたんいけい | International System of Units (SI unit) |
| 国立衛生試験所 こくりつえいせいしけんじょ | National Institute of Health (NIH) |
| 呼出ガス こしゅつがす | expired gas |
| 50％致死濃度 ごじゅっぱーせんとちしのうど | lethal concentration-50 ($LC_{50}$), median lethal dose ($LD_{50}$) |
| 50％中央値抑制濃度 ごじゅっぱーせんとちゅうおうちよくせいのうど | median inhibitory concentration ($IC_{50}$) |
| 50％有効量 ごじゅっぱーせんとゆうこうりょう | median effective dose ($ED_{50}$) |
| 呼息 こそく | expiration |
| 呼息性喘鳴 こそくせいぜんめい | expiratory stridor |
| 呼息相 こそくそう | expiratory phase |
| 呼息中枢 こそくちゅうすう | expiratory center |
| 呼息肺活量 こそくはいかつりょう | expiratory vital capacity |
| 姑息療法 こそくりょうほう | palliative treatment |
| 個体内移植 こたいないいしょく | autotransplant |
| 骨移植 こついしょく | bone transplantation |
| 骨髄移植 こつずいいしょく | bone marrow transfusion, bone marrow transplantation (BMT) |
| 骨髄穿刺 こつずいせんし | bone marrow puncture |
| 骨痛 こつつう | bone pain |
| 鼓膜温 こまくおん | tympanic temperature |
| コメディカル こめでぃかる | comedical |
| コリンエステラーゼ こりんえすてらーぜ | cholinesterase |
| コリン作動性クリーゼ こりんさどうせいくりーぜ | cholinergic crisis |
| コリン作動性神経 こりんさどうせいしんけい | cholinergic nerve |

| | | |
|---|---|---|
| コリン作動性伝達 | こりんさどうせいでんたつ | cholinergic transmission |
| コリン作動薬 | こりんさどうやく | cholinergic drug |
| コリン遮断薬 | こりんしゃだんやく | cholinergic blocking drug |
| コルチコステロイド | こるちこすてろいど | adrenocorticosteroid |
| コロイド浸透圧 | ころいどしんとうあつ | colloid osmotic pressure, oncotic pressure |
| コロトコフ(Korotkov)音 | ころとこふおん | Korotkov sound |
| コロニー形成 | ころにーけいせい | colonization |
| コロニー刺激因子 | ころにーしげききんし | colony stimulation factor (CSF) |
| 混合機能酸化酵素 | こんごうきのうさんかこうそ | mixed-function oxidase |
| 混合機能酸素添加酵素 | こんごうきのうさんそてんかこうそ | mixed-function oxygenase |
| 混合静脈血 | こんごうじょうみゃくけつ | mixed venous blood |
| 混合静脈血酸素飽和度 | こんごうじょうみゃくけつさんそほうわど | mixed venous oxygen saturation ($S\bar{v}O_2$) |
| 混合物 | こんごうぶつ | admixture |
| 根症候群 | こんしょうこうぐん | radicular syndrome |
| 昏睡位 | こんすいい | coma position |
| 昏睡尺度 | こんすいしゃくど | coma scale |
| 昏睡スケール | こんすいすけーる | coma scale |
| 根性症候群 | こんせいしょうこうぐん | radicular syndrome |
| 根性神経障害 | こんせいしんけいしょうがい | radicular neuropathy, radiculopathy |
| 根性痛 | こんせいつう | radicular pain, root pain |
| 根性ニューロパチー | こんせいにゅーろぱちー | radicular neuropathy, radiculopathy |
| コンパートメント解析 | こんぱーとめんとかいせき | compartment analysis |
| コンパートメントモデル | こんぱーとめんともでる | compartment model |
| コンピュータ模擬実験 | こんぴゅーたもぎじっけん | computer simulations |
| 昏迷 | こんめい | stupor, mental clouding |

# 【さ】

| | | |
|---|---|---|
| サーカディアンリズム | さーかでぃあんりずむ | circadian rhythm |
| サーボ機序 | さーぼきじょ | servomechanism |
| サーミスタ | さーみすた | thermistor |

| | |
|---|---|
| サーモグラフィ さーもぐらふぃ | thermography |
| 災害 さいがい | accident, hazard, disaster |
| 災害死 さいがいし | accidental death |
| 再潅流 さいかんりゅう | reflow |
| 再潅流傷害 さいかんりゅうしょうがい | reperfusion injury |
| 細気管支炎 さいきかんしえん | bronchiolitis |
| 催奇性 さいきせい | teratogenicity |
| 催奇物質 さいきぶっしつ | teratogen |
| 細菌性ショック さいきんせいしょっく | bacterial shock |
| 細菌性心内膜炎 さいきんせいしんないまくえん | bacterial endocarditis |
| 再クラーレ化 さいくらーれか | recurarization |
| 最高血中濃度 さいこうけっちゅうのうど | maximum concentration (Cmax) |
| 再構築膜 さいこうちくまく | membrane remodeling |
| 再呼吸 さいこきゅう | rebreathing |
| 再呼吸バッグ さいこきゅうばっぐ | rebreathing bag |
| 最終呼吸単位 さいしゅうこきゅうたんい | terminal respiratory unit |
| 最終産物 さいしゅうさんぶつ | end product |
| 再充満現象 さいじゅうまんげんしょう | refilling phenomenon |
| 再循環時間 さいじゅんかんじかん | recirculation time |
| 再循環式 さいじゅんかんしき | recirculating system |
| 最小安全圧 さいしょうあんぜんあつ | minimum safety pressure |
| 最小限侵襲手術 さいしょうげんしんしゅうしゅじゅつ | minimally invasive operation |
| 最小限侵襲心手術 さいしょうげんしんしゅうしんしゅじゅつ | minimally invasive cardiac surgery (MICS) |
| 最小限侵襲直接冠動脈バイパス[術] さいしょうげんしんしゅうちょくせつかんどうみゃくばいぱす[じゅつ] | minimally invasive direct coronary artery bypass surgery (MIDCAB) |
| 最小致死量 さいしょうちしりょう | minimum lethal dose (MLD), least fatal dose |
| 最小肺胞濃度 さいしょうはいほうのうど | minimum alveolar concentration (MAC) |
| 最小麻酔濃度 さいしょうますいのうど | minimum anesthetic concentration (MAC) |
| 最小有効量 さいしょうゆうこうりょう | minimum effective dose |
| 最小抑制濃度 さいしょうよくせいのうど | minimal inhibitory concentration (MIC) |
| 最小量 さいしょうりょう | minimal dose |

| | |
|---|---|
| 砕石位 さいせきい | lithotomy position |
| 臍帯 さいたい | umbilical cord |
| 最大安全圧 さいだいあんぜんあつ | maximum safety pressure |
| 最大換気量 さいだいかんきりょう | maximal breathing capacity (MBC), maximal voluntary ventilation (MVV) |
| 最大吸気圧 さいだいきゅうきあつ | maximal inspiratory pressure |
| 最大吸気量 さいだいきゅうきりょう | inspiratory capacity (IC) |
| 臍帯血 さいたいけつ | cord blood |
| 最大呼気圧 さいだいこきあつ | maximal expiratory pressure |
| 最大呼気速度 さいだいこきそくど | maximal expiratory flow rate (MEFR), peak expiratory flow rate (PEFR) |
| 最大呼気中間流量 さいだいこきちゅうかんりゅうりょう | forced expiratory flow 25-75 % ($FEF_{25-75\%}$), maximal forced expiratory flow during middle half of the FVC, maximal midexpiratory flow |
| 最大呼気流量 さいだいこきりゅうりょう | maximal expiratory flow (MEF), peak expiratory flow |
| 最大酸素消費量 さいだいさんそしょうひりょう | maximal oxygen consumption |
| 最大酸素摂取量 さいだいさんそせっしゅりょう | maximum oxygen uptake |
| 最大手術血液準備量 さいだいしゅじゅつけつえきじゅんびりょう | maximum surgical blood order schedule (MSBOS) |
| 最大随意換気量 さいだいずいいかんきりょう | maximum ventilatory volume (MVV) |
| 最大代謝率 さいだいたいしゃりつ | maximal metabolic rate (MMR) |
| 最大耐容量 さいだいたいようりょう | maximum tolerance dose |
| 最大努力呼吸 さいだいどりょくこきゅう | maximal voluntary ventilation (MVV) |
| 最大流量 さいだいりゅうりょう | peak flow rate |
| 最大流量計 さいだいりゅうりょうけい | peak flow meter |
| 在宅酸素療法 ざいたくさんそりょうほう | home oxygen therapy (HOT) |
| 細動 さいどう | fibrillation |
| 細動自発電位 さいどうじはつでんい | fibrillation potential, fibrillation voltage |
| 細動脈拡張薬 さいどうみゃくかくちょうやく | arteriolar dilator |
| 催吐薬 さいとやく | emetic |
| 再分極 さいぶんきょく | repolarization |
| 細胞外液 さいぼうがいえき | extracellular fluid (ECF) |

| | |
|---|---|
| **細胞外空間** さいぼうがいくうかん | extracellular space |
| **細胞間接着分子** さいぼうかんせっちゃくぶんし | intercellular adhesion molecule (ICAM) |
| **細胞質** さいぼうしつ | cytoplasm |
| **細胞質膜** さいぼうしつまく | cytoplasmic membrane |
| **細胞傷害性抗体** さいぼうしょうがいせいこうたい | cytotoxic antibody |
| **細胞傷害性薬物** さいぼうしょうがいせいやくぶつ | cytotoxic drug |
| **細胞性免疫** さいぼうせいめんえき | cell-mediated immunity (CMI) |
| **再膨張肺水腫** さいぼうちょうはいすいしゅ | reexpansion pulmonary edema |
| **細胞透過性説** さいぼうとうかせいせつ | cell permeability theory |
| **細胞毒** さいぼうどく | cytotoxic agent |
| **細胞毒性** さいぼうどくせい | cellular toxicity, cytotoxic, cytotoxicity |
| **細胞内液** さいぼうないえき | intracellular fluid (ICF) |
| **細胞内電位** さいぼうないでんい | intracellular potential |
| **細胞分化** さいぼうぶんか | cell differentiation |
| **催眠** さいみん | hypnosis |
| **催眠法** さいみんほう | hypnotism |
| **催眠麻酔** さいみんますい | hypnoanesthesia |
| **催眠無痛** さいみんむつう | hypnoanalgesia |
| **催眠薬** さいみんやく | hypnotic drug |
| **催眠療法** さいみんりょうほう | hypnotherapy |
| **細網内皮系** さいもうないひけい | reticuloendothelial system (RES) |
| **先取り鎮痛** さきどりちんつう | preemptive analgesia |
| **左脚ブロック** さきゃくぶろっく | left bundle branch block (LBBB) |
| **酢酸** さくさん | acetic acid |
| **酢酸塩** さくさんえん | acetate |
| **錯乱** さくらん | confusion |
| **鎖骨下動脈肺動脈吻合[術]** さこつかどうみゃくはいどうみゃくふんごう[じゅつ] | Blalock-Taussig shunt (B-T shunt) |
| **坐骨神経痛** ざこつしんけいつう | ischialgia, sciatic neuralgia |
| **左軸偏位** さじくへんい | left axis deviation (LAD) |
| **さしこみ痛** さしこみつう | gnawing pain |
| **左室1回仕事係数** さしついっかいしごとけいすう | left ventricular stroke work index (LVSWI) |
| **左室1回仕事量** さしついっかいしごとりょう | left ventricular stroke work (LVSW) |

| | | |
|---|---|---|
| 左室拡張終期圧 | さしつかくちょうしゅうきあつ | left ventricular end-diastolic pressure (LVEDP) |
| 左室拡張終期径 | さしつかくちょうしゅうきけい | left ventricle end-diastolic dimension (LVEDD) |
| 左室拡張終期容積 | さしつかくちょうしゅうきようせき | left ventricular end-diastolic volume (LVEDV) |
| 左室駆出分画 | さしつくしゅつぶんかく | left ventricular ejection fraction (LVEF) |
| 左室径 | さしつけい | left ventricle dimension (LVD) |
| 左室収縮終期圧 | さしつしゅうしゅくしゅうきあつ | left ventricular end-systolic pressure (LVESP) |
| 左室収縮終期容積 | さしつしゅうしゅくしゅうきようせき | left ventricular end-systolic volume (LVESV) |
| 左室充満圧 | さしつじゅうまんあつ | left ventricular filling pressure |
| 左室肥大 | さしつひだい | left ventricular hypertrophy (LVH) |
| 左室不全 | さしつふぜん | left ventricular failure |
| 挫傷 | ざしょう | bruise |
| 左心負荷 | さしんふか | left heart strain |
| 左心不全 | さしんふぜん | left heart failure |
| 刺すような痛み | さすようないたみ | boring pain |
| 嗄声 | させい | hoarseness, hoarse voice |
| 雑音 | ざつおん | bruit |
| 擦過傷 | さっかしょう | abrasion |
| 殺菌 | さっきん | sterilization |
| 殺菌作用 | さっきんさよう | bactericidal action |
| 殺菌性抗生物質 | さっきんせいこうせいぶっしつ | bactericidal antibiotics |
| 殺菌薬 | さっきんやく | bactericidal agent, bactericide |
| 佐薬 | さやく | adjuvant |
| 左右不同 | さゆうふどう | asymmetry |
| 作用機序 | さようきじょ | action mechanism |
| 酸塩基 | さんえんき | acid-base |
| 酸塩基調節 | さんえんきちょうせつ | acid-base regulation |
| 酸塩基平衡 | さんえんきへいこう | acid-base balance, acid-base equilibrium |
| 酸塩基平衡異常 | さんえんきへいこういじょう | acid-base imbalance |
| 酸化 | さんか | oxidation |
| 酸化還元系 | さんかかんげんけい | oxidation-reduction system |

|  |  |
|---|---|
| 酸化還元電位 さんかかんげんでんい | oxidation-reduction potential, redox potential |
| 酸化的リン酸化 さんかてきりんさんか | oxidative phosphorylation |
| 産科麻酔 さんかますい | obstetric anesthesia |
| 三環系抗うつ薬 さんかんけいこううつやく | tricyclic antidepressants |
| 残気量 ざんきりょう | residual volume |
| 酸血[症] さんけつ[しょう] | acidemia |
| 残効 ざんこう | aftereffect |
| 残効低下 ざんこうていか | afterdrop |
| 三叉神経 さんさしんけい | trigeminal nerve |
| 三叉神経節ブロック さんさしんけいせつぶろっく | Gasserian ganglion block, trigeminal ganglion block |
| 三叉神経痛 さんさしんけいつう | trigeminal neuralgia, prosopalgia |
| 酸性化 さんせいか | acidification |
| 酸性化利尿 さんせいかりにょう | acid diuresis |
| 酸性化利尿薬 さんせいかりにょうやく | acidifying diuretic |
| 酸性度 さんせいど | acidity |
| 酸素運搬 さんそうんぱん | oxygen transport |
| 酸素化 さんそか | oxygenation |
| 酸素解離曲線 さんそかいりきょくせん | oxygen dissociation curve (ODC) |
| 酸素過剰 さんそかじょう | hyperoxidation |
| 酸素カスケード さんそかすけーど | oxygen cascade |
| 酸素化装置 さんそかそうち | oxygenator |
| 酸素含量 さんそがんりょう | oxygen content |
| 酸素吸入器 さんそきゅうにゅうき | oxygen inhaler, oxygenator |
| 酸素吸入療法 さんそきゅうにゅうりょうほう | oxygen inhalation therapy |
| 酸素供給 さんそきょうきゅう | oxygen supply |
| 酸素結合能 さんそけつごうのう | oxygen capacity |
| 酸素欠乏 さんそけつぼう | anoxia, oxygen depletion, oxygen deprivation |
| 酸素欠乏性無酸素[症] さんそけつぼうせいむさんそ[しょう] | anoxic anoxia |
| 酸素集合管 さんそしゅうごうかん | oxygen manifold |
| 酸素需要 さんそじゅよう | oxygen demand |
| 酸素消費量 さんそしょうひりょう | oxygen consumption ($\dot{V}O_2$) |
| 酸素親和性 さんそしんわせい | oxygen affinity |
| 酸素性無呼吸 さんそせいむこきゅう | oxygen apnea |
| 酸素摂取 さんそせっしゅ | oxygen uptake |

| | |
|---|---|
| 酸素中毒 さんそちゅうどく | oxygen intoxication, oxygen poisoning |
| 酸素当量 さんそとうりょう | oxygen equivalent |
| 酸素毒性 さんそどくせい | oxygen toxicity |
| 酸素濃度計 さんそのうどけい | oxygen meter |
| 酸素瀑布 さんそばくふ | oxygen cascade |
| 酸素必要量 さんそひつようりょう | oxygen requirement |
| 酸素負債 さんそふさい | oxygen debt |
| 酸素不足 さんそぶそく | oxygen deficiency, oxygen depletion |
| 酸素フラッシュ弁 さんそふらっしゅべん | oxygen flush valve |
| 酸素分圧計 さんそぶんあつけい | oxygen meter |
| 酸素ヘモグロビン さんそへもぐろびん | oxyhemoglobin ($HbO_2$) |
| 酸素飽和[度] さんそほうわ[ど] | oxygen saturation |
| 酸素飽和度計 さんそほうわどけい | oximeter, oxymeter |
| 酸素飽和度測定 さんそほうわどそくてい | oximetry, oxymetry |
| 酸素ボンベ さんそぼんべ | oxygen cylinder |
| 酸素マスク さんそますく | oxygen mask |
| 酸素マニフォールド さんそまにふぉーるど | oxygen manifold |
| 酸素輸送 さんそゆそう | oxygen delivery |
| 酸素要求量 さんそようきゅうりょう | oxygen requirement |
| 酸素予備 さんそよび | oxygen reserve |
| 酸素利用 さんそりよう | oxygen utilization |
| 酸素療法 さんそりょうほう | oxygen therapy |
| 三段脈 さんだんみゃく | trigeminy, trigeminal pulse |
| 酸度 さんど | acidity |
| 散瞳 さんどう | mydriasis |
| 散瞳薬 さんどうやく | mydriatic drug |
| 残余窒素 ざんよちっそ | nonprotein nitrogen (NPN) |

# 【し】

| | |
|---|---|
| シアン化物 しあんかぶつ | cyanide |
| シアン化物中毒 しあんかぶつちゅうどく | cyanide poisoning |
| C型ナトリウム利尿ペプチド Cがたなとりうむりにょうぺぷちど | C-type natriuretic peptide |
| C線維 Cせんい | C fiber |
| C反応性タンパク Cはんのうせいたんぱく | C-reactive protein (CRP) |
| $CO_2$ナルコーシス $CO_2$なるこーしす | carbon dioxide narcosis |

|  |  |  |
|---|---|---|
| シーソー運動 | しーそーうんどう | seesaw movement |
| ジェット換気 | じぇっとかんき | jet ventilation |
| ジェットネブライザ | じぇっとねぶらいざ | jet nebulizer |
| 自家移植 | じかいしょく | autograft, autotransplantation |
| 自家移植片 | じかいしょくへん | autograft |
| 視覚的アナログ尺度 | しかくてきあなろぐしゃくど | visual analog[ue] scale (VAS) |
| 歯科麻酔 | しかますい | dental anesthesia |
| 子癇 | しかん | eclampsia |
| 弛緩 | しかん | relaxation |
| 時間加重平均濃度 | じかんかじゅうへいきんのうど | time-weighted average concentration |
| 弛緩出血 | しかんしゅっけつ | atonic bleeding |
| 時間設定人工呼吸器 | じかんせっていじんこうこきゅうき | time-cycled ventilator |
| 子癇前症 | しかんぜんしょう | preeclampsia |
| 時間肺活量 | じかんはいかつりょう | timed vital capacity (TVC) |
| 弛緩麻痺 | しかんまひ | flaccid paralysis |
| 弛緩薬 | しかんやく | relaxant |
| 磁気共鳴画像 | じききょうめいがぞう | magnetic resonance imaging (MRI) |
| 磁気共鳴分光法 | じききょうめいぶんこうほう | magnetic resonance spectroscopy (MRS) |
| 色素希釈試験 | しきそきしゃくしけん | dye dilution test |
| ジギタリス飽和 | じぎたりすほうわ | digitalization |
| 子宮左方移動 | しきゅうさほういどう | left uterine displacement (LUD) |
| 糸球体濾過率 | しきゅうたいろかりつ | glomerular filtration rate (GFR) |
| 子宮内仮死 | しきゅうないかし | intrauterine asphyxia |
| 子宮内胎児死亡 | しきゅうないたいじしぼう | intrauterine fetal death (IUFD) |
| 子宮内胎児発育遅延 | しきゅうないたいじはついくちえん | intrauterine growth retardation (IUGR) |
| 子宮内容除去 | しきゅうないようじょきょ | dilatation & curettage (D&C) |
| 死腔 | しくう | dead space |
| 死腔換気率 | しくうかんきりつ | ratio of dead space to tidal volume ($V_D/V_T$) |
| 死腔効果 | しくうこうか | dead space effect |
| 軸索輸送 | じくさくゆそう | axonal transport, axoplasmic transport |
| 軸索流 | じくさくりゅう | axonal flow, axoplasmic flow |

| | |
|---|---|
| 軸偏位 じくへんい | axis deviation |
| 刺激作用 しげきさよう | irritant action |
| 刺激装置 しげきそうち | stimulator |
| 刺激物 しげきぶつ | irritant |
| 刺激薬 しげきやく | stimulant, stimulator |
| 止血 しけつ | hemostasis |
| 止血鉗子 しけつかんし | hemostat |
| 止血作用 しけつさよう | hemostatic action |
| 止血薬 しけつやく | hemostatic drug |
| 試験開胸 しけんかいきょう | exploratory thoracotomy |
| 試験開腹 しけんかいふく | exploratory laparotomy |
| 試験管内 しけんかんない | in vitro |
| 試験生検 しけんせいけん | exploratory biopsy |
| 試験切開 しけんせっかい | exploratory incision |
| 試験的手術 しけんてきしゅじゅつ | exploratory operation, exploratory surgery |
| 試験投与量 しけんとうよりょう | test dose |
| 自己移植 じこいしょく | autografting, autotransplant, autotransplantation |
| 自己移植片 じこいしょくへん | autogenous transplant |
| 刺咬中毒 しこうちゅうどく | envenomation |
| 自己血 じこけつ | autologous blood |
| 自己血輸血 じこけつゆけつ | autologous blood transfusion |
| 自己抗原 じここうげん | autoantigen |
| 自己抗体 じここうたい | autoantibody |
| 事故死 じこし | accidental death |
| 自己制御麻酔 じこせいぎょますい | self-controlled anesthesia |
| 自己調節 じこちょうせつ | autoregulation |
| 自己調節硬膜外鎮痛 じこちょうせつこうまくがいちんつう | patient-controlled epidural analgesia |
| 自己調節鎮静 じこちょうせつちんせい | patient-controlled sedation |
| 自己調節鎮痛 じこちょうせつちんつう | patient-controlled analgesia (PCA) |
| 自己抜管 じこばっかん | self extubation |
| 事故抜管 じこばっかん | accidental extubation |
| 自己免疫 じこめんえき | autoimmune |
| 自己輸血[法] じこゆけつ[ほう] | autologous transfusion |
| 死産 しざん | still birth |
| 脂質溶解度 ししつようかいど | lipid solubility |

| | |
|---|---|
| 四肢麻痺 ししまひ | quadriplegia |
| 死傷者 ししょうしゃ | casualty |
| 視床痛 ししょうつう | thalamic pain |
| 姿勢反射 しせいはんしゃ | postural reflex |
| 視性誘発電位 しせいゆうはつでんい | visually evoked potential (VEP) |
| 視性誘発反応 しせいゆうはつはんのう | visually evoked response (VER) |
| 自然気胸 しぜんききょう | spontaneous pneumothorax |
| 自然経過 しぜんけいか | natural course |
| 自然睡眠 しぜんすいみん | natural sleep |
| 持続監視 じぞくかんし | vigilance |
| 持続気道陽圧 じぞくきどうようあつ | continuous positive airway pressure (CPAP) |
| 持続筋 じぞくきん | tonic muscle |
| 持続硬膜外麻酔 じぞくこうまくがいますい | continuous epidural anesthesia |
| 持続静注 じぞくじょうちゅう | continuous intravenous infusion |
| 持続性吸息 じぞくせいきゅうそく | apneusis |
| 持続性吸息中枢 じぞくせいきゅうそくちゅうすう | apneustic center |
| 持続性自己管理腹膜透析 じぞくせいじこかんりふくまくとうせき | continuous ambulatory peritoneal dialysis (CAPD) |
| 持続性動静脈血液濾過 じぞくせいどうじょうみゃくけつえきろか | continuous arteriovenous hemofiltration (CAVH) |
| 持続性無呼吸 じぞくせいむこきゅう | prolonged apnea |
| 持続脊髄くも膜下麻酔 じぞくせきずいくもまくかますい | continuous spinal anesthesia |
| 持続脊麻 じぞくせきま | continuous spinal anesthesia |
| 持続痛 じぞくつう | continuous pain |
| 持続的血液透析濾過 じぞくてきけつえきとうせきろか | continuous hemodiafiltration |
| 持続的血液濾過 じぞくてきけつえきろか | continuous hemofiltration |
| 持続ドレナージ じぞくどれなーじ | continuous drainage |
| 持続排液 じぞくはいえき | continuous drainage |
| 持続勃起[症] じぞくぼっき[しょう] | priapism |
| 持続陽圧 じぞくようあつ | continuous positive pressure |
| 持続陽圧換気 じぞくようあつかんき | continuous positive pressure ventilation (CPPV) |
| 持続陽圧呼吸 じぞくようあつこきゅう | continuous positive pressure breathing |
| 死体解剖 したいかいぼう | autopsy |

| 死体心 したいしん | cadaver heart |
| 死体腎 したいじん | cadaver kidney |
| 肢端チアノーゼ したんちあのーぜ | acrocyanosis |
| 刺痛 しつう | prick pain, stabbing pain |
| 歯痛 しつう | tooth pain, dentalgia |
| 室温大気圧水蒸気飽和状態 しつおんたいきあつすいじょうきほうわじょうたい | ambient temperature and pressure-saturated with water vapor (ATPS) |
| 失感情症 しつかんじょうしょう | alexithymia |
| 膝関節全置換[術] しつかんせつぜんちかん[じゅつ] | total knee replacement (TKR) |
| 疾患別関連群/包括支払方式 しっかんべつかんれんぐんほうかつしはらいほうしき | diagnosis related groups/prospective payment system (DRG/PPS) |
| 膝胸位 しつきょうい | knee-chest position |
| 失禁 しっきん | incontinence |
| 失血 しっけつ | exsanguination |
| 失見当識 しつけんとうしき | disorientation |
| 実効大動脈エラスタンス じっこうだいどうみゃくえらすたんす | aortic elastance (Ea) |
| 失語症 しつごしょう | aphasia |
| 湿式流量計 しつしきりゅうりょうけい | wet flowmeter |
| 実証医学 じっしょういがく | evidence-based medicine (EBM) |
| 失神 しっしん | syncope, fainting |
| 失声[症] しっせい[しょう] | aphonia |
| 湿性肺 しっせいはい | wet lung |
| 湿性ラ音 しっせいらおん | moist rale |
| 実値係数 じっちけいすう | titer |
| 膝肘位 しつちゅうい | knee-elbow position |
| 失調歩行 しっちょうほこう | ataxic gait |
| 失動 しつどう | akinesis |
| 湿度計 しつどけい | hygrometer |
| 室内気 しつないき | room air |
| 失認 しつにん | agnosia |
| 悉無律 しつむりつ | all or none law |
| 質量分析 しつりょうぶんせき | mass spectrography |
| 質量分析計 しつりょうぶんせきけい | mass spectrometer |
| 時定数 じていすう | time constant |
| 至適終末呼気陽圧 してきしゅうまつこきようあつ | optimum positive end-expiratory pressure |

|  |  |  |
|---|---|---|
| 児頭骨盤不均衡 | じとうこつばんふきんこう | cephalopelvic disproportion (CPD) |
| 自動制御 | じどうせいぎょ | servomechanism |
| 自動制御麻酔 | じどうせいぎょますい | servoanesthesia |
| 自動調節 | じどうちょうせつ | autoregulation |
| シナプス可塑性 | しなぷすかそせい | synaptic plasticity |
| シナプス後抑制 | しなぷすこうよくせい | postsynaptic inhibition |
| シナプス前促通 | しなぷすぜんそくつう | presynaptic facilitation |
| シナプス前抑制 | しなぷすぜんよくせい | presynaptic inhibition |
| シナプス伝達 | しなぷすでんたつ | synaptic transmission |
| シネアンジオグラフィ | しねあんじおぐらふぃ | cineangiography |
| 自発呼吸 | じはつこきゅう | spontaneous respiration |
| 自発痛 | じはつつう | spontaneous pain |
| シバリング | しばりんぐ | shivering |
| 紫斑病 | しはんびょう | purpura |
| しびれ [感] | しびれ [かん] | numbness |
| ジブカイン値 | じぶかいんち | dibucaine number |
| 嗜癖 | しへき | addiction |
| 脂肪塞栓 [症] | しぼうそくせん [しょう] | fat embolism, fat embolus |
| 死亡率 | しぼうりつ | fatality [rate], lethality, mortality |
| シミュレータ | しみゅれーた | simulator |
| 嗜眠 | しみん | lethargy |
| 嗜眠状態 | しみんじょうたい | drowsiness |
| 社会復帰 | しゃかいふっき | rehabilitation |
| 斜角筋間法《腕神経叢ブロックの》 | しゃかくきんかんほう | interscalene route |
| 蛇管 | じゃかん, だかん | corrugated tube |
| 灼熱痛 | しゃくねつつう | burning pain, causalgia |
| 斜頚 | しゃけい | torticollis |
| 瀉血 | しゃけつ | exsanguination, phlebotomy, venesection |
| 遮断解除後ショック | しゃだんかいじょごしょっく | declamping shock |
| 遮断カクテル | しゃだんかくてる | lytic cocktail |
| 遮断抗体 | しゃだんこうたい | blocking antibody |
| 遮断薬 | しゃだんやく | blocker, blocking drug, antagonist |
| ジャックナイフ位 | じゃっくないふい | jack-knife position |
| しゃっくり | しゃっくり | hiccup, hiccough, singultus |
| 煮沸滅菌 | しゃふつめっきん | boiling sterilization |

| | |
|---|---|
| シャント効果 しゃんとこうか | shunt effect |
| シャント式 しゃんとしき | shunt equation |
| 従圧式人工呼吸器 じゅうあつしきじんこうこきゅうき | pressure-limited ventilator, pressure-preset ventilator, pressure-sensitive ventilator |
| 周囲浸潤麻酔 しゅういしんじゅんますい | field block |
| 縦隔移動 じゅうかくいどう | mediastinal shift |
| 縦隔気腫 じゅうかくきしゅ | mediastinal emphysema |
| 縦隔動揺 じゅうかくどうよう | mediastinal flutter |
| 縦隔弁 じゅうかくべん | mediastinal flap |
| 縦隔偏位 じゅうかくへんい | mediastinal shift |
| 習慣性薬物 しゅうかんせいやくぶつ | habit-forming drug |
| 周期性呼吸 しゅうきせいこきゅう | periodic breathing |
| 充血 じゅうけつ | congestion, engorgement |
| 周産期医療 しゅうさんきいりょう | perinatal care |
| 周産期学 しゅうさんきがく | perinatology |
| 収縮 しゅうしゅく | contraction |
| 収縮期圧 しゅうしゅくきあつ | systolic blood pressure (SBP) |
| 収縮筋 しゅうしゅくきん | constrictor |
| 収縮性 しゅうしゅくせい | contractility |
| 収縮性心膜炎 しゅうしゅくせいしんまくえん | constrictive pericarditis |
| 収縮要素 しゅうしゅくようそ | contractile component |
| 収縮力 しゅうしゅくりょく | contractile force |
| 周術期 しゅうじゅつき | perioperative period |
| 周術期心筋梗塞 しゅうじゅつきしんきんこうそく | perioperative myocardial infarction (PMI) |
| 重症筋無力症 じゅうしょうきんむりょくしょう | myasthenia gravis (MG) |
| 自由水 じゆうすい | free water |
| 自由水クリアランス じゆうすいくりあらんす | free water clearance ($C_{H_2O}$) |
| 重炭酸イオン じゅうたんさんいおん | bicarbonate ion |
| 重炭酸塩 じゅうたんさんえん | bicarbonate |
| 重炭酸緩衝系 じゅうたんさんかんしょうけい | bicarbonate buffer system |
| 集中治療 しゅうちゅうちりょう | intensive care |
| 集中治療室 しゅうちゅうちりょうしつ | intensive care unit (ICU) |
| 終末呼吸単位 しゅうまつこきゅうたんい | terminal respiratory unit |
| 重要臓器 じゅうようぞうき | vital organ, critical organ |
| 集落化 しゅうらくか | colonization |

| 従量式人工呼吸器 じゅうりょうしきじんこうこきゅうき | volume-limited ventilator |
| --- | --- |
| 従量式調節換気 じゅうりょうしきちょうせつかんき | volume control ventilation (VCV) |
| 重量モル浸透圧濃度（Osm/kg·H$_2$O） じゅうりょうもるしんとうあつのうど | osmolality |
| 重量モル濃度（mole/kg·H$_2$O） じゅうりょうもるのうど | molality |
| 宿主 しゅくしゅ | host |
| 粥腫 じゅくしゅ | atheroma |
| 粥腫切除 じゅくしゅせつじょ | atherectomy |
| 粥状血栓 じゅくじょうけっせん | atherothrombosis |
| 粥状硬化 じゅくじょうこうか | atherosclerosis |
| 縮瞳 しゅくどう | miosis |
| 受血者 じゅけつしゃ | blood recipient |
| 受攻期 じゅこうき | vulnerable period |
| 手術期 しゅじゅつき | stage of surgical anesthesia |
| 手術危険度 しゅじゅつきけんど | operative risk, surgical risk |
| 手術室 しゅじゅつしつ | operating room (OR), operating suite, operating theater |
| 手術侵襲 しゅじゅつしんしゅう | operative stress, surgical stress |
| 手術体位 しゅじゅつたいい | operative position |
| 手術リスク しゅじゅつりすく | surgical risk |
| 主症状 しゅしょうじょう | cardinal symptom |
| 主徴 しゅちょう | cardinal symptom |
| 出血 しゅっけつ | hemorrhage |
| 出血傾向 しゅっけつけいこう | bleeding tendency |
| 出血時間 しゅっけつじかん | bleeding time |
| 出血[性]ショック しゅっけつ[せい]しょっく | hemorrhagic shock |
| 出血性貧血 しゅっけつせいひんけつ | hemorrhagic anemia |
| 出血素因 しゅっけつそいん | hemorrhagic diathesis |
| 術後悪心・嘔吐 じゅつごおしんおうと | postoperative nausea and vomiting (PONV) |
| 術後管理 じゅつごかんり | postoperative management, postoperative care |
| 術後耳下腺炎 じゅつごじかせんえん | postoperative parotitis |
| 術後出血 じゅつごしゅっけつ | postoperative bleeding |

| | |
|---|---|
| 術後鎮痛 じゅつごちんつう | postoperative analgesia |
| 術後[疼]痛 じゅつご[とう]つう | postoperative pain |
| 術後肺炎 じゅつごはいえん | postoperative pneumonia |
| 術前回診 じゅつぜんかいしん | preoperative round |
| 術前評価 じゅつぜんひょうか | preoperative evaluation |
| 術前予防 じゅつぜんよぼう | preoperative prophylaxis |
| 術側肺 じゅつそくはい | non-dependent lung |
| 術中照射 じゅっちゅうしょうしゃ | intraoperative radiation therapy |
| 受動喫煙 じゅどうきつえん | passive smoking |
| 受動輸送 じゅどうゆそう | passive transport |
| 主反応 しゅはんのう | major reaction |
| 腫瘍壊死因子 しゅようえしいんし | tumor necrosis factor (TNF) |
| 需要性低酸素 じゅようせいていさんそ | demand hypoxia |
| 受容体 じゅようたい | receptor |
| 潤滑剤 じゅんかつざい | lubricant |
| 循環過負荷 じゅんかんかふか | circulatory overload |
| 循環吸収式 じゅんかんきゅうしゅうしき | circle absorption system |
| 循環虚脱 じゅんかんきょだつ | cardiovascular collapse, circulatory collapse |
| 循環系 じゅんかんけい | circulatory system, cardiovascular system |
| 循環血液量 じゅんかんけつえきりょう | circulating blood volume |
| 循環血液量過多 じゅんかんけつえきりょうかた | hypervolemia |
| 循環血液量減少 じゅんかんけつえきりょうげんしょう | hypovolemia |
| 循環血液量減少性ショック じゅんかんけつえきりょうげんしょうせいしょっく | hypovolemic shock |
| 循環血漿量 じゅんかんけっしょうりょう | circulating plasma volume |
| 循環亢進状態 じゅんかんこうしんじょうたい | hyperdynamic circulation |
| 循環呼吸停止 じゅんかんこきゅうていし | cardiorespiratory standstill |
| 循環時間 じゅんかんじかん | circulation time, circulatory time |
| 循環障害 じゅんかんしょうがい | circulatory disturbance, circulatory failure |
| 循環停止 じゅんかんていし | circulatory arrest |
| 循環不全 じゅんかんふぜん | circulatory failure |
| 順行性心筋保護 じゅんこうせいしんきんほご | antegrade cadioplegia |
| 順行伝導 じゅんこうでんどう | antegrade conduction |
| 準大気圧 じゅんたいきあつ | subambient pressure |

| | |
|---|---|
| 順応 じゅんのう | accommodation |
| 除圧 じょあつ | decompression |
| 昇圧反射 しょうあつはんしゃ | pressor reflex |
| 昇圧薬 しょうあつやく | pressor drug, vasopressor |
| 使用依存性 しよういぞんせい | use dependence |
| 上咽頭 じょういんとう | epipharynx |
| 消炎薬 しょうえんやく | antiinflammatory drug |
| 傷害 しょうがい | injury |
| 上顎神経ブロック じょうがくしんけいぶろっく | maxillar nerve block |
| 小関節面ブロック しょうかんせつめんぶろっく | facet block |
| 蒸気圧 じょうきあつ | vapor pressure |
| 上気道感染 じょうきどうかんせん | upper respiratory infection (URI) |
| 条件づけ じょうけんづけ | conditioning, preconditioning |
| 上行性網様体賦活系 じょうこうせいもうようたいふかつけい | ascending reticular activating system |
| 蒸散 じょうさん | perspiration |
| 硝子化 しょうしか | hyalinization |
| 硝子質 しょうししつ | hyaline |
| 晶質 しょうしつ | crystalloid |
| 上室性期外収縮 じょうしつせいきがいしゅうしゅく | supraventricular extrasystole |
| 晶質性心筋保護 しょうしつせいしんきんほご | crystalloid cardioplegia |
| 上室性不整脈 じょうしつせいふせいみゃく | supraventricular arrhythmia |
| 硝子変性 しょうしへんせい | hyaline degeneration |
| 硝子膜症 しょうしまくしょう | hyaline membrane disease |
| 焼灼 しょうしゃく | ablation, cautery |
| 焼灼器 しょうしゃくき | cautery |
| 焼灼薬 しょうしゃくやく | cautery |
| 常習者 じょうしゅうしゃ | addict |
| 小舌[症] しょうぜつ[しょう] | microglossia |
| 上大静脈症候群 じょうだいじょうみゃくしょうこうぐん | superior vena cava syndrome |
| 消毒[法] しょうどく[ほう] | antisepsis, disinfection |
| 消毒薬 しょうどくやく | antiseptic, disinfectant |
| 小児麻酔 しょうにますい | pediatric anesthesia |
| 小脳橋角 しょうのうきょうかく | cerebellopontine angle |

| | |
|---|---|
| 小脳性振戦 しょうのうせいしんせん | cerebellar tremor |
| 蒸発 じょうはつ | evaporation |
| 消費性凝固障害 しょうひせいぎょうこしょうがい | consumption coagulopathy |
| 上皮内癌 じょうひないがん | carcinoma in situ (CIS) |
| 静脈圧 じょうみゃくあつ | venous pressure |
| 静脈うっ血 じょうみゃくうっけつ | venous stasis |
| 静脈栄養 じょうみゃくえいよう | intravenous nutrition |
| 静脈カテーテル じょうみゃくかてーてる | intravenous catheter |
| 静脈還流 じょうみゃくかんりゅう | venous return |
| 静脈血混合 じょうみゃくけつこんごう | venous admixture |
| 静脈性血栓 じょうみゃくせいけっせん | venous thrombosis |
| 静脈切開 じょうみゃくせっかい | cutdown, phlebotomy, venesection |
| 静脈穿刺 じょうみゃくせんし | venipuncture |
| 静脈塞栓[症] じょうみゃくそくせん[しょう] | venous embolism |
| 静脈内区域交感神経ブロック じょうみゃくないくいきこうかんしんけいぶろっく | intravenous regional sympathetic block (IRSB) |
| 静脈内区域麻酔 じょうみゃくないくいきますい | intravenous regional anesthesia |
| 静脈内持続点滴 じょうみゃくないじぞくてんてき | intravenous drip |
| 静脈[内]投与 じょうみゃく[ない]とうよ | intravenous administration |
| 静脈波 じょうみゃくは | venous pulse |
| 静脈麻酔 じょうみゃくますい | intravenous anesthesia |
| 静脈麻酔薬 じょうみゃくますいやく | intravenous anesthetic [drug] |
| 睫毛反射 しょうもうはんしゃ | eyelash reflex |
| 消耗率 しょうもうりつ | consumption rate |
| 症例対照研究 しょうれいたいしょうけんきゅう | case control study |
| 初回通過効果 しょかいつうかこうか | first pass effect |
| 初期治療 しょきちりょう | primary care |
| 除去 じょきょ | elimination, removal |
| 職業災害 しょくぎょうさいがい | occupational hazard |
| 職業性曝露 しょくぎょうせいばくろ | occupational exposure |
| 食道拡張 しょくどうかくちょう | esophageal dilatation |
| 食道気管支瘻 しょくどうきかんしろう | esophagobronchial fistula |
| 食道気管瘻 しょくどうきかんろう | esophagotracheal fistula |
| 食道逆流 しょくどうぎゃくりゅう | esophageal reflux, esophageal regurgitation |
| 食道鏡検査 しょくどうきょうけんさ | esophagoscopy |

|  |  |  |
|---|---|---|
| 食道性嚥下困難[症] | しょくどうせいえんげこんなん[しょう] | esophageal dysphagia |
| 食道聴診器 | しょくどうちょうしんき | esophageal stethoscope |
| 食道内圧 | しょくどうないあつ | esophageal pressure |
| 食道閉鎖 | しょくどうへいさ | esophageal atresia |
| 食道閉鎖エアウェイ | しょくどうへいさえあうえい | esophageal obturator airway |
| 食道閉鎖式チューブ | しょくどうへいさしきちゅーぶ | esophageal obturator tube |
| 食道裂孔ヘルニア | しょくどうれっこうへるにあ | esophageal hiatal hernia |
| 食道瘻 | しょくどうろう | esophageal fistula |
| 植物状態 | しょくぶつじょうたい | vegetative state |
| 食欲不振 | しょくよくふしん | anorexia |
| 徐呼吸 | じょこきゅう | bradypnea |
| 除細動 | じょさいどう | defibrillation, fibrillation treatment |
| 除細動器 | じょさいどうき | defibrillator |
| 除脂肪体重 | じょしぼうたいじゅう | lean body mass (LBM) |
| 除神経 | じょしんけい | denervation |
| 触覚計 | しょっかくけい | esthesiometer |
| ショック指数 | しょっくしすう | shock index |
| ショック準備状態 | しょっくじゅんびじょうたい | preshock state |
| 除脳硬直 | じょのうこうちょく | decerebrate rigidity |
| 徐波睡眠 | じょはすいみん | non-REM sleep |
| 処方 | しょほう | formula |
| 徐脈 | じょみゃく | bradycardia |
| 徐脈性不整脈 | じょみゃくせいふせいみゃく | bradyarrhythmia |
| 徐脈頻脈症候群 | じょみゃくひんみゃくしょうこうぐん | bradycardia-tachycardia syndrome |
| 自律神経系 | じりつしんけいけい | autonomic nervous system |
| 自律神経失調[症] | じりつしんけいしっちょう[しょう] | autonomic imbalance |
| 自律神経障害 | じりつしんけいしょうがい | autonomic disturbance |
| 自律神経反射 | じりつしんけいはんしゃ | autonomic reflex |
| 自律神経不安定[症] | じりつしんけいふあんてい[しょう] | autonomic instability |
| 人為的低血圧 | じんいてきていけつあつ | deliberate hypotension |

| | | |
|---|---|---|
| 心因性疼痛 | しんいんせいとうつう | psychogenic pain |
| 心エコー図検査 | しんえこーずけんさ | echocardiography |
| 心音計 | しんおんけい | phonocardiograph |
| 侵害受容器 | しんがいじゅようき | noci[re]ceptor |
| 侵害反射 | しんがいはんしゃ | nociceptive reflex |
| 侵害反応 | しんがいはんのう | nociceptive reaction |
| 心拡大 | しんかくだい | cardiomegaly |
| 心窩痛 | しんかつう | precordial pain |
| 心合併症発生率 | しんがっぺいしょうはっせいりつ | cardiac morbidity |
| 心気症 | しんきしょう | hypochondriasis |
| 心機能曲線 | しんきのうきょくせん | cardiac function curve |
| 腎機能障害 | じんきのうしょうがい | renal insufficiency |
| 腎機能停止 | じんきのうていし | renal shutdown |
| 心胸郭比 | しんきょうかくひ | cardiothoracic ratio (CTR) |
| 心筋梗塞 | しんきんこうそく | myocardial infarction (MI) |
| 心筋再灌流傷害 | しんきんさいかんりゅうしょうがい | myocardial reperfusion injury |
| 心筋症 | しんきんしょう | cardiomyopathy |
| 心筋障害 | しんきんしょうがい | cardiomyopathy |
| 心筋保護 | しんきんほご | myocardial protection |
| 心筋抑制因子 | しんきんよくせいいんし | myocardial depressant factor (MDF) |
| 心筋抑制薬 | しんきんよくせいやく | myocardial depressant |
| 神経因性疼痛 | しんけいいんせいとうつう | neuropathic pain |
| 神経液伝達 | しんけいえきでんたつ | neurohumoral transmission |
| 神経炎 | しんけいえん | neuritis |
| 神経可塑性 | しんけいかそせい | neural plasticity, neuronal plasticity, neuroplasticity |
| 神経筋遮断 | しんけいきんしゃだん | neuromuscular blockade |
| 神経筋遮断薬 | しんけいきんしゃだんやく | neuromuscular blocking drug, neuromuscular antagonist |
| 神経筋接合部 | しんけいきんせつごうぶ | neuromuscular junction (NMJ) |
| 神経筋伝達 | しんけいきんでんたつ | neuromuscular transmission |
| 神経原性疼痛 | しんけいげんせいとうつう | neurogenic pain |
| 神経原性肺水腫 | しんけいげんせいはいすいしゅ | neurogenic pulmonary edema |
| 神経根症状 | しんけいこんしょうじょう | radiculopathy |
| 神経根痛 | しんけいこんつう | root pain |
| 神経根ブロック | しんけいこんぶろっく | radicular block, root block |

| 神経軸索 しんけいじくさく | axial fiber |
| --- | --- |
| 神経刺激装置 しんけいしげきそうち | nerve stimulator |
| 神経遮断鎮痛 しんけいしゃだんちんつう | neuroleptanalgesia |
| 神経遮断麻酔 しんけいしゃだんますい | neuroleptanesthesia (NLA), neuroleptic anesthesia (NLA) |
| 神経遮断薬 しんけいしゃだんやく | neuroleptic |
| 神経障害 しんけいしょうがい | neuropathy |
| 神経障害性疼痛 しんけいしょうがいせいとうつう | neuropathic pain |
| 心係数 しんけいすう | cardiac index (CI) |
| 神経性炎症 しんけいせいえんしょう | neurogenic inflammation |
| 神経性食欲不振 しんけいせいしょくよくふしん | anorexia nervosa |
| 神経性ショック しんけいせいしょっく | neurogenic shock |
| 神経節後線維 しんけいせつごせんい | postganglionic fiber |
| 神経節遮断 しんけいせつしゃだん | ganglionic blockade |
| 神経節遮断作用 しんけいせつしゃだんさよう | ganglionic blocking action |
| 神経節遮断薬 しんけいせつしゃだんやく | gangliolytic, ganglion blocker, ganglionic blocking drug |
| 神経節前線維 しんけいせつぜんせんい | preganglionic fiber |
| 神経叢ブロック しんけいそうぶろっく | plexus block |
| 神経損傷 しんけいそんしょう | nerve damage |
| 神経痛 しんけいつう | neuralgia |
| 神経伝達 しんけいでんたつ | neural transmission |
| 神経伝達物質 しんけいでんたつぶっしつ | neurotransmitter |
| 神経毒性 しんけいどくせい | neurotoxicity |
| 神経破壊ブロック しんけいはかいぶろっく | neurolytic block |
| 神経破壊薬 しんけいはかいやく | neurolytic |
| 神経ブロック しんけいぶろっく | nerve block |
| 神経保護 しんけいほご | neuroprotection |
| 神経ホルモン伝達 しんけいほるもんでんたつ | neurohumoral transmission |
| 心血管虚脱 しんけっかんきょだつ | cardiovascular collapse |
| 心血管系 しんけっかんけい | cardiovascular system, circulatory system |
| 心血管疾患 しんけっかんしっかん | cardiovascular disease |
| 心血管障害 しんけっかんしょうがい | cardiovascular disturbance |
| 心血管薬 しんけっかんやく | cardiovascular drug |
| 腎血漿流[量] じんけっしょうりゅう[りょう] | renal plasma flow (RPF) |
| 腎血流[量] じんけつりゅう[りょう] | renal blood flow (RBF) |

| | |
|---|---|
| **心原性ショック** しんげんせいしょっく | cardiogenic shock |
| **心原性浮腫** しんげんせいふしゅ | cardiogenic edema |
| **人工換気** じんこうかんき | artificial ventilation, mechanical ventilation |
| **進行期** しんこうき | advanced stage |
| **人工血管** じんこうけっかん | vascular prosthesis |
| **人工喉頭発声法** じんこうこうとうはっせいほう | alaryngeal voice production |
| **人工呼吸** じんこうこきゅう | artificial ventilation |
| **人工呼吸器** じんこうこきゅうき | ventilator |
| **人工授精** じんこうじゅせい | artificial insemination |
| **人工受胎[法]** じんこうじゅたい[ほう] | artificial conception |
| **人工循環** じんこうじゅんかん | artificial circulation |
| **人工心肺[装置]** じんこうしんぱい[そうち] | artificial heart-lung machine, heart-lung machine, cardiopulmonary bypass (CPB) |
| **人工的生命維持管理** じんこうてきせいめいいじかんり | artificial life support control |
| **人工冬眠[法]** じんこうとうみん[ほう] | artificial hibernation |
| **人工鼻** じんこうばな | artificial nose, heat moisture exchanger (HME) |
| **心後負荷** しんこうふか | cardiac afterload |
| **深昏睡** しんこんすい | deep coma |
| **心雑音** しんざつおん | cardiac murmur |
| **心室拡張終期圧** しんしつかくちょうしゅうきあつ | ventricular end-diastolic pressure |
| **心室拡張終期容積** しんしつかくちょうしゅうきようせき | ventricular end-diastolic volume |
| **心疾患罹患率** しんしっかんりかんりつ | cardiac morbidity |
| **心室コンプライアンス** しんしつこんぷらいあんす | ventricular compliance |
| **心室細動** しんしつさいどう | ventricular fibrillation (VF) |
| **心室充満率** しんしつじゅうまんりつ | ventricular filling rate |
| **心室性期外収縮** しんしつせいきがいしゅうしゅく | premature ventricular contraction (PVC), ventricular extrasystole, ventricular premature beat (VPB), ventricular premature contraction (VPC) |
| **心室性不整脈** しんしつせいふせいみゃく | ventricular arrhythmia |

| | |
|---|---|
| 心室粗動 しんしつそどう | ventricular flutter |
| 心室中隔欠損[症] しんしつちゅうかくけっそん[しょう] | ventricular septal defect (VSD) |
| 心室頻拍 しんしつひんぱく | ventricular tachycardia (VT) |
| 心室不全 しんしつふぜん | ventricular failure |
| 心室補助人工心臓 しんしつほじょじんこうしんぞう | ventricular assist device (VAD) |
| 心室補助装置 しんしつほじょそうち | ventricular assist device (VAD), ventricular assisting system (VAS) |
| 心室瘤 しんしつりゅう | ventricular aneurysm |
| 心死亡率 しんしぼうりつ | cardiac mortality |
| 心周期 しんしゅうき | cardiac cycle |
| 侵襲的測定 しんしゅうてきそくてい | invasive measurement |
| 侵襲的モニター しんしゅうてきもにたー | invasive monitoring |
| 滲出液 しんしゅつえき | effusion, exudate |
| 滲出性胸膜炎 しんしゅつせいきょうまくえん | exudative pleurisy |
| 滲出性心膜炎 しんしゅつせいしんまくえん | exudative pericarditis |
| 浸潤麻酔 しんじゅんますい | infiltration anesthesia |
| 腎昇圧物質 じんしょうあつぶっしつ | renal pressor substance |
| 腎障害 じんしょうがい | renal insufficiency |
| 心身医学 しんしんいがく | psychosomatic medicine |
| 心身症 しんしんしょう | psychosomatic disorder |
| 心静止 しんせいし | candiac standstill |
| 新生児 しんせいじ | neonate, newborn |
| 新生児回路 しんせいじかいろ | infant circle |
| 新生児仮死 しんせいじかし | asphyxia of newborn, neonatal asphyxia |
| 新生児呼吸促迫症候群 しんせいじこきゅうそくはくしょうこうぐん | infantile respiratory distress syndrome (IRDS) |
| 新生児集中治療室 しんせいじしゅうちゅうちりょうしつ | neonatal intensive care unit (NICU) |
| 新生児肺高血圧症 しんせいじはいこうけつあつしょう | primary pulmonary hypertension of neonates (PPHN) |
| 腎性代償 じんせいだいしょう | renal compensation |
| 腎性無尿 じんせいむにょう | renal anuria |
| 振戦 しんせん | tremor |
| 新鮮凍結血漿 しんせんとうけつけっしょう | fresh frozen plasma (FFP) |
| 心前負荷 しんぜんふか | cardiac preload |

| | |
|---|---|
| 心[臓]移植 しん[ぞう]いしょく | cardiac transplantation, heart transplantation |
| 心臓カテーテル検査 しんぞうかてーてるけんさ | cardiac catheterization |
| 心臓危険度 しんぞうきけんど | cardiac risk |
| 心臓緊急状態 しんぞうきんきゅうじょうたい | cardiac emergency |
| 心臓死 しんぞうし | cardiac death |
| 心臓除細動 しんぞうじょさいどう | cardioversion |
| 心臓除細動器 しんぞうじょさいどうき | cardiac defibrillator, cardioverter |
| 心臓人工弁 しんぞうじんこうべん | heart valve prosthesis |
| 心臓性急死 しんぞうせいきゅうし | cardiac sudden death |
| 心臓[性]喘息 しんぞう[せい]ぜんそく | cardiac asthma |
| 心臓性浮腫 しんぞうせいふしゅ | cardiac edema |
| 心臓超音波検査[法] しんぞうちょうおんぱけんさ[ほう] | ultrasonic cardiography (UCG) |
| 心臓突然死 しんぞうとつぜんし | cardiac sudden death |
| 心臓ペースメーカ しんぞうぺーすめーか | cardiac pacemaker |
| 心臓発作 しんぞうほっさ | heart attack |
| 心臓ポンプ機序 しんぞうぽんぷきじょ | cardiac pump mechanism |
| 心臓抑制因子 しんぞうよくせいいんし | cardiac depressant factor |
| 心臓予備力 しんぞうよびりょく | cardiac reserve |
| 心促進神経 しんそくしんしんけい | cardio-accelerator nerve |
| 迅速導入 じんそくどうにゅう | rapid sequence induction |
| 心蘇生 しんそせい | cardiac resuscitation |
| 腎体位 じんたいい | kidney position |
| 身体失認 しんたいしつにん | asomatognosia |
| 心代償不全 しんだいしょうふぜん | cardiac decompensation |
| 診断的手術 しんだんてきしゅじゅつ | exploratory operation |
| 心タンポナーデ しんたんぽなーで | cardiac tamponade |
| 心調律 しんちょうりつ | cardiac rhythm |
| 陣痛 じんつう | labor pains |
| 心停止 しんていし | asystole, cardiac arrest |
| 心停止法 しんていしほう | cardioplegia |
| 人的資源 じんてきしげん | manpower |
| 心的ストレス障害 しんてきすとれすしょうがい | posttraumatic stress disorder (PTSD) |
| 伸展受容体 しんてんじゅようたい | stretch receptor |
| 心電図 しんでんず | electrocardiogram (ECG) |

|  |  |  |
|---|---|---|
| 心電図同期 | しんでんずどうき | ECG gated |
| 浸透圧 | しんとうあつ | osmotic pressure |
| 浸透圧較差 | しんとうあつかくさ | osmolal gap |
| 浸透圧計 | しんとうあつけい | osmometer |
| 浸透圧受容器 | しんとうあつじゅようき | osmoreceptor |
| 浸透圧調節 | しんとうあつちょうせつ | osmoregulation, osmotic regulation |
| 浸透圧濃度 | しんとうあつのうど | osmotic concentration |
| 浸透圧利尿 | しんとうあつりにょう | osmotic diuresis |
| 浸透圧利尿薬 | しんとうあつりにょうやく | osmotic diuretic |
| 振動法 | しんどうほう | oscillation method |
| 心毒性 | しんどくせい | cardiotoxicity |
| 腎毒性 | じんどくせい | nephrotoxicity |
| 心内膜床欠損[症] | しんないまくしょうけっそん[しょう] | endocardial cushion defect (ECD) |
| 心肺移植 | しんぱいいしょく | cardiopulmonary transplantation |
| 心肺危機 | しんぱいきき | cardiopulmonary emergency |
| 心肺蘇生 | しんぱいそせい | cardiopulmonary resuscitation (CPR) |
| 心肺停止 | しんぱいていし | cardiopulmonary arrest (CPA) |
| 心肺[同時]移植 | しんぱい[どうじ]いしょく | cardiopulmonary transplantation, heart-lung transplantation |
| 心肺脳蘇生法 | しんぱいのうそせいほう | cardiopulmonary cerebral resuscitation (CPCR) |
| 心拍 | しんぱく | heart beat |
| 心拍周期 | しんぱくしゅうき | cardiac cycle |
| 心拍出量 | しんはくしゅつりょう | cardiac output (CO) |
| 心拍測定 | しんぱくそくてい | cardiotachometry |
| 心拍動 | しんはくどう | heart beat |
| 心肥大 | しんひだい | cardiac hypertrophy, cardiomegaly |
| 深部温 | しんぶおん | core temperature |
| 深部覚 | しんぶかく | deep sensation |
| 振幅 | しんぷく | amplitude |
| 深部静脈血栓 | しんぶじょうみゃくけっせん | deep vein thrombosis |
| 心不全 | しんふぜん | cardiac failure, cardiac insufficiency, heart failure |
| 腎不全 | じんふぜん | renal failure |
| 深部痛 | しんぶつう | deep pain |
| 深部反射 | しんぶはんしゃ | deep reflex |
| 心ブロック | しんぶろっく | heart block |

| 心房圧 しんぼうあつ | atrial pressure |
| 心房細動 しんぼうさいどう | atrial fibrillation |
| 心房収縮 しんぼうしゅうしゅく | atrial contraction, atrial kick |
| 心房性期外収縮 しんぼうせいきがいしゅうしゅく | atrial extrasystole, atrial premature beat (APB), atrial premature contraction (APC), premature atrial contraction (PAC) |
| 心房性ナトリウム利尿因子 しんぼうせいなとりうむりにょういんし | atrial natriuretic factor |
| 心房性ナトリウム利尿ペプチド しんぼうせいなとりうむりにょうぺぷちど | atrial natriuretic peptide (ANP) |
| 心房性頻拍 しんぼうせいひんぱく | atrial tachycardia |
| 心房性不整脈 しんぼうせいふせいみゃく | atrial arrhythmia |
| 心房切開 しんぼうせっかい | atriotomy |
| 心房早期興奮現象 しんぼうそうきこうふんげんしょう | atrial preexcitation phenomenon |
| 心房粗動 しんぼうそどう | atrial flutter |
| 心房中隔 しんぼうちゅうかく | atrial septum |
| 心房中隔欠損[症] しんぼうちゅうかくけっそん[しょう] | atrial septal defect (ASD) |
| 心房停止 しんぼうていし | atrial arrest |
| 心房内血流転換[術] しんぼうないけつりゅうてんかん[じゅつ] | atrial switch operation |
| 心房ペーシング しんぼうぺーしんぐ | atrial pacing |
| 心房補充調律 しんぼうほじゅうちょうりつ | atrial escape rhythm |
| 蕁麻疹 じんましん | urticaria |
| 心マッサージ しんまっさーじ | cardiac massage, heart massage |
| 心抑制薬 しんよくせいやく | cardiac depressant |
| 心予備力 しんよびりょく | cardiac reserve |
| 心理学 しんりがく | psychology |
| 心リスク しんりすく | cardiac risk |
| 心リズム しんりずむ | cardiac rhythm |
| 心律動 しんりつどう | cardiac rhythm |
| 親和性 しんわせい | affinity |

## 【す】

| 随意運動 ずいいうんどう | voluntary movement |

| | |
|---|---|
| 髄液 ずいえき | cerebrospinal fluid (CSF) |
| 髄液圧 ずいえきあつ | cerebrospinal pressure |
| 髄液漏 ずいえきろう | liquorrhea |
| 髄腔内注射 ずいくうないちゅうしゃ | intrathecal injection |
| 水酸基 すいさんき | hydroxyl radical |
| 膵十二指腸切除 すいじゅうにしちょうせつじょ | pancreaticoduodenectomy (PD) |
| 水腫肺 すいしゅはい | wet lung |
| 水晶体後方線維増殖[症] すいしょうたいこうほうせんいぞうしょく[しょう] | retrolenthal fibroplasia (RLF) |
| 水性懸濁液 すいせいけんだくえき | aqueous suspension |
| 水素 すいそ | hydrogen |
| 水素イオン指数 すいそいおんしすう | hydrogen ion exponent |
| 水素イオン濃度 すいそいおんのうど | hydrogen ion concentration |
| 吹送 すいそう | insufflation |
| 水痘帯状疱疹ウイルス すいとうたいじょうほうしんういるす | varicella-zoster virus (VZV) |
| 水分過剰 すいぶんかじょう | hyperhydration, overhydration |
| 水分枯渇 すいぶんこかつ | water depletion |
| 水分摂取[量] すいぶんせっしゅ[りょう] | fluid intake |
| 水分喪失 すいぶんそうしつ | water loss |
| 水分補給 すいぶんほきゅう | hydration |
| 水分補給過多 すいぶんほきゅうかた | overhydration |
| 水平位《四肢を伸展した背臥位》 すいへいい | horizontal position |
| 水疱 すいほう | blister |
| 水泡音 すいほうおん | rale |
| 髄膜刺激症候群 ずいまくしげきしょうこうぐん | meningeal irritation syndrome |
| 睡眠時無呼吸 すいみんじむこきゅう | sleep apnea |
| 睡眠時無呼吸症候群 すいみんじむこきゅうしょうこうぐん | sleep apnea syndrome (SAS) |
| 睡眠ポリグラフ検査 すいみんぽりぐらふけんさ | polysomnography (PSG) |
| 水溶液 すいようえき | aqueous solution |
| スーパーオキシド すーぱーおきしど | superoxide |
| スーパーオキシド・ジスムターゼ すーぱーおきしどじすむたーぜ | superoxide dismutase (SOD) |
| スカベンジャ すかべんじゃ | scavenger |
| ズキズキ痛 ずきずきつう | pulsatile pain, throbbing pain |

| | |
|---|---|
| スタイレット すたいれっと | stylet |
| ステロイド麻酔薬 すてろいどますいやく | steroid anesthetic |
| ストークス・アダムス(**Stokes-Adams**)症候群 すとーくすあだむすしょうこうぐん | Stokes-Adams syndrome |

## 【せ】

| | |
|---|---|
| 生活年齢 せいかつねんれい | chronological age |
| 静菌[作用] せいきん[さよう] | bacteriostasis, bacteriostatic action |
| 静菌性抗生物質 せいきんせいこうせいぶっしつ | bacteriostatic antibiotic |
| 静菌薬 せいきんやく | bacteriostatic [drug] |
| 整形外科麻酔 せいけいげかますい | orthopedic anesthesia |
| 生検 せいけん | biopsy |
| 生合成 せいごうせい | biosynthesis |
| 整合対照群 せいごうたいしょうぐん | matched control |
| 制酸薬 せいさんやく | antacid |
| 静止電位 せいしでんい | resting potential |
| 正常血液量 せいじょうけつえきりょう | normovolemia |
| 正常呼吸 せいじょうこきゅう | eupnea |
| 星状神経節ブロック せいじょうしんけいせつぶろっく | stellate ganglion block |
| 正常洞調律 せいじょうどうちょうりつ | normal sinus rhythm (NSR) |
| 正常二酸化炭素状態 せいじょうにさんかたんそじょうたい | normocapnia, normocarbia |
| 精神安定薬 せいしんあんていやく | ataractic, ataraxic, tranquilizer |
| 精神外傷 せいしんがいしょう | psychic trauma |
| 精神錯乱 せいしんさくらん | mental confusion |
| 精神身体医学 せいしんしんたいいがく | psychosomatic medicine |
| 精神性発汗 せいしんせいはっかん | psychogenic perspiration |
| 精神病 せいしんびょう | psychosis |
| 静水圧 せいすいあつ | hydrostatic pressure |
| 生体異物 せいたいいぶつ | xenobiotic |
| 生体外 せいたいがい | in vitro |
| 生体血縁ドナー せいたいけつえんどなー | living-related donor |
| 生体恒常状態 せいたいこうじょうじょうたい | homeostasis |
| 生体臓器提供者 せいたいぞうきていきょうしゃ | living donor |
| 生体組織検査 せいたいそしきけんさ | biopsy |
| 生体時計 せいたいどけい | biological cycle |

| | |
|---|---|
| 生体内 せいたいない | in vivo |
| 生体内分解 せいたいないぶんかい | biodegradation |
| 生体内変化 せいたいないへんか | biotransformation |
| 生体内利用率 せいたいないりようりつ | bioavailability |
| 声帯粘膜切除 せいたいねんまくせつじょ | cordotomy |
| 生体弁 せいたいべん | bioprosthetic valve |
| 声帯麻痺 せいたいまひ | vocal cord paralysis |
| 生体リズム せいたいりずむ | biological cycle |
| 贅沢潅流 ぜいたくかんりゅう | luxury perfusion |
| 静的コンプライアンス せいてきこんぷらいあんす | static compliance |
| 静電気 せいでんき | static electricity |
| 制吐薬 せいとやく | antiemetic drug |
| 青年期 せいねんき | adolescence |
| 整復 せいふく | reduction |
| 生物医学 せいぶついがく | biomedicine |
| 生物医用工学 せいぶついようこうがく | biomedical engineering |
| 生物学的検定法 せいぶつがくてきけんていほう | bioassay, biological assay |
| 生物学的製剤 せいぶつがくてきせいざい | biological drug |
| 生物学的半減期 せいぶつがくてきはんげんき | biological half-life |
| 生物学的反応 せいぶつがくてきはんのう | biological reaction |
| 生物学的力価 せいぶつがくてきりきか | biological valence |
| 生物学的利用能 せいぶつがくてきりようのう | bioavailability |
| 生物活性 せいぶつかっせい | bioactivation |
| 生物活性物質 せいぶつかっせいぶっしつ | biologically active substance |
| 生分解 せいぶんかい | biodegradation |
| 成分除去 せいぶんじょきょ | apheresis |
| 成分輸血 せいぶんゆけつ | blood component transfusion, blood component therapy |
| 生命徴候 せいめいちょうこう | vital signs |
| 生命倫理 せいめいりんり | bioethics, medical ethics |
| 声門浮腫 せいもんふしゅ | glottic edema, glottis edema |
| 生理学的死腔 せいりがくてきしくう | physiologic[al] dead space |
| 生理活性物質 せいりかっせいぶっしつ | physiologically active substance |
| 世界保健機構 せかいほけんきこう | World Health Organization (WHO) |
| 赤外分光光度計 せきがいぶんこうこうどけい | infrared spectrophotometer |
| 赤外分光分析 せきがいぶんこうぶんせき | infrared spectroscopy |

| | |
|---|---|
| **脊硬麻** せきこうま | combined spinal-epidural anesthesia (CSEA) |
| **積算速度計** せきさんそくどけい | tachograph |
| **脊髄萎縮** せきずいいしゅく | amyelotrophy |
| **脊髄くも膜下硬膜外併用麻酔** せきずいくもまくかこうまくがいへいようますい | combined spinal-epidural anesthesia (CSEA) |
| **脊髄くも膜下穿刺** せきずいくもまくかせんし | spinal puncture, spinal tap |
| **脊髄くも膜下鎮痛** せきずいくもまくかちんつう | spinal analgesia |
| **脊髄くも膜下麻酔** せきずいくもまくかますい | spinal anesthesia |
| **脊髄くも膜下麻酔後頭痛** せきずいくもまくかますいごずつう | postspinal headache, postdural puncture headache |
| **脊髄後角** せきずいこうかく | spinal cord dorsal horn |
| **脊髄後索刺激** せきずいこうさくしげき | dorsal column stimulation |
| **脊髄索切離[術]** せきずいさくせつり[じゅつ] | c[h]ordotomy |
| **脊髄造影** せきずいぞうえい | myelography |
| **脊髄造影像** せきずいぞうえいぞう | myelogram |
| **脊髄電図** せきずいでんず | electrospinogram |
| **脊髄反射** せきずいはんしゃ | spinal reflex |
| **脊髄分節** せきずいぶんせつ | spinal segment |
| **脊髄誘発電位** せきずいゆうはつでんい | evoked spinal cord potential |
| **咳反射** せきはんしゃ | cough reflex |
| **脊麻後頭痛** せきまごずつう | postdural puncture headache (PDPH), postspinal headache |
| **舌咽神経痛** ぜついんしんけいつう | glossopharyngeal neuralgia |
| **石灰化** せっかいか | calcification |
| **赤血球凝集反応** せっけっきゅうぎょうしゅうはんのう | hemagglutination |
| **赤血球産生** せっけっきゅうさんせい | erythropoiesis |
| **赤血球数** せっけっきゅうすう | red blood cell count (RBC) |
| **赤血球濃厚液** せっけっきゅうのうこうえき | packed red cell (PRC) |
| **赤血球浮遊液** せっけっきゅうふゆうえき | red blood cell suspension |
| **接合** せつごう | conjugation |
| **節後線維** せつごせんい | postganglionic fiber |
| **摂取** せっしゅ | intake, uptake |
| **切除** せつじょ | ablation, resection |
| **絶食** ぜっしょく | fasting |

|  |  |  |
|---|---|---|
| 接触性アロディニア | せっしょくせいあろでぃにあ | tactile allodynia |
| 接触性異痛 | せっしょくせいいつう | tactile allodynia |
| 節前線維 | せつぜんせんい | preganglionic fiber |
| 絶対湿度 | ぜったいしつど | absolute humidity |
| 絶対不応期 | ぜったいふおうき | absolute refractory period |
| 絶対不整脈 | ぜったいふせいみゃく | absolute arrhythmia |
| 切断 | せつだん | ablation |
| 接着 | せっちゃく | adhesion |
| 接着分子 | せっちゃくぶんし | adhesion molecule |
| 楔入圧 | せつにゅうあつ | wedge pressure |
| 線維素 | せんいそ | fibrin |
| 線維束性攣縮 | せんいそくせいれんしゅく | fasciculation |
| 線維素分解物 | せんいそぶんかいぶつ | fibrin degradation product (FDP) |
| 線維素溶解現象 | せんいそようかいげんしょう | fibrinolysis |
| 遷延性無呼吸 | せんえんせいむこきゅう | prolonged apnea |
| 遷延曝露 | せんえんばくろ | prolonged exposure |
| 全か無かの法則 | ぜんかむかのほうそく | all or none law |
| 潜函病 | せんかんびょう | bends, caisson disease, compressed air sickness, diver's disease |
| 前胸部叩打 | ぜんきょうぶこうだ | precordial thump |
| 前胸部痛 | ぜんきょうぶつう | precordial pain |
| 前駆物質 | ぜんくぶっしつ | precursor |
| 全血 | ぜんけつ | whole blood |
| 全血球算 | ぜんけっきゅうさん | complete blood count (CBC) |
| 全血漿量 | ぜんけっしょうりょう | total plasma volume |
| 全血輸血 | ぜんけつゆけつ | whole blood transfusion |
| 漸減 | ぜんげん | tapering |
| 全健忘 | ぜんけんぼう | total amnesia |
| 穿孔 | せんこう | perforation |
| 先行性炎症メディエータ遊離 | せんこうせいえんしょうめでぃえーたゆうり | proinflammatory mediator release |
| 前向性健忘 | ぜんこうせいけんぼう | anterograde amnesia |
| 先行鎮痛 | せんこうちんつう | preemptive analgesia |
| 穿孔痛 | せんこうつう | boring pain |
| 浅呼吸 | せんこきゅう | shallow respiration |
| 仙骨硬膜外ブロック | せんこつこうまくがいぶろっく | caudal block |

| 仙骨硬膜外麻酔 せんこつこうまくがいますい | caudal anesthesia |
| 仙骨ブロック せんこつぶろっく | caudal block, sacral block |
| 仙骨麻酔 せんこつますい | caudal anesthesia |
| 潜在逆流 せんざいぎゃくりゅう | silent regurgitation |
| 潜在性伝導 せんざいせいでんどう | concealed conduction |
| 栓子 せんし | obturator, plug |
| 穿刺 せんし | paracentesis, puncture |
| 穿刺痛 せんしつう | boring pain |
| 先取権 せんしゅけん | priority |
| 洗浄 せんじょう | lavage, irrigation |
| 洗浄器 せんじょうき | irrigator |
| 洗浄赤血球 せんじょうせっけっきゅう | washed red blood cell |
| 全静脈麻酔 ぜんじょうみゃくますい | total intravenous anesthesia (TIVA) |
| 染色質 せんしょくしつ | chromatin |
| 染色体 せんしょくたい | chromosome |
| 染色体異常 せんしょくたいいじょう | chromosomal aberration |
| 染色体キメラ せんしょくたいきめら | chromosomal chimera |
| 染色体組換え せんしょくたいくみかえ | chromosome recombination |
| 染色体融合 せんしょくたいゆうごう | chromosomal fusion |
| 全身作用 ぜんしんさよう | systemic action |
| 全身状態 ぜんしんじょうたい | general condition |
| 全身性エリテマトーデス ぜんしんせいえりてまとーです | systemic lupus erythematosus (SLE) |
| 全身性炎症反応症候群 ぜんしんせいえんしょうはんのうしょうこうぐん | systemic inflammatory response syndrome (SIRS) |
| 全身性紅斑性狼瘡 ぜんしんせいこうはんせいろうそう | systemic lupus erythematosus (SLE) |
| 全新鮮空気式空調 ぜんしんせんくうきしきくうちょう | all fresh air system |
| 全新鮮空気システム ぜんしんせんくうきしすてむ | all fresh air system |
| 全身低体温 ぜんしんていたいおん | general hypothermia |
| 全人的痛み ぜんじんてきいたみ | total pain |
| 全身麻酔 ぜんしんますい | general anesthesia |
| 全身麻酔薬 ぜんしんますいやく | general anesthetic |
| 先制鎮痛 せんせいちんつう | preemptive analgesia |
| 全脊髄くも膜下ブロック ぜんせきずいくもまくかぶろっく | total spinal block |

| | |
|---|---|
| 全脊髄くも膜下麻酔 ぜんせきずいくもまくかますい | total spinal anesthesia |
| 全脊麻 ぜんせきま | total spinal anesthesia |
| 喘息 ぜんそく | asthma |
| 浅速呼吸 せんそくこきゅう | panting |
| 喘息重積状態 ぜんそくじゅうせきじょうたい | asthmatic status, status asthmaticus |
| 喘息発作 ぜんそくほっさ | asthmatic attack |
| 先端巨大症 せんたんきょだいしょう | acromegaly |
| 仙腸関節 せんちょうかんせつ | sacroiliac joint |
| 仙痛 せんつう | colicky pain |
| 先天性股関節脱臼 せんてんせいこかんせつだっきゅう | luxatio coxae congenita (LCC) |
| 蠕動 ぜんどう | peristalsis |
| 前投薬 ぜんとうやく | premedication, preanesthetic medication |
| 潜熱 せんねつ | latent heat |
| 全肺気量 ぜんはいきりょう | total lung capacity (TLC) |
| 前負荷 ぜんふか | preload |
| 潜伏時間 せんぷくじかん | latent time |
| 前方視的研究 ぜんぽうしてきけんきゅう | prospective study |
| 全末梢抵抗 ぜんまっしょうていこう | total peripheral resistance (TPR) |
| 喘鳴 ぜんめい | stridor, wheeze |
| 譫妄 せんもう | delirium |
| 線毛運動 せんもううんどう | ciliary movement |
| 線毛上皮 せんもうじょうひ | ciliated epithelium |
| 仙腰痛 せんようつう | lumbosacral pain |
| 前立腺肥大症 ぜんりつせんひだいしょう | benign prostatic hypertrophy (BPH) |

# 【そ】

| | |
|---|---|
| 創縁切除 そうえんせつじょ | debridement |
| 相加効果 そうかこうか | additive effect |
| 相加作用 そうかさよう | additive action |
| 走化性 そうかせい | chemotaxis |
| 走化性因子 そうかせいいんし | chemotactic |
| 挿管 そうかん | intubation |
| 相関係数 そうかんけいすう | correlation coefficient |
| 挿管用鉗子 そうかんようかんし | intubating forceps |

| 臓器移植 ぞうきいしょく | organ transplantation |
| 臓器潅流 ぞうきかんりゅう | organ perfusion |
| 早期産児 そうきさんじ | preterm infant |
| 臓器障害 ぞうきしょうがい | organ derangement |
| 臓器毒性 ぞうきどくせい | organ toxicity |
| 臓器不全 ぞうきふぜん | organ failure |
| 臓器保存 ぞうきほぞん | organ preservation |
| 双極電極 そうきょくでんきょく | bipolar electrode |
| 双極誘導 そうきょくゆうどう | bipolar lead |
| 早期離床療法 そうきりしょうりょうほう | stir-up regimen |
| 総血漿量 そうけっしょうりょう | total plasma volume |
| 相互干渉 そうごかんしょう | cross-talk |
| 早産児 そうざんじ | preterm infant |
| 相乗効果 そうじょうこうか | synergistic effect |
| 創傷清浄化 そうしょうせいじょうか | debridement |
| 相対湿度 そうたいしつど | relative humidity |
| 総タンパク[量] そうたんぱく[りょう] | total protein (TP) |
| 相転移 そうてんい | phase transition |
| 搔爬 そうは | curettage |
| 総肺静脈還流異常[症] そうはいじょうみゃくかんりゅういじょう[しょう] | total anomalous pulmonary venous connection (TAPVC) |
| 蒼白 そうはく | paleness, pallor |
| 僧帽弁狭窄[症] そうぼうべんきょうさく[しょう] | mitral stenosis (MS) |
| 僧帽弁置換[術] そうぼうべんちかん[じゅつ] | mitral valve replacement (MVR) |
| 僧帽弁閉鎖不全[症] そうぼうべんへいさふぜん[しょう] | mitral regurgitation (MR), mitral insufficiency (MI) |
| 層流 そうりゅう | laminar flow |
| 総流量 そうりゅうりょう | total flow |
| 阻害 そがい | inhibition |
| 阻害薬 そがいやく | inhibitor |
| 側臥位 そくがい | lateral [recumbent] position, lateral decubitus |
| 即時型アレルギー そくじがたあれるぎー | immediate allergy |
| 促進 そくしん | augmentation |
| 促進因子 そくしんいんし | accelerator |
| 促進拡散 そくしんかくさん | facilitated diffusion |
| 促進物質 そくしんぶっしつ | accelerator |

| | |
|---|---|
| 速成耐性 そくせいたいせい | tachyphylaxis |
| 塞栓 そくせん | embolus |
| 塞栓形成[術] そくせんけいせい[じゅつ] | embolization |
| 塞栓症 そくせんしょう | embolism |
| 促通 そくつう | facilitation |
| 促通拡散 そくつうかくさん | facilitated diffusion |
| 促迫 そくはく | distress |
| 側副血管 そくふくけっかん | collateral vessel |
| 側副血行路 そくふくけっこうろ | collateral flow |
| 側副循環 そくふくじゅんかん | collateral circulation |
| 側副路 そくふくろ | bypass, collateral pathway |
| 速脈 そくみゃく | rapid pulse |
| 粟粒性無気肺 ぞくりゅうせいむきはい | miliary atelectasis |
| 組織圧 そしきあつ | tissue pressure |
| 組織間液 そしきかんえき | interstitial fluid (ISF) |
| 組織呼吸 そしきこきゅう | tissue respiration |
| 組織中毒性低酸素[症] そしきちゅうどくせいていさんそ[しょう] | histotoxic hypoxia |
| 組織中毒性無酸素[症] そしきちゅうどくせいむさんそ[しょう] | histotoxic anoxia |
| 組織適合性 そしきてきごうせい | histocompatibility |
| 組織プラスミノゲン活性化因子 そしきぷらすみのげんかっせいかいんし | tissue plasminogen activator (tPA) |
| 蘇生後症候群 そせいごしょうこうぐん | postresuscitation syndrome |
| 蘇生[法] そせい[ほう] | resuscitation, reanimation |
| 卒中 そっちゅう | apoplexy, stroke |
| 卒中発作 そっちゅうほっさ | apoplectic stroke |
| 粗動 そどう | flutter |
| 尊厳死 そんげんし | death with dignity |
| 損傷 そんしょう | injury |
| 損傷電流 そんしょうでんりゅう | injury current |

## 【た】

| | |
|---|---|
| ターニケット たーにけっと | tourniquet |
| 体位 たいい | body position |
| 体位喀痰排出 たいいかくたんはいしゅつ | postural drainage |
| 体位作成 たいいさくせい | positioning |

| 体位性低血圧 たいいせいていけつあつ | postural hypotension |
| --- | --- |
| 体位ドレナージ たいいどれなーじ | postural drainage |
| 退院 たいいん | discharge |
| 体液 たいえき | body fluid |
| 体液性伝達 たいえきせいでんたつ | humoral transmission |
| 体液平衡 たいえきへいこう | fluid balance |
| 大横径 だいおうけい | biparietal diameter |
| 体温 たいおん | body temperature |
| 体温較差 たいおんかくさ | temperature gradient |
| 体温出納 たいおんすいとう | thermal flux |
| 体温大気圧水蒸気飽和状態 たいおんたいきあつすいじょうきほうわじょうたい | body temperature and ambient pressure saturated with water vapor (BTPS) |
| 体温調節 たいおんちょうせつ | thermoregulation, temperature regulation |
| 体温調節中枢 たいおんちょうせつちゅうすう | temperature regulatory center, thermoregulatory center |
| 体温調節反応 たいおんちょうせつはんのう | thermoregulatory response |
| 体温平衡 たいおんへいこう | thermal balance |
| 体外限界濾過[法] たいがいげんかいろか[ほう] | extracorporeal ultrafiltration method (ECUM) |
| 体外式肺補助[法] たいがいしきはいほじょ[ほう] | extracorporeal lung assist (ECLA) |
| 体外循環 たいがいじゅんかん | extracorporeal circulation (ECC) |
| 体外衝撃波砕石術 たいがいしょうげきはさいせきじゅつ | extracorporeal shock wave lithotripsy (ESWL) |
| 体外除細動器 たいがいじょさいどうき | external defibrillator |
| 体外人工呼吸器 たいがいじんこうこきゅうき | external body ventilator |
| 体外心マッサージ たいがいしんまっさーじ | closed chest cardiac massage, external cardiac massage |
| 体外ペースメーカ たいがいぺーすめーか | external pacemaker |
| 体外補助呼吸装置 たいがいほじょこきゅうそうち | extracorporeal respiratory assistant (ECRA) |
| 体外膜型肺 たいがいまくがたはい | extracorporeal membrane oxygenator (ECMO) |
| 体外濾過装置 たいがいろかそうち | extracorporeal ultrafiltration machine (ECUM) |

|  |  |
|---|---|
| 体外濾過[法] たいがいろか[ほう] | extracorporeal ultrafiltration method (ECUM) |
| 胎芽毒性 たいがどくせい | embryotoxicity |
| 大気圧 たいきあつ | atmospheric pressure, barometric pressure |
| 大気汚染 たいきおせん | air pollution |
| 大気汚染防止法 たいきおせんぼうしほう | Air Pollution Control Act |
| 待期手術 たいきしゅじゅつ | elective operation |
| 大気性低酸素[症] たいきせいていさんそ[しょう] | atmospheric hypoxia |
| 大気性無酸素[症] たいきせいむさんそ[しょう] | atmospheric anoxia |
| 大気標準状態《0℃, 1気圧》 たいきひょうじゅんじょうたい | atmospheric temperature and pressure |
| 大規模災害 だいきぼさいがい | mass disaster |
| 体血圧 たいけつあつ | systemic blood pressure |
| 体血管抵抗 たいけっかんていこう | systemic vascular resistance (SVR) |
| 大血管転換術 だいけっかんてんかんじゅつ | arterial switch operation |
| 対向流系 たいこうりゅうけい | counter-current system |
| 対向流交換系 たいこうりゅうこうかんけい | counter-current exchanger |
| 胎児仮死 たいじかし | fetal asphyxia |
| 胎児呼吸 たいじこきゅう | fetal respiration |
| 胎児死亡 たいじしぼう | fetal death |
| 胎児循環 たいじじゅんかん | fetal circulation |
| 胎児切迫仮死 たいじせっぱくかし | fetal distress |
| 胎児毒性 たいじどくせい | fetal toxicity, fetotoxicity |
| 胎児ヘモグロビン たいじへもぐろびん | fetal hemoglobin (HbF) |
| 代謝回転 たいしゃかいてん | metabolic turnover |
| 代謝経路 たいしゃけいろ | metabolic pathway |
| 代謝産物 たいしゃさんぶつ | metabolite |
| 代謝水 たいしゃすい | metabolic water |
| 代謝性アシドーシス たいしゃせいあしどーしす | metabolic acidosis |
| 代謝性アルカローシス たいしゃせいあるかろーしす | metabolic alkalosis |
| 代謝率 たいしゃりつ | metabolic rate |
| 体型指数 たいけいしすう | body mass index (BMI) |
| 体循環 たいじゅんかん | systemic circulation |

| | |
|---|---|
| **対照試験** たいしょうけん | control study |
| **対照実験** たいしょうじっけん | control experiment |
| **代償障害** だいしょうしょうがい | decompensation |
| **代償性アシドーシス** だいしょうせいあしどーしす | compensated acidosis |
| **代償性アルカローシス** だいしょうせいあるかろーしす | compensated alkalosis |
| **代償性休止[期]** だいしょうせいきゅうし[き] | compensatory pause |
| **代償性抗炎症反応症候群** だいしょうせいこうえんしょうはんのうしょうこうぐん | compensatory anti-inflammatory response syndrome (CARS) |
| **帯状痛** たいじょうつう | girdle pain |
| **対照動物** たいしょうどうぶつ | control animal |
| **帯状疱疹** たいじょうほうしん | herpes zoster |
| **帯状疱疹後神経痛** たいじょうほうしんごしんけいつう | postherpetic neuralgia (PHN) |
| **体神経系** たいしんけいけい | somatic nervous system |
| **体性感覚** たいせいかんかく | somatic sensation |
| **体性感覚誘発電位** たいせいかんかくゆうはつでんい | somatosensory evoked potential (SEP) |
| **体性痛** たいせいつう | somatic pain |
| **体積変動記録法** たいせきへんどうきろくほう | plethysmography |
| **大槽穿刺** だいそうせんし | cisternal puncture |
| **代替経路** だいたいけいろ | alternative pathway |
| **大腿無感覚** だいたいむかんかく | meralgia paraesthetica |
| **大動脈圧** だいどうみゃくあつ | aortic pressure |
| **大動脈圧受容体** だいどうみゃくあつじゅようたい | aortic baroreceptor |
| **大動脈炎** だいどうみゃくえん | aortitis |
| **大動脈解離** だいどうみゃくかいり | aortic dissection |
| **大動脈拡張[症]** だいどうみゃくかくちょう[しょう] | aortectasia |
| **大動脈弓症候群** だいどうみゃくきゅうしょうこうぐん | aortic arch syndrome |
| **大動脈弓動脈瘤** だいどうみゃくきゅうどうみゃくりゅう | aortic arch aneurysm |
| **大動脈弓閉塞[症]** だいどうみゃくきゅうへいそく[しょう] | aortic arch occlusive disease |
| **大動脈弓離断** だいどうみゃくきゅうりだん | aortic arch interruption |

| | |
|---|---|
| 大動脈血管形成[術] だいどうみゃくけっかんけいせい[じゅつ] | aortic angioplasty |
| 大動脈遮断 だいどうみゃくしゃだん | aortic cross clamping |
| 大動脈縮窄[症] だいどうみゃくしゅくさく[しょう] | aortic coarctation, coarctation of aorta |
| 大動脈切開 だいどうみゃくせっかい | aortotomy |
| 大動脈造影 だいどうみゃくぞうえい | aortography |
| 大動脈体化学受容体 だいどうみゃくたいかがくじゅようたい | aortic body chemoreceptor |
| 大動脈大腿動脈バイパス だいどうみゃくだいたいどうみゃくばいぱす | aortofemoral bypass graft |
| 大動脈体反射 だいどうみゃくたいはんしゃ | aortic body reflex |
| 大動脈腸骨動脈バイパス だいどうみゃくちょうこつどうみゃくばいぱす | aortoiliac bypass graft |
| 大動脈洞圧受容体 だいどうみゃくどうあつじゅようたい | aortic sinus baroreceptor |
| 大動脈内バルーンポンプ だいどうみゃくないばるーんぽんぷ | intraaortic balloon pump (IABP) |
| 大動脈内補助拍動 だいどうみゃくないほじょはくどう | intra-aortic counterpulsation |
| 大動脈肺動脈窓 だいどうみゃくはいどうみゃくそう | aortopulmonary window |
| 大動脈弁狭窄[症] だいどうみゃくべんきょうさく[しょう] | aortic stenosis (AS) |
| 大動脈弁形成[術] だいどうみゃくべんけいせい[じゅつ] | aortic valvuloplasty |
| 大動脈弁口 だいどうみゃくべんこう | aortic orifice |
| 大動脈弁口面積 だいどうみゃくべんこうめんせき | aortic valve area |
| 大動脈弁置換[術] だいどうみゃくべんちかん[じゅつ] | aortic valve replacement (AVR) |
| 大動脈弁閉鎖不全[症] だいどうみゃくべんへいさふぜん[しょう] | aortic regurgitation (AR), aortic insufficiency (AI) |
| 大動脈瘤 だいどうみゃくりゅう | aortic aneurysm |
| 大動脈隆起 だいどうみゃくりゅうき | aortic knob |
| 大動脈連結人工血管 だいどうみゃくれんけつじんこうけっかん | aortic conduit |
| 体内除細動 たいないじょさいどう | internal defibrillation |

| | | |
|---|---|---|
| 体内総水分[量] | たいないそうすいぶん[りょう] | total body water |
| 体内ペースメーカ | たいないぺーすめーか | internal pacemaker |
| 大脳死 | だいのうし | cerebral death |
| 大脳半球優位 | だいのうはんきゅうゆうい | cerebral dominance |
| 胎盤循環 | たいばんじゅんかん | placental circulation |
| 胎盤早期剥離 | たいばんそうきはくり | abruption of placenta, placental ablation |
| 体表 | たいひょう | body surface |
| 体表面積 | たいひょうめんせき | body surface area (BSA) |
| 体プレチスモグラフ | たいぷれちすもぐらふ | body plethysmograph |
| 退薬症状 | たいやくしょうじょう | withdrawal symptom |
| 大腰筋筋溝ブロック | だいようきんきんこうぶろっく | psoas compartment block |
| 代用血液 | だいようけつえき | blood substitute |
| 代用血漿 | だいようけっしょう | plasma [volume] expander, plasma substitute |
| 対流 | たいりゅう | convection |
| 対流性熱伝達 | たいりゅうせいねつでんたつ | convective heat transfer |
| 大量出血 | たいりょうしゅっけつ | massive bleeding, massive hemorrhage |
| 大量療法 | たいりょうりょうほう | massive dose therapy, maga-dose therapy |
| 唾液分泌抑制薬 | だえきぶんぴ[つ]よくせいやく | antisialic |
| 蛇管 | だかん, じゃかん | breathing tube, corrugated tube |
| 多汗症 | たかんしょう | hyperhidrosis |
| タキフィラキシ | たきふぃらきし | tachyphylaxis |
| 多型性心室性頻拍 | たけいせいしんしつせいひんぱく | torsade de pointes |
| 多血小板血漿 | たけっしょうばんけっしょう | platelet rich plasma |
| 多幸[感] | たこう[かん] | euphoria |
| 多呼吸窒素洗い出し試験 | たこきゅうちっそあらいだししけん | multiple breath nitrogen washout test |
| タコグラフ | たこぐらふ | tachograph |
| タコメータ | たこめーた | tachometer |
| 多剤併用 | たざいへいよう | polypharmacy |
| 多シナプス反射 | たしなぷすはんしゃ | polysynaptic reflex |
| 多種感覚侵害受容器 | たしゅかんかくしんがいじゅようき | polymodal nociceptor |

|  |  |  |
|---|---|---|
| 多種類不活性ガス排泄試験 | たしゅるいふかっせいがすはいせつしけん | multiple inert gas elimination technique |
| 多資料解析 | たしりょうかいせき | meta-analysis |
| 多臓器機能障害症候群 | たぞうききのうしょうがいしょうこうぐん | multiple organ dysfunction syndrome (MODS) |
| 多臓器不全 | たぞうきふぜん | multiple organ dysfunction syndrome (MODS), multiple organ failure (MOF) |
| 脱感作 | だっかんさ | desensitization |
| 脱臼 | だっきゅう | dislocation, luxation |
| 脱共役 | だつきょうやく | uncoupling |
| 脱共役薬 | だつきょうやくやく | uncoupler |
| 脱酸素ヘモグロビン | だつさんそへもぐろびん | deoxyhemoglobin, reduced hemoglobin |
| 脱神経 | だつしんけい | denervation |
| 脱神経性過敏 | だつしんけいせいかびん | denervation supersensitivity |
| 脱水 | だっすい | dehydration |
| 脱水酵素 | だっすいこうそ | anhydrase |
| 脱髄疾患 | だつずいしっかん | demyelinating disease |
| 脱窒素 | だっちっそ | denitrogenation |
| 脱分極 | だつぶんきょく | depolarization |
| 脱分極性筋弛緩薬 | だつぶんきょくせいきんしかんやく | depolarizing muscle relaxant |
| 脱飽和 | だつほうわ | desaturation |
| 多尿 | たにょう | polyuria |
| WPW症候群 | WPWしょうこうぐん | Wolff-Parkinson-White syndrome (WPW syndrome) |
| 打撲傷 | だぼくしょう | bruise |
| 多モード侵害受容器 | たもーどしんがいじゅようき | polymodal nociceptor |
| 多用途記録計 | たようときろくけい | polygraph |
| 樽状胸 | たるじょうきょう | barrel chest |
| 単一光子放出型コンピュータ断層撮影 | たんいつこうしほうしゅつがたこんぴゅーただんそうさつえい | single photon emission computed tomography (SPECT) |
| 段階的疼痛治療 | だんかいてきとうつうちりょう | analgesic ladder |
| 短期曝露 | たんきばくろ | short-term exposure |
| 炭酸イオン | たんさんいおん | carbonate ion |

| | |
|---|---|
| 炭酸塩 たんさんえん | carbonate |
| 炭酸水素イオン たんさんすいそいおん | bicarbonate ion |
| 炭酸水素塩 たんさんすいそえん | bicarbonate |
| 炭酸水素緩衝系 たんさんすいそかんしょうけい | bicarbonate buffer system |
| 炭酸脱水酵素 たんさんだっすいこうそ | carbonic anhydrase |
| 炭酸脱水酵素阻害薬 たんさんだっすいこうそそがいやく | carbonic anhydrase inhibitor |
| 単シナプス反射 たんしなぷすはんしゃ | monosynaptic reflex |
| 単収縮 たんしゅうしゅく | [muscle] twitch |
| 短縮率 たんしゅくりつ | fractional shortening (FS) |
| 炭水化物 たんすいかぶつ | carbohydrate |
| 炭水化物代謝 たんすいかぶつたいしゃ | carbohydrate metabolism |
| 弾性反跳 だんせいはんちょう | elastic recoil |
| 断端痛 だんたんつう | stump pain |
| タンパク異化 たんぱくいか | catabolism |
| タンパク結合 たんぱくけつごう | protein binding |
| タンパク分解酵素 たんぱくぶんかいこうそ | proteolytic enzyme |
| タンパク分子構造変化説 たんぱくぶんしこうぞうへんかせつ | protein conformation change theory |
| タンポナーデ たんぽなーで | tamponade |
| 短絡 たんらく | shunt |
| 短絡効果 たんらくこうか | shunt effect |

## 【ち】

| | |
|---|---|
| チアノーゼ ちあのーぜ | cyanosis |
| チェーン・ストークス（Cheyne-Stokes）呼吸 ちぇーんすとーくすこきゅう | Cheyne-Stokes respiration |
| チェックバルブ機構 ちぇっくばるぶきこう | check valve mechanism |
| 遅延型アレルギー ちえんがたあれるぎー | delayed allergy |
| 遅延型過敏症 ちえんがたかびんしょう | delayed-type hypersensitivity |
| 遅延作用 ちえんさよう | delayed action |
| 遅延性神経毒性 ちえんせいしんけいどくせい | delayed neurotoxicity |
| 遅延毒性 ちえんどくせい | delayed toxicity |
| 遅延反応 ちえんはんのう | delayed reaction |
| 知覚異常 ちかくいじょう | paresthesia |
| 知覚過敏 ちかくかびん | hyperesthesia |
| 知覚鈍麻 ちかくどんま | hypesthesia |

|  |  |  |
|---|---|---|
| 知覚不全 | ちかくふぜん | dysesthesia |
| 蓄積効果 | ちくせきこうか | cumulative effect |
| 蓄積作用 | ちくせきさよう | cumulative action |
| 蓄積線量 | ちくせきせんりょう | accumulated dose |
| 蓄積量 | ちくせきりょう | accumulated dose, cumulative dose |
| 治験用新薬 | ちけんようしんやく | investigational new drug |
| 治効量 | ちこうりょう | curative dose |
| 致死率 | ちしりつ | fatality [rate], lethality |
| 致死量 | ちしりょう | lethal dose (LD) |
| 窒息 | ちっそく | asphyxia, asphyxiation, suffocation |
| 窒素血 | ちっそけつ | azotemia |
| 窒素出納 | ちっそすいとう | nitrogen balance |
| 窒素平衡 | ちっそへいこう | nitrogen balance |
| 遅発痛 | ちはつつう | delayed pain |
| 遅脈 | ちみゃく | slow pulse |
| 中央配管システム | ちゅうおうはいかんしすてむ | central piping system |
| 中心温 | ちゅうしんおん | core temperature |
| 中心静脈圧 | ちゅうしんじょうみゃくあつ | central venous pressure (CVP) |
| 中枢温 | ちゅうすうおん | central temperature |
| 中枢神経系 | ちゅうすうしんけいけい | central nervous system (CNS) |
| 中枢[神経]興奮薬 | ちゅうすう[しんけい]こうふんやく | central nervous stimulant |
| 中枢[神経]抑制薬 | ちゅうすう[しんけい]よくせいやく | central nervous depressant |
| 中枢性感作 | ちゅうすうせいかんさ | central sensitization |
| 中枢痛 | ちゅうすうつう | central pain |
| 注腸器 | ちゅうちょうき | enemator |
| 中毒 | ちゅうどく | intoxication, poisoning |
| 中毒濃度 | ちゅうどくのうど | toxic level |
| 中毒反応 | ちゅうどくはんのう | toxic reaction |
| 中毒量 | ちゅうどくりょう | toxic dose |
| 超音波ネブライザ | ちょうおんぱねぶらいざ | ultrasonic nebulizer |
| 腸間膜反射 | ちょうかんまくはんしゃ | mesenteric reflex |
| 長期増強 | ちょうきぞうきょう | long-term potentiation (LTP) |
| 長期投与 | ちょうきとうよ | prolonged administration |
| 長期曝露 | ちょうきばくろ | long-term exposure, prolonged exposure |

| | |
|---|---|
| 腸骨筋膜ブロック ちょうこつきんまくぶろっく | fascia iliac component block |
| 超酸化物 ちょうさんかぶつ | superoxide |
| 超酸化物ジスムターゼ ちょうさんかぶつじすむたーぜ | superoxide dismutase (SOD) |
| 腸重積[症] ちょうじゅうせき[しょう] | invagination |
| 聴診 ちょうしん | auscultation |
| 聴性脳幹反応 ちょうせいのうかんはんのう | auditory brain stem response (ABR, ABSR) |
| 聴性誘発電位 ちょうせいゆうはつでんい | auditory evoked potential |
| 調節換気 ちょうせつかんき | controlled ventilation |
| 調節器 ちょうせつき | controller, regulator |
| 調節呼吸 ちょうせつこきゅう | controlled ventilation |
| 調節式圧制御弁 ちょうせつしきあつせいぎょべん | adjustable pressure limiting valve |
| 調節弁 ちょうせつべん | control valve |
| 超低体温[法] ちょうていたいおん[ほう] | profound hypothermia, deep hypothermia |
| 重複切痕 ちょうふくせっこん | dicrotic notch |
| 重複脈 ちょうふくみゃく | dicrotic pulse |
| 張力 ちょうりょく | tension |
| 張力受容器 ちょうりょくじゅようき | tension receptor |
| 聴力障害 ちょうりょくしょうがい | auditory disorder |
| 直視下僧帽弁交連切開術 ちょくしかそうぼうべんこうれんせっかいじゅつ | open mitral commissurotomy (OMC) |
| 直腸温 ちょくちょうおん | rectal temperature |
| 直腸麻酔 ちょくちょうますい | rectal anesthesia |
| 直径別安全システム ちょっけいべつあんぜんしすてむ | diameter index safety system |
| 治療指数 ちりょうしすう | therapeutic index |
| 治療薬濃度モニタリング ちりょうやくのうどもにたりんぐ | therapeutic drug monitoring (TDM) |
| 治療[薬]量 ちりょう[やく]りょう | therapeutic dose |
| 鎮咳効果 ちんがいこうか | antitussive effect |
| 鎮咳薬 ちんがいやく | antitussive agent |
| 陳旧性心筋梗塞 ちんきゅうせいしんきんこうそく | old myocardial infarction (OMI) |
| 鎮痙薬 ちんけいやく | antispasmodic |

| | |
|---|---|
| 鎮静 ちんせい | sedation |
| 鎮静薬 ちんせいやく | sedative |
| 鎮痛 ちんつう | analgesia |
| 鎮痛作用 ちんつうさよう | analgesic action |
| 鎮痛薬 ちんつうやく | analgesic [drug] |
| 鎮痛ラダー ちんつうらだー | analgesic ladder |
| 鎮痒薬 ちんようやく | antipruritic |

## 【つ】

| | |
|---|---|
| 追加麻酔 ついかますい | supplemental anesthesia |
| 追加免疫 ついかめんえき | booster |
| 椎間関節ブロック ついかんかんせつぶろっく | facet block |
| 椎骨動脈撮影法 ついこつどうみゃくさつえいほう | vertebral angiography (VAG) |
| 対麻痺 ついまひ | paraplegia |
| 痛覚閾値 つうかくいきち | pain threshold |
| 痛覚過敏 つうかくかびん | hyperalgesia, hyperpathia |
| 痛覚計 つうかくけい | algesi[o]meter |
| 痛覚減退 つうかくげんたい | hypesthesia |
| 痛覚消失 つうかくしょうしつ | analgesia |
| 痛覚測定 つうかくそくてい | algesimetry |
| 痛覚鈍麻 つうかくどんま | hypalgesia, hypesthesia, hypoalgesia |

## 【て】

| | |
|---|---|
| 低圧漏れ試験 ていあつもれしけん | low pressure leak test |
| TOF比 TOFひ | train-of-four ratio (TOF ratio) |
| 低位脊髄くも膜下麻酔 ていいせきずいくもまくかますい | low spinal anesthesia |
| 低塩素血[症] ていえんそけつ[しょう] | hypochloremia |
| 帝王切開 ていおうせっかい | cesarean section (CS, C/S) |
| 低カリウム血[症] ていかりうむけつ[しょう] | hypopotassemia, hypokalemia |
| 低カリウム性アシドーシス ていかりうむせいあしどーしす | hypokalemic acidosis |
| 低カルシウム血[症] ていかるしうむけつ[しょう] | hypocalcemia |

| | |
|---|---|
| 低換気 ていかんき | hypoventilation |
| 啼泣時肺活量 ていきゅうじはいかつりょう | crying vital capacity |
| 提供者 ていきょうしゃ | donor |
| 低血圧 ていけつあつ | hypotension |
| 低血圧法 ていけつあつほう | induced hypotension |
| 低血糖[症] ていけっとう[しょう] | hypoglycemia |
| 抵抗血管 ていこうけっかん | resistance vessel |
| 抵抗消失法 ていこうしょうしつほう | loss-of-resistance method |
| 低酸素血[症] ていさんそけつ[しょう] | hypoxemia |
| 低酸素[症] ていさんそ[しょう] | hypoxia |
| 低酸素性換気抑制 ていさんそせいかんきよくせい | hypoxic ventilatory depression |
| 低酸素性虚血脳症 ていさんそせいきょけつのうしょう | hypoxic ischemic encephalopathy (HIE) |
| 低酸素性血管収縮 ていさんそせいけっかんしゅうしゅく | hypoxic vasoconstriction |
| 低酸素性呼吸駆動 ていさんそせいこきゅうくどう | hypoxic drive |
| 低酸素性低酸素[症] ていさんそせいていさんそ[しょう] | hypoxic hypoxia |
| 低酸素性肺血管収縮 ていさんそせいはいけっかんしゅうしゅく | hypoxic pulmonary vasoconstriction (HPV) |
| ディジタルサブストラクション血管造影 でぃじたるさぶすとらくしょんけっかんぞうえい | digital substraction angiography (DSA) |
| 低心拍出量症候群 ていしんはくしゅつりょうしょうこうぐん | low cardiac output syndrome (LOS) |
| 低体温 ていたいおん | hypothermia |
| 低体温装置 ていたいおんそうち | hypothermia unit |
| 低体温ブランケット ていたいおんぶらんけっと | hypothermia blanket |
| 低体温法 ていたいおんほう | induced hypothermia |
| 低張液 ていちょうえき | hypotonic solution |
| 低張性 ていちょうせい | hypotonicity |
| 低張性脱水 ていちょうせいだっすい | hypotonic dehydration |
| 低ナトリウム血[症] ていなとりうむけつ[しょう] | hyponatremia |
| 低二酸化炭素 ていにさんかたんそ | hypocapnia |

| | |
|---|---|
| 低比重液 ていひじゅうえき | hypobaric solution |
| 低分子[量] ていぶんし[りょう] | low molecular weight |
| 定量噴霧式ネブライザ ていりょうふんむしきねぶらいざ | meter dose inhaler |
| ティルト試験 てぃるとしけん | tilt test |
| デオキシリボ核酸 でおきしりぼかくさん | deoxyribonucleic acid (DNA) |
| 適合性 てきごうせい | compatibility |
| 摘出 てきしゅつ | extraction |
| 摘除 てきじょ | extirpation, removal |
| 溺水 できすい | near-drowning |
| テタニー性収縮 てたにーせいしゅうしゅく | tetanic contraction |
| テタヌス刺激 てたぬすしげき | tetanic stimulation |
| テタヌス刺激後増強 てたぬすしげきごぞうきょう | post-tetanic potentiation |
| テタヌス刺激後促通 てたぬすしげきごそくつう | post-tetanic facilitation |
| テタヌス刺激後抑制 てたぬすしげきごよくせい | post-tetanic depression |
| デブリドマン でぶりどまん | debridement |
| 電位 でんい | potential |
| 電位依存性カルシウムチャネル でんいいぞんせいかるしうむちゃねる | voltage-dependent calcium channel |
| 電解質 でんかいしつ | electrolyte |
| 電解質欠乏症候群 でんかいしつけつぼうしょうこうぐん | electrolyte deficiency syndrome |
| 電解質障害 でんかいしつしょうがい | electrolyte disturbance |
| 電解質平衡 でんかいしつへいこう | electrolyte balance |
| 電解質平衡異常 でんかいしつへいこういじょう | electrolyte imbalance |
| 転換反応 てんかんはんのう | conversion reaction |
| 電気圧力計 でんきあつりょくけい | electrotonometer |
| 電気眼圧計 でんきがんあつけい | electrotonometer |
| 電気凝固 でんきぎょうこ | electrocoagulation |
| 電気血圧計 でんきけつあつけい | electromanometer |
| 電気呼吸流速計 でんきこきゅうりゅうそくけい | electropneumotachograph |
| 電気刺激装置 でんきしげきそうち | electrostimulator |
| 電気止血法 でんきしけつほう | electrohemostasis |
| 電気焼灼 でんきしょうしゃく | electric cauterization |
| 電気体温計 でんきたいおんけい | electrothermometer |

| | |
|---|---|
| 電気伝導度 でんきでんどうど | electric conductivity |
| 電気熱傷 でんきねっしょう | electrical burn |
| 転帰分析 てんきぶんせき | outcome study |
| 電気メス でんきめす | electric cautery, electrocautery |
| 電撃傷 でんげきしょう | electric injury |
| 電撃痛 でんげきつう | fulminant pain, lancinating pain, shooting pain |
| 低残渣食 ていざんさしょく | low residue diet |
| 電子常磁性共鳴 でんしじょうじせいきょうめい | electron paramagnetic resonance |
| 電子スピン共鳴 でんしすぴんきょうめい | electron spin resonance (ESR) |
| 電磁波干渉 でんじはかんしょう | radiofrequency interference |
| 電縮水融解仮説 でんしゅくすいゆうかいかせつ | electrostriction releasing theory |
| 天井効果 てんじょうこうか | ceiling effect |
| 天井値《許容濃度の》 てんじょうち | threshold limit value |
| 電磁流量計 でんじりゅうりょうけい | electromagnetic flowmeter |
| 伝達 でんたつ | conduction, transmission |
| 伝達物質 でんたつぶっしつ | transmitter |
| 伝達麻酔 でんたつますい | conduction anesthesia |
| 点滴静注 てんてきじょうちゅう | drip infusion, intravenous drip |
| 点滴静脈内腎盂造影 てんてきじょうみゃくないじんうぞうえい | drip intravenous pyelography (DIP) |
| 伝導 でんどう | conduction |
| 電導収縮解離 でんどうしゅうしゅくかいり | electromechanical dissociation |
| 伝導床 でんどうしょう | conductive floor |
| 伝導速度 でんどうそくど | conduction velocity |
| 伝導体 でんどうたい | conductor |
| 伝導ブロック でんどうぶろっく | conduction block |
| 伝導率 でんどうりつ | conductivity |
| 電導率 でんどうりつ | electric conductivity |
| 伝導路 でんどうろ | conduction pathway |
| 電波障害 でんぱしょうがい | radiofrequency interference |

# 【と】

| | |
|---|---|
| 等圧点 とうあつてん | equal pressure point |
| 同位元素 どういげんそ | isotope |
| 同位酵素 どういこうそ | iso[en]zyme |
| 等運動性収縮 とううんどうせいしゅうしゅく | isokinetic contraction |

| | |
|---|---|
| 同化 どうか | anabolism |
| 頭蓋形成 とうがいけいせい | cranioplasty |
| 頭蓋穿刺 とうがいせんし | cephalocentesis |
| 頭蓋底骨折 とうがいていこっせつ | basilar fracture |
| 頭蓋内圧 とうがいないあつ | intracranial pressure (ICP) |
| 透過係数 とうかけいすう | permeability coefficient |
| 透過性 とうかせい | permeability |
| 動悸 どうき | palpitation |
| 同期式間欠的強制換気 どうきしきかんけつてききょうせいかんき | synchronized intermittent mandatory ventilation (SIMV) |
| 同型異種片拒絶 どうけいいしゅへんきょぜつ | allograft rejection |
| 同型接合体 どうけいせつごうたい | homozygote |
| 凍結乾燥血漿 とうけつかんそうけっしょう | lyophilized plasma |
| 凍結融解赤血球 とうけつゆうかいせっけっきゅう | frozen thawed red blood cell |
| 瞳孔反射 どうこうはんしゃ | pupillary reflex |
| 瞳孔反応 どうこうはんのう | pupillary reaction |
| 瞳孔不同 どうこうふどう | anisocoria |
| 動作時振戦 どうさじしんせん | action tremor |
| 糖質 とうしつ | carbohydrate |
| 糖質代謝 とうしつたいしゃ | carbohydrate metabolism |
| 等尺性収縮 とうしゃくせいしゅうしゅく | isometric contraction |
| 同種 どうしゅ | allogen[e]ic |
| 同種移植 どうしゅいしょく | allotransplantation, homotransplantation |
| 同種移植片 どうしゅいしょくへん | allograft |
| 同種組織移植 どうしゅそしきいしょく | isotransplantation |
| 同種免疫 どうしゅめんえき | allogen[e]ic immunity |
| 動静脈 どうじょうみゃく | arteriovenous (AV) |
| 動静脈奇形 どうじょうみゃくきけい | arteriovenous malformation (AVM) |
| 動静脈血酸素較差 どうじょうみゃくけつさんそかくさ | arteriovenous oxygen difference |
| 動静脈交差 どうじょうみゃくこうさ | arteriovenous crossing |
| 動静脈短絡 どうじょうみゃくたんらく | arteriovenous shunt (AV shunt) |
| 動静脈吻合[術] どうじょうみゃくふんごう[じゅつ] | arteriovenous anastomosis |
| 動静脈瘤 どうじょうみゃくりゅう | arteriovenous aneurysm |
| 動静脈瘻 どうじょうみゃくろう | arteriovenous fistula |

| | |
|---|---|
| **灯心型気化器** とうしんがたきかき | wick-type vaporizer |
| **等浸透圧** とうしんとうあつ | isotonicity |
| **洞性徐脈** どうせいじょみゃく | sinus bradycardia |
| **洞性不整脈** どうせいふせいみゃく | sinus arrhythmia |
| **透析** とうせき | dialysis |
| **透析液** とうせきえき | dialysis fluid |
| **透析器** とうせきき | dialyzer |
| **透析不均衡症候群** とうせきふきんこうしょうこうぐん | dialysis disequilibrium syndrome |
| **透析膜** とうせきまく | dialysis membrane |
| **等張** とうちょう | isotonicity |
| **等張液** とうちょうえき | isotonic solution |
| **等張性収縮** とうちょうせいしゅうしゅく | isotonic contraction |
| **等張性脱水** とうちょうせいだっすい | isotonic dehydration |
| **等張尿** とうちょうにょう | isosthenuria |
| **等張力** とうちょうりょく | isotonicity |
| **疼痛閾値** とうつういきち | pain threshold |
| **疼痛外来** とうつうがいらい | pain clinic |
| **疼痛学** とうつうがく | algology |
| **疼痛寛解** とうつうかんかい | pain relief |
| **疼痛感覚** とうつうかんかく | pain sensation |
| **疼痛管理** とうつうかんり | pain control |
| **疼痛許容レベル** とうつうきょようれべる | pain tolerance level |
| **疼痛計** とうつうけい | algesi[o]meter |
| **疼痛行動** とうつうこうどう | pain behaviors |
| **疼痛性機能障害** とうつうせいきのうしょうがい | dyspragia |
| **洞停止** どうていし | sinus arrest |
| **動的コンプライアンス** どうてきこんぷらいあんす | dynamic compliance |
| **導入** どうにゅう | induction, introduction |
| **糖尿病性アシドーシス** とうにょうびょうせいあしどーしす | diabetic acidosis |
| **糖尿病性ケトアシドーシス** とうにょうびょうせいけとあしどーしす | diabetic ketoacidosis (DKA) |
| **糖尿病性昏睡** とうにょうびょうせいこんすい | diabetic coma |
| **糖尿病性神経障害** とうにょうびょうせいしんけいしょうがい | diabetic neuropathy |
| **糖尿病性腎症** とうにょうびょうせいじんしょう | diabetic nephropathy |

|  |  |  |
|---|---|---|
| 糖尿病網膜症 | とうにょうびょうもうまくしょう | diabetic retinopathy |
| 等比重液 | とうひじゅうえき | isobaric solution |
| 頭部後屈 | とうぶこうくつ | head-tilt |
| 頭部後屈項部挙上法 | とうぶこうくつこうぶきょじょうほう | head-tilt neck-lift technique |
| 洞不全症候群 | どうふぜんしょうこうぐん | sick sinus syndrome (SSS) |
| 洞房結節 | どうぼうけっせつ | SA node |
| 洞房停止 | どうぼうていし | sinoatrial arrest |
| 洞房ブロック | どうぼうぶろっく | sinoatrial block, SA block |
| 動脈圧 | どうみゃくあつ | arterial pressure |
| 動脈管開存[症] | どうみゃくかんかいぞん[しょう] | patent ductus arteriosus (PDA) |
| 動脈狭窄 | どうみゃくきょうさく | arteriostenosis |
| 動脈血化 | どうみゃくけつか | arterialization |
| 動脈血酸素分圧 | どうみゃくけつさんそぶんあつ | arterial oxygen tension |
| 動脈血栓症 | どうみゃくけっせんしょう | arterial thrombosis |
| 動脈血中ケトン体比 | どうみゃくけっちゅうけとんたいひ | arterial keton body ratio (AKBR) |
| 動脈血-肺胞二酸化炭素分圧較差 | どうみゃくけつはいほうにさんかたんそぶんあつかくさ | arterial-alveolar carbon dioxide tension difference (a-$ADCO_2$) |
| 動脈硬化症 | どうみゃくこうかしょう | arteriosclerosis, arterial sclerosis |
| 動脈スパズム | どうみゃくすぱずむ | arteriospasm |
| 動脈切開 | どうみゃくせっかい | arteriotomy |
| 動脈切除 | どうみゃくせつじょ | arteriectomy |
| 動脈造影 | どうみゃくぞうえい | arteriography |
| 動脈塞栓[症] | どうみゃくそくせん[しょう] | arterial embolism |
| 動脈拍動 | どうみゃくはくどう | arterial pulse |
| 動脈瘤 | どうみゃくりゅう | aneurysm |
| 動脈瘤性静脈瘤 | どうみゃくりゅうせいじょうみゃくりゅう | aneurysmal varix |
| 動脈瘤切開 | どうみゃくりゅうせっかい | aneurysmotomy |
| 動脈瘤切除 | どうみゃくりゅうせつじょ | aneurysmectomy |
| 動脈瘤縫縮 | どうみゃくりゅうほうしゅく | aneurysmorrhaphy |
| 動脈攣縮 | どうみゃくれんしゅく | arteriospasm |
| 冬眠心筋 | とうみんしんきん | hibernated myocardium |
| 投薬過誤 | とうやくかご | medication error |
| 東洋医学 | とうよういがく | oriental medicine |
| 動揺胸 | どうようきょう | flail chest |

| 等容性収縮 とうようせいしゅうしゅく | isovolumetric contraction |
| 同類抗体 どうるいこうたい | alloantibody |
| 特異体質 とくいたいしつ | idiosyncrasy |
| 毒性代謝生成物 どくせいたいしゃせいせいぶつ | toxic metabolite |
| 特発性血小板減少性紫斑病 とくはつせいけっしょうばんげんしょうせいしはんびょう | idiopathic thrombocytopenic purpura (ITP) |
| 特発性呼吸促迫症候群 とくはつせいこきゅうそくはくしょうこうぐん | idiopathic respiratory distress syndrome (IRDS) |
| 特発性肥厚性大動脈弁下狭窄[症] とくはつせいひこうせいだいどうみゃくべんかきょうさく[しょう] | idiopathic hypertrophic subaortic stenosis (IHSS) |
| 毒物 どくぶつ | poison, toxic agent, toxin |
| 時計方向回転 とけいほうこうかいてん | clockwise rotation |
| 吐血 とけつ | hematemesis |
| 徒手矯正 としゅきょうせい | manual correction |
| 徒手筋力試験 としゅきんりょくしけん | manual muscle test (MMT) |
| 怒張 どちょう | engorgement |
| 突然変異 とつぜんへんい | mutation |
| 突然変異原 とつぜんへんいげん | mutagen |
| 突然変異体 とつぜんへんいたい | mutant |
| 吐物 とぶつ | vomitus |
| ドプラー血流 どぷらーけつりゅう | Doppler blood flow |
| ドプラー血流計 どぷらーけつりゅうけい | Doppler rheograph |
| ドプラー効果 どぷらーこうか | Doppler effect |
| ドプラー心エコー図 どぷらーしんえこーず | Doppler echocardiography |
| とらえこみ とらえこみ | trapping |
| トリアージ とりあーじ | triage |
| トリカルボン酸回路 とりかるぼんさんかいろ | tricarboxylic acid cycle |
| トリスムス とりすむす | trismus |
| 努力吸気肺活量 どりょくきゅうきはいかつりょう | forced inspiratory volume (FIV) |
| 努力呼気曲線 どりょくこききょくせん | forced expiration curve |
| 努力呼気肺活量 どりょくこきはいかつりょう | forced expiratory volume (FEV) |
| 努力肺活量 どりょくはいかつりょう | forced vital capacity (FVC) |
| トルサード型心室頻拍 とるさーどがたしんしつひんぱく | torsade de pointes |
| トレンデレンブルグ(Trendelenburg)位 とれんでれんぶるぐい | Trendelenburg position |

| | |
|---|---|
| トロンボエラストグラフ とろんぼえらすとぐらふ | thromboelastograph |
| 鈍痛 どんつう | dull pain |

## 【な】

| | |
|---|---|
| 内頚静脈カテーテル ないけいじょうみゃくかてーてる | jugular vein catheter |
| 内頚静脈酸素飽和度 ないけいじょうみゃくさんそほうわど | oxygen saturation of jugular vein ($SjO_2$) |
| 内呼吸 ないこきゅう | internal respiration |
| 内視鏡下手術 ないしきょうかしゅじゅつ | endoscopic operation |
| 内視鏡検査 ないしきょうけんさ | endoscopy |
| 内臓神経ブロック ないぞうしんけいぶろっく | splanchnic nerve block |
| 内臓痛 ないぞうつう | visceral pain |
| 内毒素 ないどくそ | endotoxin |
| 内皮一酸化窒素合成酵素 ないひいっさんかちっそごうせいこうそ | endothelial nitric oxide synthase (eNOS) |
| 内皮由来弛緩因子 ないひゆらいしかんいんし | endothelium derived relaxing factor (EDRF) |
| ナチュラルキラー細胞 なちゅらるきらーさいぼう | natural killer cell (NK cell) |
| ナトリウムチャネル なとりうむちゃねる | Na channel, sodium channel |
| ナトリウムポンプ なとりうむぽんぷ | sodium pump |
| ナトリウム輸送系 なとりうむゆそうけい | sodium transport system |
| 難治性疼痛 なんちせいとうつう | intractable pain |
| 難聴 なんちょう | auditory disorder, hearing loss, hearing difficulty |

## 【に】

| | |
|---|---|
| ニードル弁 にーどるべん | needle valve |
| 二腔カテーテル にくうかてーてる | double-lumen catheter |
| 二腔気管支チューブ にくうきかんしちゅーぶ | double-lumen endobronchial tube |
| 二腔気管チューブ にくうきかんちゅーぶ | double-lumen endotracheal tube |
| 二腔チューブ にくうちゅーぶ | double-lumen tube |
| 肉芽 にくげ | granulation |
| 肉芽組織 にくげそしき | granulation tissue |

|  |  |  |
|---|---|---|
| ニコチン様作用 | にこちんようさよう | nicotinic effect |
| 二酸化炭素 | にさんかたんそ | carbon dioxide |
| 二酸化炭素解離曲線 | にさんかたんそかいりきょくせん | carbon dioxide dissociation curve |
| 二酸化炭素吸収曲線 | にさんかたんそきゅうしゅうきょくせん | carbon dioxide absorption curve |
| 二酸化炭素吸収装置 | にさんかたんそきゅうしゅうそうち | canister |
| 二酸化炭素吸収法 | にさんかたんそきゅうしゅうほう | carbon dioxide absorption technique |
| 二酸化炭素結合能 | にさんかたんそけつごうのう | carbon dioxide combining power |
| 二酸化炭素昏睡 | にさんかたんそこんすい | carbon dioxide narcosis |
| 二酸化炭素蓄積 | にさんかたんそちくせき | carbon dioxide retention |
| 二酸化炭素分圧計 | にさんかたんそぶんあつけい | $P_{CO_2}$ meter |
| 二次圧安全弁 | にじあつあんぜんべん | pressure safety valve |
| 二次ガス効果 | にじがすこうか | second gas effect |
| 二次救命処置 | にじきゅうめいしょち | advanced life support (ALS) |
| 二次心臓救命処置 | にじしんぞうきゅうめいしょち | advanced cardiac life support (ACLS) |
| 二次性ショック | にじせいしょっく | secondary shock |
| 二次飽和 | にじほうわ | secondary saturation |
| 二重効果 | にじゅうこうか | dual effect |
| 二重ブロック | にじゅうぶろっく | dual block |
| 二重盲検法 | にじゅうもうけんほう | double blind test |
| 二尖弁 | にせんべん | bicuspid valve |
| 二相性効果 | にそうせいこうか | dual effect |
| 二相性作用 | にそうせいさよう | biphasic action |
| 二相性ブロック | にそうせいぶろっく | biphasic block, dual block |
| 二相性陽圧呼吸 | にそうせいようあつこきゅう | biphasic positive airway pressure (BiPAP) |
| 二段脈 | にだんみゃく | bigeminal pulse, bigeminy |
| 日周期リズム | にちしゅうきりずむ | circadian rhythm |
| 日常生活能 | にちじょうせいかつのう | activities of daily living (ADL) |
| 日内変動 | にちないへんどう | circadian rhythm |
| 二峰性脈 | にほうせいみゃく | bisferiens pulse |
| ニボー | にぼー | air fluid level |

| | |
|---|---|
| 日本式昏睡尺度 にほんしきこんすいしゃくど | Japan coma scale (JCS) |
| 入院患者 にゅういんかんじゃ | inpatient |
| 乳酸アシドーシス にゅうさんあしどーしす | lactic acidosis |
| 乳酸血[症] にゅうさんけつ[しょう] | lactacidemia |
| 乳酸リンゲル液 にゅうさんりんげるえき | lactate Ringer solution |
| 乳児突然死症候群 にゅうじとつぜんししょうこうぐん | sudden infant death syndrome (SIDS) |
| 入眠量 にゅうみんりょう | sleeping dose |
| ニューロパチー にゅーろぱちー | neuropathy |
| ニューロパチックペイン にゅーろぱちっくぺいん | neuropathic pain |
| ニューロレプト鎮痛 にゅーろれぷとちんつう | neuroleptanalgesia |
| ニューロレプト麻酔 にゅーろれぷとますい | neuroleptanesthesia (NLA), neuroleptic anesthesia (NLA) |
| 尿検査 にょうけんさ | urinalysis |
| 尿細管性アシドーシス にょうさいかんせいあしどーしす | renal tubular acidosis |
| 尿素クリアランス にょうそくりあらんす | urea clearance |
| 尿毒症 にょうどくしょう | uremia |
| 尿閉 にょうへい | urinary retention, ischuria |
| 尿量 にょうりょう | urinary output, urinary volume |
| 尿量過少 にょうりょうかしょう | oliguria |
| 尿路感染 にょうろかんせん | urinary tract infection (UTI) |
| 任意抽出 にんいちゅうしゅつ | random sampling |
| 人形の目試験 にんぎょうのめしけん | doll's eyes test |
| 人形の目徴候 にんぎょうのめちょうこう | doll's eyes sign |
| 認識機能 にんしききのう | cognitive function |
| 妊娠悪阻 にんしんおそ | hyperemesis gravidarum |
| 妊娠中毒症 にんしんちゅうどくしょう | toxicosis of pregnancy |
| 認知不能 にんちふのう | agnosia |

## 【ね】

| | |
|---|---|
| 熱画像法 ねつがぞうほう | thermography |
| 熱希釈法 ねつきしゃくほう | thermodilution method |
| 熱痙攣 ねつけいれん | heat cramp |
| 熱交換器 ねつこうかんき | heat exchanger |
| 熱産生 ねつさんせい | heat production, thermogenesis |

| | |
|---|---|
| **熱射病** ねっしゃびょう | heat stroke |
| **熱傷指数** ねっしょうしすう | burn index (BI) |
| **熱衰弱症** ねつすいじゃくしょう | heat exhaustion |
| **熱出納** ねつすいとう | thermal flux |
| **熱性痙攣** ねっせいけいれん | febrile convulsion |
| **熱損失** ねつそんしつ | heat loss |
| **熱中症** ねっちゅうしょう | heat attack |
| **熱電対** ねつでんつい | thermocouple |
| **熱伝達** ねつでんたつ | heat transfer |
| **熱伝導** ねつでんどう | heat conduction |
| **熱疲労** ねつひろう | heat exhaustion |
| **熱平衡** ねつへいこう | heat balance, thermal balance |
| **熱放散** ねつほうさん | heat emission |
| **熱放射** ねつほうしゃ | heat radiation |
| **熱量測定[法]** ねつりょうそくてい[ほう] | calorimetry |
| **粘液線毛クリアランス** ねんえきせんもうくりあらんす | mucociliary clearance |
| **粘液線毛輸送系** ねんえきせんもうゆそうけい | mucociliary transport system |
| **粘液塞栓** ねんえきそくせん | mucoid impaction |
| **粘液溶解薬** ねんえきようかいやく | mucolytic drug |
| **燃焼性** ねんしょうせい | [in]flammability |
| **粘着** ねんちゃく | adhesion, coherence |
| **粘膜内 pH** ねんまくない pH | intramucosal pH |

## 【の】

| | |
|---|---|
| **脳エコー検査** のうえこーけんさ | echoencephalography |
| **脳エコー図** のうえこーず | echoencephalogram |
| **脳幹死** のうかんし | brain stem death |
| **脳灌流** のうかんりゅう | cerebral perfusion |
| **脳灌流圧** のうかんりゅうあつ | cerebral perfusion pressure (CPP) |
| **膿胸** のうきょう | pyothorax, empyema |
| **脳虚血** のうきょけつ | cerebral ischemia |
| **脳血液循環** のうけつえきじゅんかん | cerebrovascular circulation |
| **脳血液量** のうけつえきりょう | cerebral blood volume (CBV) |
| **脳血管** のうけっかん | cerebral blood vessel |
| **脳血管疾患** のうけっかんしっかん | cerebral vascular disease |
| **脳血管造影** のうけっかんぞうえい | cerebral angiography (CAG) |

| | |
|---|---|
| 脳血管抵抗 のうけっかんていこう | cerebrovascular resistance |
| 脳血管発作 のうけっかんほっさ | cerebral vascular accident (CVA), cerebrovascular accident |
| 脳血栓症 のうけっせんしょう | cerebral thrombosis |
| 脳血流[量] のうけつりゅう[りょう] | cerebral blood flow (CBF) |
| 脳梗塞 のうこうそく | brain infarction, cerebral infarction |
| 脳挫傷 のうざしょう | cerebral contusion |
| 脳酸素消費量 のうさんそしょうひりょう | cerebral metabolic rate of oxygen ($CMRO_2$) |
| 脳酸素代謝量 のうさんそたいしゃりょう | cerebral metabolic rate of oxygen ($CMRO_2$) |
| 脳死 のうし | brain death, cerebral death |
| 脳室内出血 のうしつないしゅっけつ | intraventricular hemorrhage (IVH) |
| 脳室-腹腔短絡術 のうしつふくくうたんらくじゅつ | ventriculo-peritoneal shunt (V-P shunt) |
| 脳出血 のうしゅっけつ | cerebral hemorrhage |
| 脳腫瘍 のうしゅよう | brain tumor |
| 脳循環 のうじゅんかん | cerebral circulation, cerebrovascular circulation |
| 脳症 のうしょう | encephalopathy |
| 脳神経外科麻酔 のうしんけいげかますい | neuroanesthesia, neurosurgical anesthesia |
| 脳震盪 のうしんとう | brain concussion, cerebral concussion |
| 脳性ナトリウム利尿ペプチド のうせいなとりうむりにょうぺぷちど | brain natriuretic peptide |
| 脳性麻痺 のうせいまひ | cerebral palsy (CP) |
| 脳脊髄圧 のうせきずいあつ | cerebrospinal pressure |
| 脳脊髄液 のうせきずいえき | cerebrospinal fluid (CSF) |
| 脳塞栓[症] のうそくせん[しょう] | cerebral embolism |
| 脳卒中 のうそっちゅう | [cerebral] apoplexy, stroke |
| 脳損傷 のうそんしょう | brain injury |
| 脳代謝率 のうたいしゃりつ | cerebral metabolic rate (CMR) |
| 脳低灌流 のうていかんりゅう | cerebral hypoperfusion |
| 脳低酸素 のうていさんそ | cerebral hypoxia |
| 脳動脈瘤 のうどうみゃくりゅう | cerebral aneurysm |
| 脳動脈攣縮 のうどうみゃくれんしゅく | cerebral arterial spasm |
| 能動免疫 のうどうめんえき | active immunity |
| 能動輸送 のうどうゆそう | active transport |

| | |
|---|---|
| 濃度計 のうどけい | densitometer |
| 濃度効果 のうどこうか | concentration effect |
| 脳波 のうは | electroencephalogram (EMG) |
| 脳浮腫 のうふしゅ | brain edema, cerebral edema |
| 脳ヘルニア のうへるにあ | cerebral herniation |
| 脳無酸素症 のうむさんそしょう | cerebral anoxia |
| 膿瘍 のうよう | abscess |
| ノンレム睡眠 のんれむすいみん | non-REM sleep |

## 【は】

| | |
|---|---|
| バージャー(Buerger)病 ばーじゃーびょう | Buerger disease |
| 肺うっ血 はいうっけつ | pulmonary congestion |
| 排液 はいえき | drainage |
| 排液管 はいえきかん | drain |
| バイオアッセイ ばいおあっせい | bioassay, biological assay |
| バイオリズム ばいおりずむ | biological cycle |
| 肺拡散能 はいかくさんのう | pulmonary diffusing capacity |
| 肺拡散容量 はいかくさんようりょう | lung diffusing capacity |
| 肺活量 はいかつりょう | vital capacity (VC) |
| 肺活量計 はいかつりょうけい | spirometer |
| 肺活量測定 はいかつりょうそくてい | spirometry, pulmometry |
| 肺過膨張 はいかぼうちょう | pulmonary overinflation |
| 肺換気 はいかんき | pulmonary ventilation |
| 排気ガス はいきがす | exhaust gas |
| 肺気腫 はいきしゅ | pulmonary emphysema |
| 肺機能検査 はいきのうけんさ | lung function test, pulmonary function test |
| 排気弁 はいきべん | pop-off valve, spill valve |
| 排気方式 はいきほうしき | exhaust system |
| 肺胸郭コンプライアンス はいきょうかくこんぷらいあんす | lung thorax compliance |
| 肺虚脱 はいきょだつ | pulmonary collapse |
| 肺気流抵抗 はいきりゅうていこう | pulmonary flow resistance |
| 肺気量 はいきりょう | lung capacity, lung volume |
| 配偶子卵管内移植 はいぐうしらんかんないいしょく | gamete intrafallopian transfer (GIFT) |

| | |
|---|---|
| 肺血管還流異常 はいけっかんかんりゅういじょう | anomalous pulmonary venous return |
| 肺血管抵抗 はいけっかんていこう | pulmonary vascular resistance (PVR) |
| 敗血症 はいけつしょう | sepsis |
| 敗血症性ショック はいけつしょうせいしょっく | septic shock |
| 肺血流スキャンニング はいけつりゅうすきゃんにんぐ | lung perfusion scanning |
| 肺血流[量] はいけつりゅう[りょう] | pulmonary blood flow (PBF) |
| 肺高血圧[症] はいこうけつあつ[しょう] | pulmonary hypertension (PH) |
| 肺コンプライアンス はいこんぷらいあんす | lung compliance, pulmonary compliance |
| 肺死腔 はいしくう | lung dead space |
| 肺シャント はいしゃんと | pulmonary shunt |
| 排出量 はいしゅつりょう | output |
| 肺循環時間 はいじゅんかんじかん | pulmonary circulation time |
| 肺静脈還流異常 はいじょうみゃくかんりゅういじょう | anomalous pulmonary venous return |
| 排除装置 はいじょそうち | scavenging unit |
| 排除方式 はいじょほうしき | scavenging system |
| 肺水腫 はいすいしゅ | pulmonary edema |
| 肺性心 はいせいしん | cor pulmonale |
| 肺切除[術] はいせつじょ[じゅつ] | pneumonectomy, lung resection |
| 排泄相 はいせつそう | elimination phase |
| 排泄速度定数 はいせつそくどていすう | elimination rate constant |
| 肺線維症 はいせんいしょう | pulmonary fibrosis |
| 肺洗浄検査 はいせんじょうけんさ | lung lavage |
| 肺臓炎 はいぞうえん | pneumonitis |
| 肺塞栓 はいそくせん | pulmonary embolism (PE) |
| バイタルサイン ばいたるさいん | vital signs |
| 肺動脈圧 はいどうみゃくあつ | pulmonary arterial pressure (PAP) |
| 肺動脈カテーテル はいどうみゃくかてーてる | pulmonary artery catheter (PAC) |
| 肺動脈楔入圧 はいどうみゃくせつにゅうあつ | pulmonary artery wedge pressure (PAWP), pulmonary capillary wedge pressure (PCWP) |
| 肺動脈閉塞圧 はいどうみゃくへいそくあつ | pulmonary artery occulusion pressure (PAOP) |

| | |
|---|---|
| 肺動脈弁閉鎖不全[症] はいどうみゃくべんへいさふぜん[しょう] | pulmonary insufficiency (PI) |
| 肺動脈弁裂開[術] はいどうみゃくべんれっかい[じゅつ] | Brock operation |
| 肺内圧 はいないあつ | intrapulmonary pressure |
| 肺内外圧差 はいないがいあつさ | transpulmonary pressure |
| 排尿困難 はいにょうこんなん | dysuria |
| バイパス移植 ばいぱすいしょく | bypass graft |
| バイパス[術] ばいぱす[じゅつ] | bypass surgery |
| 背部叩打 はいぶこうだ | back blow |
| 肺胞圧 はいほうあつ | alveolar pressure |
| 肺胞液クリアランス はいほうえきくりあらんす | alveolar fluid clearance |
| 肺胞ガス交換 はいほうがすこうかん | alveolar gas exchange |
| 肺胞換気 はいほうかんき | alveolar ventilation |
| 肺胞換気量 はいほうかんきりょう | alveolar ventilation volume |
| 肺胞気 はいほうき | alveolar gas |
| 肺胞呼吸音 はいほうこきゅうおん | alveolar breathing sound |
| 肺胞酸素分圧 はいほうさんそぶんあつ | alveolar oxygen partial pressure |
| 肺胞式 はいほうしき | alveolar equation |
| 肺胞死腔 はいほうしくう | alveolar dead space |
| 肺胞性低酸素[症] はいほうせいていさんそ[しょう] | alveolar hypoxia |
| 肺胞性嚢胞 はいほうせいのうほう | bleb |
| 肺胞性無酸素[症] はいほうせいむさんそ[しょう] | alveolar anoxia |
| 肺胞タンパク症 はいほうたんぱくしょう | alveolar proteinosis, pulmonary proteinosis |
| 肺胞低換気 はいほうていかんき | alveolar hypoventilation |
| 肺胞動脈血較差 はいほうどうみゃくけつかくさ | alveolar-arterial difference |
| 肺胞動脈血酸素分圧較差 はいほうどうみゃくけつさんそぶんあつかくさ | alveolar-arterial oxygen tension difference (A-aDo$_2$) |
| 肺胞内圧 はいほうないあつ | alveolar pressure |
| 肺胞被覆層 はいほうひふくそう | alveolar lining layer |
| 肺胞浮腫 はいほうふしゅ | alveolar edema |
| 肺胞マクロファージ はいほうまくろふぁーじ | alveolar macrophage |

| 肺胞毛細管関門 はいほうもうさいかんかんもん | alveolar-capillary barrier |
| --- | --- |
| ハイムリック(Heimlich)法 はいむりっくほう | Heimlich maneuver |
| 肺毛細管楔入圧 はいもうさいかんせつにゅうあつ | pulmonary capillary wedge pressure (PCWP) |
| 肺門陰影 はいもんいんえい | hilar shadow |
| 肺門反射 はいもんはんしゃ | hilar reflex |
| 肺容量曲線 はいようりょうきょくせん | spirogram |
| 拍出量 はくしゅつりょう | output |
| 薄層クロマトグラフィ はくそうくろまとぐらふぃ | thin-layer chromatography |
| 剥脱 はくだつ | abrasion |
| 拍動痛 はくどうつう | pulsatile pain, throbbing pain |
| 爆発危険性 ばくはつきけんせい | explosion risk |
| 爆発範囲 ばくはつはんい | explosibility range |
| 剥離 はくり | ablation, abrasion, abruption |
| 曝露 ばくろ | exposure |
| 跛行 はこう | claudication |
| 播種 はしゅ | dissemination |
| 播種性血管内凝固 はしゅせいけっかんないぎょうこ | disseminated intravascular coagulation (DIC) |
| 波状脈 はじょうみゃく | undulating pulse |
| 発汗 はっかん | perspiration, sweating |
| 抜管 ばっかん | extubation, decannulation |
| 発汗過多 はっかんかた | hyperhidrosis |
| 発癌物質 はつがんぶっしつ | carcinogen, carcinogenic substance |
| バッキング ばっきんぐ | bucking |
| 白血球除去赤血球 はっけっきゅうじょきょせっけっきゅう | leukocyte poor red cell |
| 白血球数 はっけっきゅうすう | white blood cell count (WBC) |
| 白血球増加 はっけっきゅうぞうか | leukocytosis |
| 白血球濃厚液 はっけっきゅうのうこうえき | leukocyte concentrate |
| 発痛点 はっつうてん | trigger point |
| 発痛物質 はっつうぶっしつ | algesic substance, algogenic substance, pain producing substance |
| 発熱物質 はつねつぶっしつ | pyrogen, pyrogenic substance |

|  |  |  |
|---|---|---|
| 鼻呼吸 | はなこきゅう | nasal respiration |
| 羽ばたき振戦 | はばたきしんせん | flapping tremor |
| 馬尾症候群 | ばびしょうこうぐん | cauda equina syndrome |
| 速い痛み | はやいいたみ | fast pain |
| パラ睡眠 | ぱらすいみん | paradoxical sleep |
| バランス麻酔[法] | ばらんすますい[ほう] | balanced anesthesia |
| 鍼 | はり | acupuncture |
| 針刺激痛覚検査 | はりしげきつうかくけんさ | pin prick test |
| 針生検 | はりせいけん | needle biopsy |
| バルーン血管形成[術] | ばるーんけっかんけいせい[じゅつ] | balloon angioplasty |
| バルーン心房裂開[術] | ばるーんしんぼうれっかい[じゅつ] | balloon atrioseptostomy (BAS) |
| バルーン弁形成 | ばるーんべんけいせい | balloon valvuloplasty |
| バルサルバ(Valsalva)試験 | ばるさるばしけん | Valsalva maneuver |
| バルサルバ(Valsalva)洞 | ばるさるばどう | Valsalva sinus |
| パルスオキシメータ | ぱるすおきしめーた | pulse oximeter |
| パルスオキシメトリ | ぱるすおきしめとり | pulse oximetry, pulse oxymetry |
| パルス振幅 | ぱるすしんぷく | pulse amplitude |
| ハロゲン化炭化水素《二重結合を含まない》 | はろげんかたんかすいそ | haloalkene |
| ハロゲン化炭化水素 | はろげんかたんかすいそ | halogenated hydrocarbon |
| ハロゲン化麻酔薬 | はろげんかますいやく | halogenated anesthetic [drug] |
| パワースペクトル解析 | ぱわーすぺくとるかいせき | power spectrum analysis |
| 反回神経麻痺 | はんかいしんけいまひ | recurrent nerve paralysis |
| 半開放式 | はんかいほうしき | semiopen system |
| 半開放法 | はんかいほうほう | semiopen method |
| 半減期 | はんげんき | half-life (t1/2) |
| 半昏睡 | はんこんすい | semicoma |
| 半自動除細動器 | はんじどうじょさいどうき | semiautomatic defibrillator |
| 反射消失 | はんしゃしょうしつ | areflexia |
| 反射性交感神経性異栄養症 | はんしゃせいこうかんしんけいせいいえいようしょう | reflex sympathetic dystrophy (RSD) |
| 反射性交感神経性ジストロフィ | はんしゃせいこうかんしんけいせいじすとろふぃ | reflex sympathetic dystrophy (RSD) |

| | |
|---|---|
| 反射性被刺激性 はんしゃせいひしげきせい | reflex irritability |
| 反射性無呼吸 はんしゃせいむこきゅう | reflex apnea |
| 反射痛 はんしゃつう | reflex pain |
| 反射抑制 はんしゃよくせい | reflex inhibition |
| 板状無気肺 ばんじょうむきはい | discoid atelectasis, plate-like atelectasis |
| 半数致死濃度 はんすうちしのうど | lethal concentration-50 ($LC_{50}$), median lethal dose ($LD_{50}$) |
| 反跳[現象] はんちょうげんしょう | rebound |
| 反跳現象 はんちょうげんしょう | rebound phenomenon |
| 反跳効果 はんちょうこうか | rebound effect |
| 半透膜 はんとうまく | semipermeable membrane |
| 反時計方向回転 はんとけいほうこうかいてん | counterclockwise rotation |
| 万能アダプタ ばんのうあだぷた | universal adapter |
| 反応性充血 はんのうせいじゅうけつ | reactive hyperemia |
| 反応性代謝物質 はんのうせいたいしゃぶっしつ | reactive metabolite |
| 反応性中間代謝物質 はんのうせいちゅうかんたいしゃぶっしつ | reactive intermediate |
| 万能ドナー ばんのうどなー | universal donor |
| 万能レシピエント ばんのうれしぴえんと | universal recipient |
| 汎発性血管内凝固 はんぱつせいけっかんないぎょうこ | disseminated intravascualr coagulation (DIC) |
| 半腹臥位 はんふくがい | semiprone position |
| 半閉鎖式 はんへいさしき | semiclosed system |
| 半閉鎖法 はんへいさほう | semiclosed method |

## 【ひ】

| | |
|---|---|
| B型肝炎 Bがたかんえん | hepatitis B (HB) |
| 鼻咽頭エアウェイ びいんとうえあうぇい | nasopharyngeal airway |
| ビオ(Biot)呼吸 びおこきゅう | Biot respiration |
| 非開胸心マッサージ ひかいきょうしんまっさーじ | closed chest cardiac massage |
| 日帰り手術 ひがえりしゅじゅつ | ambulatory surgery, outpatient surgery |
| 日帰り麻酔 ひがえりますい | ambulatory anesthesia, outpatient anesthesia |
| 皮下気腫 ひかきしゅ | subcutaneous emphysema |

| | |
|---|---|
| **比較試験** ひかくしけん | controlled trial |
| **皮下投与** ひかとうよ | subcutaneous administration, subcutaneous injection |
| **非観血的測定** ひかんけつてきそくてい | noninvasive measurement |
| **非観血的モニタリング** ひかんけつてきもにたりんぐ | noninvasive monitoring |
| **非経口栄養** ひけいこうえいよう | parenteral alimentation |
| **非経口的高カロリー栄養法** ひけいこうてきこうかろりーえいようほう | parenteral hyperalimentation |
| **非経口投与** ひけいこうとうよ | parenteral administration |
| **非呼吸性アシドーシス** ひこきゅうせいあしどーしす | non-respiratory acidosis |
| **非再潅流現象** ひさいかんりゅうげんしょう | no-reflow phenomenon |
| **微細凝集塊** びさいぎょうしゅうかい | microaggregate |
| **非再呼吸** ひさいこきゅう | nonrebreathing |
| **非再呼吸弁** ひさいこきゅうべん | nonrebreathing valve |
| **非再呼吸法** ひさいこきゅうほう | nonrebreathing method |
| **微細線維** びさいせんい | microfibril |
| **被刺激性** ひしげきせい | irritability |
| **皮刺試験** ひししけん | prick test |
| **肘ブロック** ひじぶろっく | elbow block |
| **比重** ひじゅう | specific gravity |
| **鼻出血** びしゅっけつ | epistaxis, nasal bleeding, nose bleed |
| **微小終板電位** びしょうしゅうばんでんい | miniature end-plate potential (MEPP) |
| **微小循環** びしょうじゅんかん | microcirculation |
| **微小塞栓** びしょうそくせん | microembolus |
| **微小透析** びしょうとうせき | microdialysis |
| **比色分析** ひしょくぶんせき | colorimetry |
| **非侵襲性** ひしんしゅうせい | noninvasive |
| **非振戦熱産生** ひしんせんねつさんせい | nonshivering thermogenesis |
| **ヒス束** ひすそく | bundle of His |
| **ヒスタミン$H_1$遮断薬** ひすたみん$H_1$しゃだんやく | $H_1$-receptor blocker, $H_1$-receptor antagonist |
| **ヒスタミン$H_2$遮断薬** ひすたみん$H_2$しゃだんやく | $H_2$-receptor antagonist, $H_2$-receptor blocker |
| **非ステロイド性抗炎症薬** ひすてろいどせいこうえんしょうやく | nonsteroidal anti-inflammatory drugs (NSAIDs) |
| **ひずみ計** ひずみけい | strain gauge |

|  |  |  |
|---|---|---|
| 肥大型心筋症 | ひだいがたしんきんしょう | hypertrophic cardiomyopathy (HCM) |
| 非対称 | ひたいしょう | asymmetry |
| 非代償性アシドーシス | ひだいしょうせいあしどーしす | uncompensated acidosis |
| 非代償性アルカローシス | ひだいしょうせいあるかろーしす | uncompensated alkalosis |
| 非脱分極性筋弛緩薬 | ひだつぶんきょくせいきんしかんやく | nondepolarizing muscle relaxant |
| 非脱分極薬 | ひだつぶんきょくやく | nondepolarizing drug |
| 左主幹部動脈 | ひだりしゅかんぶどうみゃく | left main trunk (LMT) |
| 左-右短絡 | ひだりみぎたんらく | L-R shunt |
| 非タンパク窒素 | ひたんぱくちっそ | nonprotein nitrogen (NPN) |
| 鼻中隔弯曲症 | びちゅうかくわんきょくしょう | deflected nasal septum |
| 非定型顔面痛 | ひていけいがんめんつう | atypical facial pain |
| ヒト免疫不全ウイルス | ひとめんえきふぜんういるす | human immunodeficiency virus (HIV) |
| ヒドロキシル基 | ひどろきしるき | hydroxyl radical |
| 皮内丘疹 | ひないきゅうしん | skin wheal |
| 泌尿器科麻酔 | ひにょうきかますい | urologic anesthesia |
| 鼻粘膜反射 | びねんまくはんしゃ | nasal reflex |
| 皮膚温 | ひふおん | cutaneous temperature, skin temperature |
| 皮膚知覚帯 | ひふちかくたい | dermatome |
| 皮膚潮紅 | ひふちょうこう | skin flush |
| 皮膚電流感覚閾値 | ひふでんりゅうかんかくいきち | cutaneous current perception threshold |
| 皮膚分節 | ひふぶんせつ | dermatome |
| 皮膚発赤 | ひふほっせき | skin flare |
| 非ふるえ熱産生 | ひふるえねつさんせい | nonshivering thermogenesis |
| 肥満指数 | ひまんしすう | body mass index (BMI) |
| びまん性間質性肺炎 | びまんせいかんしつせいはいえん | diffuse interstitial pneumonia |
| びまん性細気管支炎 | びまんせいさいきかんしえん | diffuse bronchiolitis |
| びまん性無気肺 | びまんせいむきはい | diffuse atelectasis |
| ヒュー・ジョーンズ (Hugh-Jones) の基準 | ひゅーじょーんずのきじゅん | Hugh-Jones criteria |
| 表現型 | ひょうげんがた | phenotype |

| | |
|---|---|
| 表在痛 ひょうざいつう | superficial pain |
| 標準重炭酸塩 ひょうじゅんじゅうたんさんえん | standard bicarbonate (SB) |
| 標準炭酸水素塩 ひょうじゅんたんさんすいそえん | standard bicarbonate |
| 標的臓器 ひょうてきぞうき | target organ |
| 標的濃度調節持続静注 ひょうてきのうどちょうせつじぞくじょうちゅう | target controlled infusion (TCI) |
| 表面麻酔 ひょうめんますい | topical anesthesia |
| 表面冷却 ひょうめんれいきゃく | surface cooling, topical cooling |
| 鼻翼呼吸 びよくこきゅう | nasal alar breathing |
| 日和見感染 ひよりみかんせん | opportunistic infection |
| ピンインデックス方式 ぴんいんでっくすほうしき | pin-indexing |
| 貧血性低酸素[症] ひんけつせいていさんそ[しょう] | anemic hypoxia |
| 貧血性無酸素[症] ひんけつせいむさんそ[しょう] | anemic anoxia |
| 頻呼吸 ひんこきゅう | tachypnea |
| ピン刺激痛覚検査 ぴんしげきつうかくけんさ | pin prick test |
| 瀕死状態 ひんしじょうたい | moribund condition |
| 頻拍 ひんぱく | tachycardia |
| 頻脈 ひんみゃく | tachycardia |
| 頻脈性不整脈 ひんみゃくせいふせいみゃく | tachyarrhythmia |

# 【ふ】

| | |
|---|---|
| ファイバー喉頭鏡 ふぁいばーこうとうきょう | fiberoptic laryngoscope |
| ファロー(Fallot)四徴症 ふぁろーしちょうしょう | tetralogy of Fallot (T/F, TOF) |
| 不安定型糖尿病 ふあんていがたとうにょうびょう | brittle diabetes |
| 不安定狭心症 ふあんていきょうしんしょう | unstable angina |
| 部位錯誤 ぶいさくご | alloesthesia |
| フィック(Fick)の原理 ふぃっくのげんり | Fick principle |
| フィック(Fick)法 ふぃっくほう | Fick method |
| フィブリノゲン分解物 ふぃぶりのげんぶんかいぶつ | fibrinogen degradation product (FgDP) |

|  |  |  |
|---|---|---|
| フィブリン分解物 | ふぃぶりんぶんかいぶつ | fibrin degradation product (FDP) |
| 不応期 | ふおうき | refractory period |
| フォガティ(Fogarty)塞栓除去術 | ふぉがてぃそくせんじょきょじゅつ | Fogarty embolectomy |
| 不可逆ショック | ふかぎゃくしょっく | irreversible shock |
| 不可逆性 | ふかぎゃくせい | irreversibility |
| 不可逆的損傷 | ふかぎゃくてきそんしょう | irreversible damage |
| 負荷試験 | ふかしけん | challenge test |
| 不活化 | ふかつか | inactivation |
| 不活性ガス | ふかっせいがす | inert gas |
| 賦活体 | ふかつたい | activator |
| 不感蒸泄 | ふかんじょうせつ | insensible perspiration |
| 不完全ブロック | ふかんぜんぶろっく | partial block |
| 不感発汗 | ふかんはっかん | insensible perspiration |
| 不揮発酸 | ふきはつさん | nonvolatile acid |
| 不均衡症候群 | ふきんこうしょうこうぐん | disequilibrium syndrome |
| 不均質性 | ふきんしつせい | heterogeneity |
| 不均等分布 | ふきんとうぶんぷ | maldistribution |
| 復温 | ふくおん | rewarming |
| 腹臥位 | ふくがい | prone position |
| 腹腔鏡 | ふくくうきょう | laparoscope |
| 腹腔鏡検査 | ふくくうきょうけんさ | laparoscopy |
| 腹腔神経叢ブロック | ふくくうしんけいそうぶろっく | celiac plexus block |
| 腹腔穿刺 | ふくくうせんし | abdominal paracentesis |
| 腹腔内圧 | ふくくうないあつ | abdominal pressure |
| 副経路 | ふくけいろ | alternative pathway |
| 副血行路 | ふくけっこうろ | collateral flow |
| 副交感神経薬 | ふくこうかんしんけいやく | parasympathetic drug |
| 複合性局所疼痛症候群 | ふくごうせいきょくしょとうつうしょうこうぐん | complex regional pain syndrome (CRPS) |
| 副行路 | ふくこうろ | collateral pathway |
| 副作用 | ふくさよう | adverse effect, adverse reaction, side effect |
| 腹式呼吸 | ふくしきこきゅう | abdominal respiration, abdominal breathing |
| 副腎クリーゼ | ふくじんくりーぜ | adrenal crisis |

| | |
|---|---|
| 副腎性器症候群 ふくじんせいきしょうこうぐん | adreno-genital syndrome |
| 副腎摘出 ふくじんてきしゅつ | adrenalectomy |
| 副腎皮質機能不全 ふくじんひしつきのうふぜん | adrenocortical insufficiency |
| 副腎皮質刺激性 ふくじんひしつしげきせい | adrenocorticotropic |
| 副腎皮質刺激ホルモン ふくじんひしつしげきほるもん | adrenocorticotropic hormone (ACTH) |
| 副腎皮質ステロイド ふくじんひしつすてろいど | adrenocorticosteroid |
| 副腎皮質ホルモン ふくじんひしつほるもん | adrenocortical hormone |
| 副腎不全 ふくじんふぜん | adrenal insufficiency |
| 腹水 ふくすい | ascites |
| 副伝導路 ふくでんどうろ | accessory [conduction] pathway |
| 副伝導路症候群 ふくでんどうろしょうこうぐん | Wolff-Parkinson-White syndrome (WPW syndrome) |
| 腹部大動脈瘤 ふくぶだいどうみゃくりゅう | abdominal aortic aneurysm (AAA) |
| 腹部膨満 ふくぶぼうまん | abdominal distention |
| 腹壁反射 ふくへきはんしゃ | abdominal reflex |
| 腹膜透析 ふくまくとうせき | peritoneal dialysis (PD) |
| 不整脈 ふせいみゃく | arrhythmia, dysrhythmia, irregular pulse |
| 不整脈惹起性 ふせいみゃくじゃっきせい | arrhythmogenic |
| 不整脈発現性 ふせいみゃくはつげんせい | arrhythmogenic |
| 不整脈発現性右室異形成 ふせいみゃくはつげんせいうしついけいせい | arrhythmogenic right ventricular dysplasia |
| 不全感染 ふぜんかんせん | abortive infection |
| 不全片麻痺 ふぜんへんまひ | hemiparesis |
| 不全麻痺 ふぜんまひ | incomplete paralysis, palsy, paresis |
| フッ化代謝産物 ふっかたいしゃさんぶつ | fluorometabolite |
| フッ化値 ふっかち | fluoride number |
| フッ化物 ふっかぶつ | fluoride |
| フッ化麻酔薬 ふっかますいやく | fluorinated anesthetic |
| 沸点 ふってん | boiling point |
| 物理療法 ぶつりりょうほう | physical therapy, physiotherapy |
| 不適合輸血 ふてきごうゆけつ | incompatible blood transfusion |
| 不適当分布 ふてきとうぶんぷ | maldistribution |

|  |  |  |
|---|---|---|
| ブドウ球菌性熱傷様皮膚症候群 | ぶどうきゅうきんせいねっしょうようひふしょうこうぐん | staphylococcal scalded skin syndorome (SSSS) |
| ブドウ糖負荷試験 | ぶどうとうふかしけん | glucose tolerance test (GTT) |
| 不発感染 | ふはつかんせん | abortive infection |
| 部分拮抗薬 | ぶぶんきっこうやく | partial antagonist |
| 部分作動薬 | ぶぶんさどうやく | partial agonist |
| 部分的再呼吸 | ぶぶんてきさいこきゅう | partial rebreathing |
| 部分トロンボプラスチン時間 | ぶぶんとろんぼぷらすちんじかん | partial thromboplastin time (PTT) |
| プラセボ効果 | ぷらせぼこうか | placebo effect |
| ブラロック・トーシッヒ(Blalock-Taussig)シャント | ぶらろっくとーしっひしゃんと | Blalock-Taussig shunt (B-T shunt) |
| フランク・スターリング(Frank-Staring)の法則 | ふらんくすたーりんぐのほうそく | Frank-Starling law |
| プレチスモグラフ | ぷれちすもぐらふ | plethysmography |
| ブロック(Brock)手術 | ぶろっくしゅじゅつ | Brock operation |
| プロトロンビン時間 | ぷろとろんびんじかん | prothrombin time (PT) |
| 分圧 | ぶんあつ | partial pressure |
| 分画濃度 | ぶんかくのうど | fractional concentration |
| 分画モデル | ぶんかくもでる | compartment model |
| 分極 | ぶんきょく | polarization |
| 吻合 | ふんごう | anastomosis |
| 分光光度計 | ぶんこうこうどけい | spectrophotometer |
| 分時換気量 | ふんじかんきりょう | minute ventilation (MV, $\dot{V}_E$), minute volume |
| 分枝鎖アミノ酸 | ぶんしさあみのさん | branched-chain amino acid (BCAA) |
| 分時肺胞換気量 | ふんじはいほうかんきりょう | minute alveolar ventilation ($\dot{V}_A$) |
| 噴出性嘔吐 | ふんしゅつせいおうと | projectile vomiting |
| 分子量 | ぶんしりょう | molecular weight (MW) |
| 分配係数 | ぶんぱいけいすう | partition coefficient |
| 分泌物 | ぶんぴ[つ]ぶつ | discharge |
| 分布相 | ぶんぷそう | distribution phase |
| 分布容量 | ぶんぷようりょう | volume of distribution |
| 分娩 | ぶんべん | labor, delivery |
| 噴霧器 | ふんむき | atomizer, nebulizer |
| 噴霧療法 | ふんむりょうほう | aerosol therapy, nebulization |

| | |
|---|---|
| 分離肺換気 ぶんりはいかんき | differential lung ventilation |

# 【へ】

| | |
|---|---|
| 閉胸心マッサージ へいきょうしんまっさーじ | closed chest cardiac massage |
| 平均気道圧 へいきんきどうあつ | mean airway pressure (MAP) |
| 平均血圧 へいきんけつあつ | mean blood pressure (MBP) |
| 平均循環時間 へいきんじゅんかんじかん | mean circulation time |
| 平均動脈圧 へいきんどうみゃくあつ | mean blood pressure (MBP), mean arterial pressure (MAP) |
| 平衡異常 へいこういじょう | disequilibrium |
| 閉鎖 へいさ | atresia, occlusion |
| 閉鎖式 へいさしき | closed system |
| 閉鎖循環式麻酔器 へいさじゅんかんしきますいき | closed circuit anesthesia machine |
| 閉鎖性気胸 へいさせいききょう | closed pneumothorax |
| 閉塞 へいそく | occlusion |
| 閉塞子 へいそくし | blocker, obturator |
| 閉塞性睡眠時無呼吸症候群 へいそくせいすいみんじむこきゅうしょうこうぐん | obstructive sleep apnea syndrome |
| 閉塞性動脈硬化症 へいそくせいどうみゃくこうかしょう | arteriosclerosis obliterans (ASO) |
| 閉塞性肺疾患 へいそくせいはいしっかん | obstructive pulmonary disease |
| 閉塞性肥大型心筋症 へいそくせいひだいがたしんきんしょう | hypertrophic obstructive cardiomyopathy (HOCM) |
| 閉塞性無気肺 へいそくせいむきはい | obstructive atelectasis |
| 平坦脳波 へいたんのうは | electrocerebral silence, flat EEG, isoelectric EEG |
| 併用効果 へいようこうか | combined effect |
| $\beta$酸化 べーたさんか | $\beta$-oxidation |
| $\beta$刺激薬 べーたしげきやく | $\beta$-stimulant, $\beta$-stimulating drug |
| $\beta$遮断薬 べーたしゃだんやく | $\beta$-antagonist, $\beta$-blocker, $\beta$-blocking drug |
| $\beta$受容体 べーたじゅようたい | $\beta$-receptor |
| $\beta$選択性部分刺激薬 べーたせんたくせいぶぶんしげきやく | $\beta$-selective partial agonist |
| $\beta$波 べーたは | $\beta$ rhythm |
| $\beta$リズム べーたりずむ | $\beta$ rhythm |

| | |
|---|---|
| **pH** pH | hydrogen ion exponent |
| **pHメーター** pHめーた | pH meter |
| **壁内外圧差** へきないがいあつさ | transmural pressure |
| **ヘテロ接合体** へてろせつごうたい | heterozygote |
| **ヘパリン化** へぱりんか | heparinization |
| **ヘパリン加血** へぱりんかけつ | heparinized blood |
| **ヘモグロビン血症** へもぐろびんけっしょう | hemoglobinemia |
| **ヘモグロビン尿** へもぐろびんにょう | hemoglobinuria |
| **ヘリング・ブロイエル(Hering-Breuer)反射** へりんぐぶろいえるはんしゃ | Hering-Breuer reflex |
| **ペルオキシソーム増殖薬応答性受容体** ぺるおきしそーむぞうしょくやくおうとうせいじゅようたい | peroxisome proliferator-activated receptor (PPAR) |
| **ベル(Bell)麻痺** べるまひ | Bell palsy |
| **変異原性** へんいげんせい | mutagenicity |
| **変温性** へんおんせい | poikilothermism, poikilothermia |
| **変換酵素** へんかんこうそ | converting enzyme |
| **変形性頚椎症** へんけいせいけいついしょう | cervical spondylosis |
| **偏光** へんこう | polarization |
| **変行伝導** へんこうでんどう | aberrant conduction |
| **変時作用** へんじさよう | chronotropic action |
| **娩出** べんしゅつ | labor |
| **弁状気胸** べんじょうききょう | valvular pneumothorax |
| **ペンシル型穿刺針** ぺんしるがたせんししん | pencil point needle |
| **片頭痛** へんずつう | migraine |
| **片側運動失調** へんそくうんどうしっちょう | hemiataxia |
| **片側失調** へんそくしっちょう | hemiataxia |
| **片側盲検** へんそくもうけん | single blind test |
| **ヘンダーソン(Henderson)の式** へんだーそんのしき | Henderson equation |
| **ヘンダーソン・ハッセルバルヒ(Henderson-Hasselbalch)の式** へんだーそんはっせるばるひのしき | Henderson-Hasselbalch equation |
| **ベンチュリ(Venturi)管** べんちゅりかん | Venturi tube |
| **ベンチュリ(Venturi)マスク** べんちゅりますく | Venturi mask |
| **弁付バッグマスク呼吸器** べんつきばっぐますくこきゅうき | bag-valve-mask system |

| | | |
|---|---|---|
| **弁付バッグマスク呼吸法** べんつきばっぐますくこきゅうほう | | bag-valve-mask technique |
| **片麻痺** へんまひ | | hemiplegia |
| **変力作用** へんりょくさよう | | inotropic action |
| **弁輪形成** べんりんけいせい | | annuloplasty |

## 【ほ】

| | |
|---|---|
| **防衛反射** ぼうえいはんしゃ | nocifensive reflex |
| **傍頚椎ブロック** ぼうけいついぶろっく | paracervical block |
| **剖検** ぼうけん | autopsy |
| **膀胱温** ぼうこうおん | bladder temperature |
| **芳香族アミノ酸** ほうこうぞくあみのさん | aromatic amino acid |
| **膀胱尿管逆流[症]** ぼうこうにょうかんぎゃくりゅう[しょう] | vesicoureteral reflux (VUR) |
| **放散痛** ほうさんつう | irradiating pain, referred pain |
| **房室解離** ぼうしつかいり | atrioventricular dissociation (AV dissociation) |
| **房室結節調律** ぼうしつけっせつちょうりつ | atrioventricular nodal rhythm |
| **房室結節伝導** ぼうしつけっせつでんどう | atrioventricular nodal conduction |
| **房室結節伝導路** ぼうしつけっせつでんどうろ | atrioventricular nodal pathway |
| **房室性期外収縮** ぼうしつせいきがいしゅうしゅく | atrioventricular extrasystole |
| **房室調律** ぼうしつちょうりつ | atrioventricular rhythm |
| **房室伝導** ぼうしつでんどう | atrioventricular conduction |
| **房室伝導路** ぼうしつでんどうろ | atrioventricular pathway |
| **房室同期** ぼうしつどうき | atrioventricular synchrony |
| **房室ブロック** ぼうしつぶろっく | atrioventricular block (AV block) |
| **房室リズム** ぼうしつりずむ | atrioventricular rhythm |
| **放射性アレルギー吸着試験** ほうしゃせいあれるぎーきゅうちゃくしけん | radioallergosorbent test (RAST) |
| **放射性指示薬** ほうしゃせいしじやく | radioactive tracer |
| **放射線不透性物質** ほうしゃせんふとうせいぶっしつ | radiopaque material |
| **放射線免疫定量** ほうしゃせんめんえきていりょう | radioimmunoassay (RIA) |
| **放射熱** ほうしゃねつ | radiant heat |

|  |  |  |
|---|---|---|
| 傍脊椎胸部体性神経ブロック | ぼうせきついきょうぶたいせいしんけいぶろっく | paravertebral thoracic somatic nerve block |
| 傍脊椎ブロック | ぼうせきついぶろっく | paravertebral block |
| 傍脊椎腰部交感神経節ブロック | ぼうせきついようぶこうかんしんけいせつぶろっく | paravertebral lumbar sympathetic ganglion block |
| 傍仙椎ブロック | ぼうせんついぶろっく | parasacral block |
| 乏尿 | ぼうにょう | oliguria |
| 防腐剤 | ぼうふざい | antiseptic, preservative |
| 防腐[法] | ぼうふ[ほう] | antisepsis |
| 飽和過度 | ほうわかど | oversaturation |
| 飽和蒸気圧 | ほうわじょうきあつ | saturation vapor pressure |
| 飽和度 | ほうわど | saturation |
| ボーア(Bohr)効果 | ぼーあこうか | Bohr effect |
| ボーラス注入 | ぼーらすちゅうにゅう | bolus injection |
| ポーラログラフィ | ぽーらろぐらふぃ | polarography |
| 補強チューブ | ほきょうちゅーぶ | reinforced tube |
| 補酵素 | ほこうそ | coenzyme |
| ポジトロン断層撮影 | ぽじとろんだんそうさつえい | positron emission tomography (PET) |
| 補充調律 | ほじゅうちょうりつ | escaped rhythm |
| 補助換気 | ほじょかんき | assisted ventilation |
| 補助呼吸筋 | ほじょこきゅうきん | accessory respiratory muscle |
| 保存血 | ほぞんけつ | stored blood, preserved blood |
| 保存療法 | ほぞんりょうほう | conservative therapy |
| 補体結合反応 | ほたいけつごうはんのう | complement fixation reaction |
| 発作性上室性頻拍[症] | ほっさせいじょうしつせいひんぱく[しょう] | paroxysmal supraventricular tachycardia (PSVT) |
| 発作性心室性頻拍[症] | ほっさせいしんしつせいひんぱく[しょう] | paroxysmal ventricular tachycardia (PVT) |
| 発作性心房性頻拍[症] | ほっさせいしんぼうせいひんぱく[しょう] | paroxysmal atrial tachycardia (PAT) |
| ホモ接合体 | ほもせつごうたい | homozygote |
| ホルネル(Horner)症候群 | ほるねるしょうこうぐん | Horner syndrome |

## 【ま】

| 前向き研究 | まえむきけんきゅう | prospective study |

|  |  |  |
|---|---|---|
| マギル(McGill)疼痛質問表 | まぎるとうつうしつもんひょう | McGill pain questionnaire (MPQ) |
| 膜安定化 | まくあんていか | membrane stabilization |
| 膜安定物質 | まくあんていぶっしつ | membrane stabilizer |
| 膜型人工肺 | まくがたじんこうはい | extracorporeal membrane oxygenator (ECMO) |
| 膜水界面 | まくすいかいめん | membrane-water phase boundary |
| 膜電位 | まくでんい | membrane potential |
| 摩擦抵抗 | まさつていこう | frictional resistance |
| 麻酔 | ますい | anesthesia |
| 麻酔域下濃度 | すいいきかのうど | subanesthetic concentration |
| 麻酔域下被曝 | ますいいきかひばく | subanesthetic exposure |
| 麻酔科医 | ますいかい | anesthesiologist |
| 麻酔科学 | ますいかがく | anesthesiology |
| 麻酔覚醒 | ますいかくせい | emergence |
| 麻酔ガス汚染 | ますいがすおせん | anesthetic pollution |
| 麻酔ガス排除装置 | ますいがすはいじょそうち | anesthetic gas scavenging system |
| 麻酔ガス被曝 | ますいがすひばく | anesthetic exposure |
| 麻酔器 | ますいき | anesthesia machine |
| 麻酔記録 | ますいきろく | anesthesia record |
| 麻酔高 | ますいこう | level of anesthesia |
| 麻酔後回診 | ますいごかいしん | postanesthetic round, postanesthetic visit |
| 麻酔[後]回復 | ますい[ご]かいふく | postanesthetic recovery |
| 麻酔[後]回復室 | ますい[ご]かいふくしつ | postanesthetic care unit (PACU) |
| 麻酔作用 | ますいさよう | anesthetic action |
| 麻酔深度 | ますいしんど | depth of anesthesia |
| 麻酔前回診 | ますいぜんかいしん | preanesthetic round, preanesthetic visit |
| 麻酔前投薬 | ますいぜんとうやく | premedication, preanesthetic medication |
| 麻酔前評価 | ますいぜんひょうか | preanesthetic evaluation |
| 麻酔導入室 | ますいどうにゅうしつ | induction room |
| 麻酔薬 | ますいやく | anesthetic [drug] |
| 麻酔薬毒性 | ますいやくどくせい | anesthetic toxicity |
| 麻酔力価 | ますいりきか | anesthetic potency |
| 麻酔リスク | ますいりすく | anesthetic risk |
| 末期呼吸 | まっきこきゅう | agonal breathing |

|  |  |  |
|---|---|---|
| マッキントッシュ（Macintosh）型喉頭鏡 | まっきんとっしゅがたこうとうきょう | Macintosh laryngoscope |
| 末梢気道病変 | まっしょうきどうびょうへん | small airway disease |
| 末梢血 | まっしょうけつ | peripheral blood |
| 末梢血管拡張 | まっしょうけっかんかくちょう | peripheral vasodila[ta]tion, telangiectasia |
| 末梢血管抵抗 | まっしょうけっかんていこう | peripheral vascular resistance (PVR) |
| 末梢血球算定 | まっしょうけっきゅうさんてい | complete blood count (CBC) |
| 末梢神経系 | まっしょうしんけいけい | peripheral nervous system |
| 末梢神経刺激装置 | まっしょうしんけいしげきそうち | peripheral nerve stimulator |
| 末梢神経障害 | まっしょうしんけいしょうがい | peripheral neuropathy |
| 末梢神経ブロック | まっしょうしんけいぶろっく | peripheral nerve block |
| 末梢動脈血酸素飽和度 | まっしょうどうみゃくけつさんそほうわど | oxygen saturation of peripheral artery ($Sp_{O_2}$) |
| 麻痺 | まひ | paralysis, palsy |
| 麻痺期 | まひき | stage of paralysis |
| 麻薬 | まやく | narcotic [drug] |
| 麻薬依存 | まやくいぞん | narcotic addiction, opioid addiction |
| 麻薬拮抗薬 | まやくきっこうやく | antinarcotic, narcotic antagonist |
| 麻薬嗜癖 | まやくしへき | narcotic addiction |
| 麻薬常習者 | まやくじょうしゅうしゃ | narcotic addict |
| 麻薬性鎮痛薬 | まやくせいちんつうやく | narcotic analgesic, opioid analgesic |
| 麻薬取締法 | まやくとりしまりほう | Narcotic Law |
| 慢性呼吸不全 | まんせいこきゅうふぜん | chronic respiratory failure (CRF) |
| 慢性腎不全 | まんせいじんふぜん | chronic renal failure (CRF) |
| 慢性痛 | まんせいつう | chronic pain |
| 慢性毒性 | まんせいどくせい | chronic toxicity |
| 慢性閉塞性肺疾患 | まんせいへいそくせいはいしっかん | chronic obstructive pulmonary disease (COPD) |

# 【み】

|  |  |  |
|---|---|---|
| ミエログラフィ | みえろぐらふぃ | myelography |
| ミオグロビン尿 | みおぐろびんにょう | myoglobinuria |
| 味覚減退 | みかくげんたい | hypogeusia |
| 未熟児網膜症 | みじゅくじもうまくしょう | retinopathy of prematurity (ROP) |

| | |
|---|---|
| 水摂取[量] みずせっしゅ[りょう] | water intake |
| 水喪失 みずそうしつ | water depletion |
| 水損失 みずそんしつ | water loss |
| 水中毒 みずちゅうどく | water intoxication |
| 水貯留 みずちょりゅう | water retention |
| 水必要量 みずひつようりょう | water requirement |
| 水利尿 みずりにょう | water diuresis |
| 未成年期 みせいねんき | adolescence |
| 密度 みつど | density |
| 密度計 みつどけい | densitometer |
| ミネソタ(Minesota)式多面的人格検査 みねそたしきためんてきじんかくけんさ | Minesota multiphasic personality inventory (MMPI) |
| 脈圧 みゃくあつ | pulse pressure |
| 脈欠損 みゃくけっそん | pulse deficit |
| 脈波 みゃくは | pulse wave |
| 脈拍計 みゃくはくけい | pulse monitor |
| 脈拍欠損 みゃくはくけっそん | pulse deficit |
| 脈拍数 みゃくはくすう | pulse rate (PR) |
| 脈波伝播速度 みゃくはでんぱそくど | pulse wave velocity |

# 【む】

| | |
|---|---|
| 無意識 むいしき | unconsciousness |
| 無感覚 むかんかく | anesthesia |
| 無汗症 むかんしょう | anhidrosis |
| 無気肺 むきはい | atelectasis |
| 無菌 むきん | asepsis |
| 無菌性壊死 むきんせいえし | aseptic necrosis |
| 無形成 むけいせい | aplasia |
| 無呼吸 むこきゅう | apnea |
| 無呼吸性拡散性酸素化 むこきゅうせいかくさんせいさんそか | apneic diffusion oxygenation |
| 無呼吸性酸素化 むこきゅうせいさんそか | apneic oxygenation |
| 無呼吸中枢 むこきゅうちゅうすう | apneustic center |
| 無呼吸発作 むこきゅうほっさ | apneic attack |
| 無作為抽出 むさくいちゅうしゅつ | random sampling |
| 無作為割付け むさくいわりつけ | random allocation |
| 無酸素閾値 むさんそいきち | anaerobic threshold |

|  |  |  |
|---|---|---|
| 無酸素血[症] | むさんそけつ[しょう] | anoxemia |
| 無酸素[症] | むさんそ[しょう] | anoxia |
| 無収縮 | むしゅうしゅく | asystole |
| 無症候性保菌者 | むしょうこうせいほきんしゃ | asymptomatic carrier |
| 無症状期 | むしょうじょうき | lucid interval |
| 無水アルコール | むすいあるこーる | absolute alcohol |
| ムスカリン様作用 | むすかりんようさよう | muscarinic effect |
| むち打ち損傷 | むちうちそんしょう | whiplash injury |
| 無尿 | むにょう | anuria |
| 無脳症 | むのうしょう | anencephalia |
| 無発汗 | むはっかん | anhidrosis |
| 無反射 | むはんしゃ | areflexia |

## 【め】

|  |  |  |
|---|---|---|
| 迷走神経緊張[症] | めいそうしんけいきんちょう[しょう] | vagotonia |
| 迷走神経切断 | めいそうしんけいせつだん | vagotomy |
| 迷走神経反射 | めいそうしんけいはんしゃ | vagal reflex, vagovagal reflex |
| メタアナリシス | めたあなりしす | meta-analysis |
| メタコリン誘発試験 | めたこりんゆうはつしけん | methacholine challenge |
| メタ分析 | めたぶんせき | meta-analysis |
| メチシリン感受性黄色ブドウ球菌 | めちしりんかんじゅせいおうしょくぶどうきゅうきん | methicillin-sensitive Staphylococcus aureus (MSSA) |
| メチシリン耐性黄色ブドウ球菌 | めちしりんたいせいおうしょくぶどうきゅうきん | methicillin-resistant Staphylococcus aureus (MRSA) |
| 滅菌 | めっきん | sterilization |
| 滅菌装置 | めっきんそうち | sterilizer |
| メトヘモグロビン血症 | めとへもぐろびんけっしょう | methemoglobinemia |
| 眩暈 | めまい, げんうん | vertigo, dizziness |

## 【も】

|  |  |  |
|---|---|---|
| 毛細管圧 | もうさいかんあつ | capillary pressure |
| 毛細管拡張 | もうさいかんかくちょう | capillary dilatation, telangiectasia |
| 毛細管出血 | もうさいかんしゅっけつ | capillary bleeding |

| | |
|---|---|
| 毛細管循環 もうさいかんじゅんかん | capillary circulation |
| 毛細管透過性 もうさいかんとうかせい | capillary permeability |
| 毛細血管脆弱性 もうさいけっかんぜいじゃくせい | capillary fragility |
| 網内系抑制因子 もうないけいよくせいいんし | reticuloendothelial depressant factor |
| 盲目的挿管 もうもくてきそうかん | blind intubation |
| 毛様体反射 もうようたいはんしゃ | ciliary reflex |
| 網様体賦活系 もうようたいふかつけい | reticular activating system |
| 朦朧状態 もうろうじょうたい | twilight state |
| 模擬装置 もぎそうち | simulator |
| 目撃者 もくげきしゃ | by-stander |
| モニター もにたー | monitor |
| モニター装置 もにたーそうち | monitoring device, monitoring equipment, monitoring instrument |
| モノアミン酸化酵素 ものあみんさんかこうそ | monoamine oxidase (MAO) |
| モノアミン酸化酵素阻害薬 ものあみんさんかこうそそがいやく | monoamine oxidase inhibitor (MAOI) |
| モノクローナル抗体 ものくろーなるこうたい | monoclonal antibody |
| モルヒネ様作用薬 もるひねようさようやく | morphinomimetic |
| 問題指向型医療情報システム もんだいしこうがたいりょうじょうほうしすてむ | problem-oriented-medical information system (POMIS) |
| 問題指向型システム もんだいしこうがたしすてむ | problem-oriented system (POS) |
| 問題指向型診療記録 もんだいしこうがたしんりょうきろく | problem-oriented-medical record (POMR) |

# 【や】

| | |
|---|---|
| 薬剤感受性試験 やくざいかんじゅせいしけん | microbial sensitivity test |
| 薬疹 やくしん | drug eruption, drug rash |
| 薬動学 やくどうがく | pharmacodynamics |
| 薬物過敏症 やくぶつかびんしょう | drug hypersensitivity |
| 薬物感受性 やくぶつかんじゅせい | drug sensitivity |
| 薬物診断学 やくぶつしんだんがく | pharmacodiagnosis |
| 薬物性肝炎 やくぶつせいかんえん | drug-induced hepatitis |
| 薬物相互作用 やくぶつそうごさよう | drug interaction |
| 薬物相乗作用 やくぶつそうじょうさよう | drug potentiation |
| 薬物速度論 やくぶつそくどろん | pharmacokinetics |

272　やくぶつ

| | |
|---|---|
| 薬物耐性 やくぶつたいせい | drug resistance, drug tolerance |
| 薬物動態学 やくぶつどうたいがく | pharmacokinetics |
| 薬物冬眠[法] やくぶつとうみん[ほう] | artificial hibernation |
| 薬物特異体質 やくぶつとくいたいしつ | drug idiosyncrasy |
| 薬物離脱症状 やくぶつりだつしょうじょう | rug withdrawal symptom |
| 薬理遺伝学 やくりいでんがく | pharmacogenetics |
| 薬力学 やくりきがく | pharmacodynamics |
| 薬効能試験 やっこうのうしけん | drug challenge test (DCT) |

## 【ゆ】

| | |
|---|---|
| 有意帯 ゆういたい | significance band |
| 有害作用 ゆうがいさよう | adverse effect |
| 有害刺激 ゆうがいしげき | noxious stimulus |
| 有害事象 ゆうがいじしょう | adverse event |
| 有害反応 ゆうがいはんのう | adverse reaction |
| 有効半減期 ゆうこうはんげんき | effective half-life |
| 有効量 ゆうこうりょう | effective dose (ED) |
| 有髄神経線維 ゆうずいしんけいせんい | medullated nerve fiber, myelinated nerve fiber |
| 遊走阻止因子 ゆうそうそしいんし | migration inhibitory factor |
| 遊走痛 ゆうそうつう | wandering pain |
| 誘導 ゆうどう | induction |
| 誘導型一酸化窒素合成酵素 ゆうどうがたいっさんかちっそごうせいこうそ | inducible nitric oxide synthase (iNOS) |
| 誘発電位 ゆうはつでんい | evoked potential |
| 誘発反応聴力検査 ゆうはつはんのうちょうりょくけんさ | evoked response audiometry |
| 遊離基捕捉物質 ゆうりきほそくぶっしつ | free radical scavenger |
| 遊離脂肪酸 ゆうりしぼうさん | free fatty acid (FFA), nonesterified fatty acid (NEFA) |
| 遊離神経終末 ゆうりしんけいしゅうまつ | free nerve-ending |
| 輸液療法 ゆえきりょうほう | fluid therapy |
| 輸血後肝炎 ゆけつごかんえん | post-transfusion hepatitis |
| 輸血反応 ゆけつはんのう | transfusion reaction |
| 輸血副作用 ゆけつふくさよう | blood transfusion reaction |
| 指交差法 ゆびこうさほう | crossed finger maneuver |
| 指ブロック ゆびぶろっく | digital block |

## 【よ】

| | |
|---|---|
| **陽圧換気** ようあつかんき | positive pressure ventilation |
| **陽イオン** よういおん | cation |
| **溶解係数** ようかいけいすう | solubility coefficient |
| **溶解度** ようかいど | solubility |
| **陽極** ようきょく | anode |
| **溶血** ようけつ | hemolysis |
| **溶血性尿毒症症候群** ようけつせいにょうどくしょうしょうこうぐん | hemolytic-uremic syndrome (HUS) |
| **用手換気** ようしゅかんき | manual ventilation |
| **用手人工換気** ようしゅじんこうかんき | manual artificial ventilation |
| **用手[的]心マッサージ** ようしゅ[てき]しんまっさーじ | manual chest compression |
| **羊水穿刺** ようすいせんし | amniocentesis |
| **羊水塞栓** ようすいそくせん | amniotic [fluid] embolism |
| **容積受容体** ようせきじゅようたい | volume receptor |
| **容積負荷** ようせきふか | volume load |
| **溶存酸素** ようぞんさんそ | dissolved oxygen |
| **腰痛** ようつう | low back pain, lumbago |
| **腰部交感神経節ブロック** ようぶこうかんしんけいせつぶろっく | lumbar sympathetic ganglion block |
| **腰部脊髄くも膜下穿刺** ようぶせきずいくもまくかせんし | lumbar puncture |
| **腰部脊髄くも膜下麻酔** ようぶせきずいくもまくかますい | lumbar spinal anesthesia |
| **用量依存** ようりょういぞん | dose dependency |
| **容量血管** ようりょうけっかん | capacitance vessel |
| **用量反応曲線** ようりょうはんのうきょくせん | dose-response curve |
| **容量負荷** ようりょうふか | volume load |
| **容量負荷試験** ようりょうふかしけん | fluid challenge test |
| **容量モル浸透圧濃度（Osm/$l$）** ようりょうもるしんとうあつのうど | osmolarity |
| **容量モル濃度（mole/$l$）** ようりょうもるのうど | molarity |
| **抑制性シナプス後電位** よくせいせいしなぷすこうでんい | inhibitory postsynaptic potential (IPSP) |
| **抑制物質** よくせいぶっしつ | inhibitor |

| | |
|---|---|
| 抑制薬 よくせいやく | depressant, inhibitor |
| 予後 よご | outcome, prognosis |
| 予後分析 よごぶんせき | outcome study |
| 余剰ガス排出弁 よじょうがすはいしゅつべん | excess-gas relief valve |
| 余剰麻酔ガス よじょうますいがす | excess anesthetic gas |
| 予測肺活量 よそくはいかつりょう | predicted vital capacity |
| 予定手術 よていしゅじゅつ | elective operation |
| 予備アルカリ よびあるかり | alkali reserve |
| 予備吸気量 よびきゅうきりょう | inspiratory reserve volume (IRV) |
| 予備呼気量 よびこきりょう | expiratory reserve volume (ERV) |
| 予備実験 よびじっけん | pilot study |
| 予防 よぼう | prophylaxis, prevention, protection |
| 四連刺激 よんれんしげき | train-of-four stimuli |
| 四連反応比 よんれんはんのうひ | train-of-four ratio (TOF ratio) |

## 【ら】

| | |
|---|---|
| 来院時心肺停止 らいいんじしんぱいていし | cardiopulmonary arrest on arrival (CPAOA) |
| ラステリ（Rastelli）手術 らすてりしゅじゅつ | Rastelli operation |
| らせん入りチューブ らせんいりちゅーぶ | armored tube |
| ラプラス（Laplace）の法則 らぷらすのほうそく | Laplace law |
| ラムゼイ・ハント（Ramsay-Hunt）症候群 らむぜいはんとしょうこうぐん | Ramsay-Hunt syndrome |
| ラリンジアルマスク らりんじあるますく | laryngeal mask airway (LMA) |
| ランダム抽出 らんだむちゅうしゅつ | random sampling |
| 乱用 らんよう | abuse |

## 【り】

| | |
|---|---|
| 理学療法 りがくりょうほう | physical therapy, physiotherapy |
| 理学療法士 りがくりょうほうし | physical therapist (PT) |
| 罹患率 りかんりつ | morbidity |
| 力価 りきか | titer |
| 裏急後重 りきゅうこうじゅう | tenesmus |
| リスク因子 りすくいんし | risk factor |
| 離脱症状 りだつしょうじょう | withdrawal symptom |

| | |
|---|---|
| 立位 りつい | upright position |
| 律動異常 りつどういじょう | dysrhythmia |
| 利尿 りにょう | diuresis |
| 利尿薬 りにょうやく | diuretic [drug] |
| リバロッチ(**Riva-Rocci**)水銀血圧計 りばろっちすいぎんけつあつけい | Riva-Rocci manometer |
| 罹病率 りびょうりつ | morbidity |
| リボ核酸 りぼかくさん | ribonucleic acid (RNA) |
| 流産 りゅうざん | abortion |
| 流速 りゅうそく | flow rate |
| 留置カテーテル りゅうちかてーてる | indwelling catheter |
| 流量 りゅうりょう | flow rate |
| 流量曲線 りゅうりょうきょくせん | flow curve |
| 流量計 りゅうりょうけい | flowmeter |
| 流量係数 りゅうりょうけいすう | flow coefficient |
| 流量調節弁 りゅうりょうちょうせつべん | flow control valve |
| 流量抵抗 りゅうりょうていこう | flow resistance |
| 流量トリガー りゅうりょうとりがー | flow trigger |
| 流量-容積曲線 りゅうりょうようせききょくせん | flow-volume curve |
| 流涙 りゅうるい | lacrimation |
| 両耳側性半盲 りょうじそくせいはんもう | bitemporal hemianopsia |
| 両側性 りょうそくせい | bilaterality |
| 両頭頂径 りょうとうちょうけい | biparietal diameter |
| 両方向性 りょうほうこうせい | bidirectional |
| 両方向伝導 りょうほうこうでんどう | bidirectional conduction |
| 臨界圧 りんかいあつ | critical pressure |
| 臨界温 りんかいおん | critical temperature |
| 臨界容積仮説 りんかいようせきかせつ | critical volume hypothesis |
| リン酸化 りんさんか | phosphorylation |
| 臨時追加投与 りんじついかとうよ | rescue dose |
| 輪状甲状膜切開 りんじょうこうじょうまくせっかい | cricothyrotomy, cricothyroidectomy |
| 輪状軟骨圧迫 りんじょうなんこつあっぱく | cricoid pressure, Sellick maneuver |

# 【る】

| | |
|---|---|
| ルア式固定接続 るあしきこていせつぞく | Luer slip connection |

| | |
|---|---|
| 類似体 るいじたい | analogue |

# 【れ】

| | |
|---|---|
| 冷覚 れいかく | cold sensation |
| 冷感アロディニア れいかんあろでぃにあ | cold allodynia |
| 冷感異痛 れいかんいつう | cold allodynia |
| 冷感覚 れいかんかく | cold sensation |
| 冷却ブランケット れいきゃくぶらんけっと | cooling blanket |
| レーザー凝固 れーざーぎょうこ | laser coagulation |
| レーザードプラ血流測定法 れーざーどぷらけつりゅうそくていほう | laser-Doppler flowmetry |
| レーザー光凝固 れーざーひかりぎょうこ | laser photocoagulation |
| レート固定型ペースメーカ れーとこていがたぺーすめーか | fixed rate pacemaker |
| 暦年齢 れきねんれい | chronological age |
| レシピエント れしぴえんと | recipient |
| レニンアンギオテンシン系 れにんあんぎおてんしんけい | renin-angiotensin system |
| レム睡眠 れむすいみん | rapid eye movement sleep (REM sleep) |
| 連関反応 れんかんはんのう | coupled reaction |
| 攣縮 れんしゅく | contraction |
| 連用 れんよう | prolonged administration, long-term administration |

# 【ろ】

| | |
|---|---|
| 労作性狭心症 ろうさせいきょうしんしょう | angina on effort, exertional angina pectoris |
| 労作性呼吸困難 ろうさせいこきゅうこんなん | exertional dyspnea |
| 漏出液 ろうしゅつえき | transudate |
| 老人麻酔 ろうじんますい | geriatric anesthesia |
| 漏斗胸 ろうときょう | funnel chest |
| 濾過係数 ろかけいすう | filtration coefficient |
| 濾過率 ろかりつ | filtration rate (FR) |
| 肋間神経痛 ろっかんしんけいつう | intercostal neuralgia |
| 肋骨痛 ろっこつつう | costalgia |

## 【わ】

**腕神経叢ブロック** わんしんけいそうぶろっく  brachial plexus block

# 略　語

**AAA** abdominal aortic aneurysm 腹部大動脈瘤
**a-aDCO$_2$** arterial-alveolar carbon dioxide tension difference 動脈血-肺胞二酸化炭素分圧較差
**A-aDO$_2$** alveolar-arterial oxygen tension difference 肺胞-動脈血酸素分圧較差
**AB[S]R** auditory brain stem response 聴性脳幹反応
**ACD** acid-citrate-dextrose クエン酸-クエン酸塩-ブドウ糖
**ACE** angiotensin converting enzyme アンギオテンシン変換酵素
**ACE-I** angiotensin converting enzyme inhibitor アンギオテンシン変換酵素阻害薬
**ACLS** advanced cardiac life support 二次[心臓]救命処置
**ACT** activated clotting time 活性凝固時間
**ACT** activated coagulation time 活性凝固時間
**ACTH** adrenocorticotropic hormone 副腎皮質刺激ホルモン
**ADD** adduction atlantodental distance 屈曲環軸歯突起間距離
**ADH** antidiuretic hormone 抗利尿ホルモン
**ADL** activities of daily living 日常生活能, 日常生活活動性
**ADP** adenosine diphosphate アデノシン二リン酸
**Ag** antigen 抗原
**AI** aortic insufficiency 大動脈弁閉鎖不全[症]
**AID** automatic implantable defibrillator 植え込み型自動除細動器
**AIDS** acquired immunodeficiency syndrome 後天性免疫不全症候群, エイズ
**AKBR** arterial keton body ratio 動脈血中ケトン体比
**ALI** acute lung injury 急性肺傷害, 急性肺損傷
**ALS** advanced life support 二次救命処置
**ALS** amyotrophic lateral sclerosis 筋萎縮性側索硬化症
**AMI** acute myocardial infarction 急性心筋梗塞
**AMP** adenosine monophosphate アデノシン一リン酸
**ANP** atrial natriuretic peptide 心房性ナトリウム利尿ペプチド
**AP** angina pectoris 狭心症
**APB** atrial premature beat 心房性期外収縮
**APC** activated protein C 活性化プロテインC
**APC** atrial premature contraction 心房性期外収縮
**APRV** airway pressure release ventilation 気道圧開放換気
**APTT** activated partial thromboplastin time 活性化部分トロンボプラスチン時間
**AR** aortic regurgitation 大動脈弁閉鎖不全[症]
**ARDS** acute respiratory distress syndrome 急性呼吸促迫症候群
**ARF** acute renal failure 急性腎不全

**ARF**  acute respiratory failure  急性呼吸不全
**AS**  aortic stenosis  大動脈弁狭窄［症］
**ASD**  atrial septal defect  心房中隔欠損
**ASO**  arteriosclerosis obliterans  閉塞性動脈硬化症
**ASR**  aortic stenosis and regurgitation  大動脈弁狭窄・閉鎖不全
**A&T**  adenoidectomy & tonsillectomy  アデノイド切除・扁桃摘出［術］
**AT-III**  antithrombin III  アンチトロンビン III
**ATP**  adenosine triphosphate  アデノシン三リン酸
**ATPS**  ambient temperature and pressure-saturated with water vapor  室温大気圧水蒸気飽和状態
**AUC**  area under curve  血中濃度曲線下面積
**AV**  arteriovenous  動静脈
**AVM**  arteriovenous malformation  動静脈奇形
**AVR**  aortic valve replacement  大動脈弁置換［術］
**BAL**  bronchoalveolar lavage  気管支肺胞洗浄
**BALF**  bronchoalveolar lavage fluid  気管支肺胞洗浄液
**BAS**  balloon atrioseptostomy  バルーン心房裂開
**BB**  buffer base  緩衝塩基
**BBB**  blood brain barrier  血液脳関門
**BBB**  bundle branch block  脚ブロック
**BCAA**  branched-chain amino acid  分枝鎖アミノ酸
**BD**  base deficit  塩基欠乏
**BE**  base excess  塩基過剰
**BI**  burn index  熱傷指数
**BiPAP**  biphasic positive airway pressure  二相性陽圧呼吸
**BLS**  basic life support  一次救命処置
**BMI**  body mass index  体型指数，肥満指数
**BMR**  basal metabolic rate  基礎代謝率
**BMT**  bone marrow transplantation  骨髄移植
**BPD**  bronchopulmonary dysplasia  気管支肺異形成
**BPH**  benign prostatic hypertrophy  前立腺肥大症
**BSA**  body surface area  体表面積
**BTPS**  body temperature and ambient pressure saturated with water vapor  体温大気圧水蒸気飽和状態
**BUN**  blood urea nitrogen  血中尿素窒素
**BV**  blood volume  血液量
**CABG**  coronary artery bypass graft  冠動脈バイパス［術］
**CAG**  cerebral angiography  脳血管造影

**CAG** coronary angiography 冠血管造影
**CAPD** continuous ambulatory peritoneal dialysis 持続性自己管理腹膜透析
**CARS** compensatory anti-inflammatory response syndrome 代償性抗炎症反応症候群
**CAVH** continuous arteriovenous hemofiltration 持続性動静脈血液濾過
**CBC** complete blood count 全血球算，末梢血球算定
**CBF** cerebral blood flow 脳血流[量]
**CBF** coronary blood flow 冠血流[量]
**CBV** cerebral blood volume 脳血液量
**CCM** critical care medicine 救急医学
**Ccr** creatinine clearance クレアチニンクリアランス
**CCU** coronary care unit 冠疾患集中治療室
**CF** complement fixation 補体結合
**CHF** congestive heart failure うっ血性心不全
**$CH_2O$** free water clearance 自由水クリアランス
**CI** cardiac index 心係数
**CICR** calcium-induced calcium release カルシウム誘発カルシウム放出
**CIS** carcinoma in situ 上皮内癌
**CLBBB** complete left bundle branch block 完全左脚ブロック
**Cmax** maximum concentration 最高血中濃度
**CMI** cell-mediated immunity 細胞性免疫
**CMR** cerebral metabolic rate 脳代謝率
**$CMRO_2$** cerebral metabolic rate of oxygen 脳酸素消費量，脳酸素代謝率
**cNOS** constitutive nitric oxide synthase 構成型一酸化窒素合成酵素
**CNS** central nervous system 中枢神経系
**CO** cardiac output 心拍出量
**COMT** catechol-O-methyltransferase カテコール-O-メチル基転移酵素
**COPA** cuffed oropharyngeal airway カフ付口咽頭エアウェイ
**COPD** chronic obstructive pulmonary disease 慢性閉塞性肺疾患
**CP** cerebral palsy 脳性麻痺
**CPA** cardiopulmonary arrest 心肺停止
**CPAOA** cardiopulmonary arrest on arrival 来院時心肺停止
**CPAP** continuous positive airway pressure 持続気道陽圧
**CPB** cardiopulmonary bypass 人工心肺
**CPCR** cardiopulmonary cerebral resuscitation 心肺脳蘇生法
**CPD** cephalopelvic disproportion 児頭骨盤不均衡
**CPD** citrate phosphate dextrose クエン酸塩-リン酸-ブドウ糖
**CPP** cerebral perfusion pressure 脳灌流圧

**CPP**  coronary perfusion pressure  冠潅流圧
**CPPV**  continuous positive pressure ventilation  持続陽圧換気
**CPR**  cardiopulmonary resuscitation  心肺蘇生
**CRBBB**  complete right bundle branch block  完全右脚ブロック
**CRF**  chronic renal failure  慢性腎不全
**CRF**  chronic respiratory failure  慢性呼吸不全
**CRP**  C-reactive protein  C反応性タンパク
**CRPS**  complex regional pain syndrome  複合性局所疼痛症候群
**CS, C/S**  cesarean section  帝王切開
**CSEA**  combined spinal-epidural anesthesia  脊髄くも膜下硬膜外併用麻酔, 脊硬麻
**CSF**  cerebrospinal fluid  脳脊髄液, 髄液
**CSF**  colony stimulation factor  コロニー刺激因子
**CTR**  cardiothoracic ratio  心胸郭比
**CVA**  cerebral vascular accident  脳血管発作
**CVP**  central venous pressure  中心静脈圧
**D&C**  dilatation & curettage  子宮内容除去
**DCM**  dilated cardiomyopathy  拡張型心筋症
**DCT**  drug challenge test  薬効能試験
**DIC**  disseminated intravascular coagulation  播種性血管内凝固, 汎発性血管内凝固
**DIP**  drip intravenous pyelography  点滴静脈内腎盂造影
**DKA**  diabetic ketoacidosis  糖尿病性ケトアシドーシス
**DL$_{CO}$**  pulmonary carbon monoxide diffusing capacity  一酸化炭素肺拡散能
**DNA**  deoxyribonucleic acid  デオキシリボ核酸
**DRG/PPS**  diagnosis related groups/prospective payment system  疾患別関連群/包括支払方式
**DSA**  digital substraction angiography  減算血管撮影, ディジタルサブストラクション血管造影
**Ea**  aortic elastance  実効大動脈弾性率, 実効大動脈エラスタンス
**EBM**  evidence-based medicine  実証医学
**ECC**  excitation-contraction coupling  興奮収縮連関
**ECC**  extracorporeal circulation  体外循環
**ECD**  endocardial cushion defect  心内膜床欠損[症]
**ECF**  extracellular fluid  細胞外液
**ECG**  electrocardiogram  心電図
**ECLA**  extracorporeal lung assist  体外式肺補助
**ECMO**  extracorporeal membrane oxygenator  体外膜型肺, 膜型人工肺

**ECRA** extracorporeal respiratory assistant 体外補助呼吸装置
**ECUM** extracorporeal ultrafiltration machine 体外濾過装置
**ECUM** extracorporeal ultrafiltration method 体外濾過[法]，体外限界濾過[法]
**ED** effective dose 有効量
**ED$_{50}$** median effective dose 50％有効量
**EDP** end-diastolic pressure 拡張終期圧
**EDRF** endothelium derived relaxing factor 内皮由来弛緩因子
**EDV** end-diastolic volume 拡張終期容積
**EEG** electroencephalogram 脳波
**EF** ejection fraction 駆出率
**EMG** electromyogram 筋電図
**eNOS** endothelial nitric oxide synthase 内皮一酸化窒素合成酵素
**EPSP** excitatory postsynaptic potential 興奮性シナプス後電位
**ER** emergency room 救急治療室
**ERV** expiratory reserve volume 予備呼気量，呼気予備量
**ESR** electron spin resonance 電子スピン共鳴
**ESWL** extracorporeal shock wave lithotripsy 体外衝撃波砕石術
**ET** ejection time 駆出時間
**FBS** fasting blood sugar 空腹時血糖
**FDP** fibrin degradation product フィブリン分解物，線維素分解物
**FEF$_{25\text{-}75\%}$** forced expiratory flow 25-75％ 最大呼気中間流量
**FEV** forced expiratory volume 努力呼気肺活量
**FEV$_{1.0}$** forced expiratory volume in one second 1秒量
％**FEV$_{1.0}$** forced expiratory volume ％ in one second 1秒率
**FFA** free fatty acid 遊離脂肪酸
**FFP** fresh frozen plasma 新鮮凍結血漿
**FgDP** fibrinogen degradation product フィブリノゲン分解物
**F$_{IO_2}$** fraction of inspiratory oxygen 吸入酸素濃度，吸入酸素分画
**FIV** forced inspiratory volume 努力吸気肺活量
**FR** filtration rate 濾過比，濾過率
**FRC** functional residual capacity 機能的残気量
**FS** fractional shortening 短縮率
**FVC** forced vital capacity 努力肺活量
**GABA** gamma-aminobutyric acid γアミノ酪酸
**GCS** Glasgow coma scale グラスゴー (Glasgow) 昏睡尺度，グラスゴー (Glasgow) 昏睡スケール
**G-CSF** granulocyte-colony stimulating factor 顆粒球コロニー刺激因子

| | | |
|---|---|---|
| **GER** | gastroesophageal reflux | 胃食道逆流 |
| **GFR** | glomerular filtration rate | 糸球体濾過率 |
| **GIFT** | gamete intrafallopian transfer | 配偶子卵管内移植 |
| **GTT** | glucose tolerance test | ブドウ糖負荷試験 |
| **GVHD** | graft-versus-host disease | 移植片対宿主病 |
| **HAV** | hepatitis A virus | A型肝炎ウイルス |
| **HB** | hepatitis B | B型肝炎 |
| **HbCO** | carboxyhemoglobin | 一酸化炭素ヘモグロビン |
| **HbF** | fetal hemoglobin | 胎児ヘモグロビン |
| **HBF** | hepatic blood flow | 肝血流［量］ |
| **HBO** | hyperbaric oxygen therapy | 高気圧酸素療法 |
| **HbO$_2$** | oxyhemoglobin | 酸素ヘモグロビン |
| **HC** | hepatic cirrhosis | 肝硬変 |
| **HCM** | hypertrophic cardiomyopathy | 肥大型心筋症 |
| **HD** | hemodialysis | 血液透析 |
| **HDF** | hemodiafiltration | 血液透析濾過 |
| **HF** | hemofiltration | 血液濾過 |
| **HFJV** | high-frequency jet ventilation | 高頻度ジェット換気 |
| **HFO** | high-frequency oscillation | 高頻度振動 |
| **HFPPV** | high-frequency positive pressure ventilation | 高頻度陽圧換気 |
| **HHD** | hypertensive heart disease | 高血圧性心疾患 |
| **HIE** | hypoxic ischemic encephalopathy | 低酸素性虚血脳症 |
| **HIV** | human immunodeficiency virus | ヒト免疫不全ウイルス，エイズウイルス |
| **HME** | heat moisture exchanger | 人工鼻，温湿交換器 |
| **HNDC** | hyperosmolar nonketotic diabetic coma | 高浸透圧性非ケトン性糖尿病昏睡 |
| **HOCM** | hypertrophic obstructive cardiomyopathy | 閉塞性肥大型心筋症 |
| **HOT** | home oxygen therapy | 在宅酸素療法 |
| **HPLC** | high performance liquid chromatography | 高速液体クロマトグラフィ |
| **HPV** | hypoxic pulmonary vasoconstriction | 低酸素性肺血管収縮 |
| **HUS** | hemolytic-uremic syndrome | 溶血性尿毒症症候群 |
| **IABP** | intraaortic balloon pump | 大動脈内バルーンポンプ |
| **IABP** | intraaortic balloon pumping | 大動脈内バルーンパンピング |
| **IC** | inspiratory capacity | 最大吸気量 |
| **IC$_{50}$** | median inhibitory concentration | 50％中央値抑制濃度 |
| **ICAM** | intercellular adhesion molecule | 細胞内接着分子 |
| **ICD** | implantable cardioverter-defibrillator | 植え込み型除細動器 |
| **ICF** | intracellular fluid | 細胞内液 |

**ICP**　intracranial pressure　頭蓋内圧
**ICU**　intensive care unit　集中治療室
**Ig**　immunoglobulin　免疫グロブリン
**IHD**　ischemic heart disease　虚血性心疾患
**IHSS**　idiopathic hypertrophic subaortic stenosis　特発性肥厚性大動脈弁下狭窄［症］
**IL**　interleukin　インターロイキン
**ILBBB**　incomplete left bundle branch block　不全左脚ブロック
**IMV**　intermittent mandatory ventilation　間欠的強制換気
**iNOS**　inducible nitric oxide synthase　誘導型一酸化窒素合成酵素
**IOP**　intraocular pressure　眼圧
**IPPB**　intermittent positive pressure breathing　間欠的陽圧呼吸
**IPPV**　intermittent positive pressure ventilation　間欠的陽圧換気
**IPSP**　inhibitory postsynaptic potential　抑制性シナプス後電位
**IRBBB**　incomplete right bundle branch block　不全右脚ブロック
**IRDS**　idiopathic respiratory distress syndrome　特発性呼吸促迫症候群
**IRDS**　infantile respiratory distress syndrome　新生児呼吸促迫症候群
**IRSB**　intravenous regional sympathetic block　静脈内区域交感神経ブロック
**IRV**　inspiratory reserve volume　予備吸気量
**ISF**　interstitial fluid　間質液，組織間液
**ITP**　idiopathic thrombocytopenic purpura　特発性血小板減少性紫斑病
**IU**　international unit　国際単位
**IUFD**　intrauterine fetal death　子宮内胎児死亡
**IUGR**　intrauterine growth retardation　子宮内胎児発育遅延
**IVH**　intravenous hyperalimentation　高カロリー輸液
**IVH**　intraventricular hemorrhage　脳室内出血
**JCS**　Japan coma scale　日本式昏睡尺度，日本式昏睡スケール
**LAD**　left axis deviation　左軸偏位
**LBBB**　left bundle branch block　左脚ブロック
**LBM**　lean body mass　除脂肪体重
**LC$_{50}$**　lethal concentration-50　50％致死濃度，半数致死濃度
**LC**　liver cirrhosis　肝硬変
**LCA**　left coronary artery　左冠状動脈
**LCC**　luxatio coxae congenita　先天性股関節脱臼
**LD**　lethal dose　致死量
**LD$_{50}$**　median lethal dose　50％致死濃度，半数致死濃度
**LMA**　laryngeal mask airway　ラリンジアルマスク
**LMT**　left main trunk　左主幹部動脈

**LOS**　low cardiac output syndrome　低心拍出量症候群
**LTP**　long-term potentiation　長期増強
**LUD**　left uterine displacement　子宮左方移動
**LVD**　left ventricle dimension　左室径
**LVEDD**　left ventricle end-diastolic dimension　左室拡張終期径
**LVEDP**　left ventricular end-diastolic pressure　左室拡張終期圧
**LVEDV**　left ventricular end-diastolic volume　左室拡張終期容積
**LVEF**　left ventricular ejection fraction　左室駆出分画，左室駆出率
**LVESP**　left ventricular end-systolic pressure　左室収縮終期圧
**LVESV**　left ventricular end-systolic volume　左室収縮終期容積
**LVH**　left ventricular hypertrophy　左室肥大
**LVSW**　left ventricular stroke work　左室1回仕事量
**LVSWI**　left ventricular stroke work index　左室1回仕事係数
**MABP**　mean arterial blood pressure　平均動脈圧
**MAC**　minimum alveolar concentration　最小肺胞濃度
**MAC**　minimum anesthetic concentration　最小麻酔濃度
**MAC-BAR**　MAC of blocking adrenergic response　交感神経反応遮断最小肺胞濃度
**MAO**　monoamine oxidase　モノアミン酸化酵素
**MAOI**　monoamine oxidase inhibitor　モノアミン酸化酵素阻害薬，MAO阻害薬
**MAP**　mannitol-adenine-phosphate　マンニトール-アデニン-リン酸
**MAP**　mean airway pressure　平均気道圧
**MAP**　mean arterial pressure　平均動脈圧
**MAT**　medical antishock trousers　医療用抗ショックズボン
**MBC**　maximal breathing capacity　最大換気量
**MBP**　mean blood pressure　平均血圧，平均動脈圧
**MDF**　myocardial depressant factor　心筋抑制因子
**MEF**　maximal expiratory flow　最大呼気流量
**MEFR**　maximal expiratory flow rate　最大呼気速度，最大呼気流量率
**MEPP**　miniature end-plate potential　微小終板電位
**MG**　myasthenia gravis　重症筋無力症
**MH**　malignant hyperthermia　悪性高熱［症］
**MI**　mitral insufficiency　僧帽弁閉鎖不全［症］
**MI**　myocardial infarction　心筋梗塞
**MIC**　minimal inhibitory concentration　最小抑制濃度
**MICS**　minimally invasive cardiac surgery　最小限侵襲心手術
**MIDCAB**　minimally invasive direct coronary artery bypass surgery　最小限侵襲直接冠動脈バイパス［術］

**MLD** minimum lethal dose 最小致死量
**MMPI** Minesota multiphasic personality inventory ミネソタ (Minesota) 式多面的人格検査
**MMR** maximal metabolic rate 最大代謝率
**MMT** manual muscle test 徒手筋力試験
**MODS** multiple organ dysfunction syndrome 多臓器機能障害症候群, 多臓器不全
**MOF** multiple organ failure 多臓器不全
**MPQ** McGill pain questionnaire マギル (McGill) 疼痛質問表
**MR** mitral regurgitation 僧帽弁閉鎖不全[症]
**MRI** magnetic resonance imaging 磁気共鳴画像
**MRS** magnetic resonance spectroscopy 磁気共鳴分光法
**MRSA** methicillin-resistant Staphylococcus aureus メチシリン耐性黄色ブドウ球菌
**MS** mitral stenosis 僧帽弁狭窄[症]
**MSBOS** maximum surgical blood order schedule 最大手術血液準備量
**MSR** mitral stenosis and regurgitation 僧帽弁狭窄兼閉鎖不全[症]
**MSSA** methicillin-sensitive Staphylococcus aureus メチシリン感受性黄色ブドウ球菌
**MV** minute ventilation 分時換気量
**MVR** mitral valve replacement 僧帽弁置換[術]
**MVV** maximal voluntary ventilation 最大換気量, 最大努力呼吸
**MVV** maximum ventilatory volume 最大随意換気量
**MW** molecular weight 分子量
**NEC** necrotizing enterocolitis 壊死性腸炎
**NEFA** nonesterified fatty acid 遊離脂肪酸
**NICU** neonatal intensive care unit 新生児集中治療室
**NIDDM** noninsulin-dependent diabetes mellitus インスリン非依存性糖尿病
**NIH** National Institute of Health 国立衛生試験所
**NLA** neuroleptanesthesia ニューロレプト麻酔, 神経遮断麻酔, NLA麻酔
**NLA** neuroleptic anesthesia ニューロレプト麻酔, 神経遮断麻酔, NLA麻酔
**NMDA** N-methyl-D-aspartic acid N-メチル-D-アスパラギン酸
**NMJ** neuromuscular junction 神経筋接合部
**NMR** nuclear magnetic resonance 核磁気共鳴
**NMS** nuclear magnetic spectrum 核磁気共鳴スペクトル
**NO** nitric oxide 一酸化窒素
**NOS** nitric oxide synthase 一酸化窒素合成酵素
**NPN** nonprotein nitrogen 残余窒素, 非タンパク窒素

**NSAIDs**　nonsteroidal anti-inflammatory drugs　非ステロイド性抗炎症薬
**NSR**　normal sinus rhythm　正常洞調律
**N&V**　nausea and vomiting　悪心・嘔吐
**ODC**　oxygen dissociation curve　酸素解離曲線
**OGTT**　oral glucose tolerance test　経口ブドウ糖負荷試験
**OMC**　open mitral commissurotomy　直視下僧帽弁交連切開[術]
**OMI**　old myocardial infarction　陳旧性心筋梗塞
**OPLL**　ossification of posterior longitudinal ligament　後縦靭帯骨化症
**OR**　operating room　手術室
**PA**　plasma absorption　血漿吸着
**PAC**　premature atrial contraction　心房性期外収縮
**PAC**　pulmonary artery catheter　肺動脈カテーテル
**PACU**　postanesthetic care unit　麻酔[後]回復室
**PAF**　platelet-activating factor　血小板活性化因子
**PAOP**　pulmonary artery occulusion pressure　肺動脈閉塞圧
**PAP**　pulmonary arterial pressure　肺動脈圧
**PAT**　paroxysmal atrial tachycardia　発作性心房性頻拍[症]
**PAWP**　pulmonary artery wedge pressure　肺動脈楔入圧，肺毛細管楔入圧
**PBF**　pulmonary blood flow　肺血流[量]
**PCA**　patient-controlled analgesia　自己調節鎮痛，自己疼痛管理
**PCPS**　percutaneous cardiopulmonary support　経皮的心肺補助
**PCWP**　pulmonary capillary wedge pressure　肺動脈楔入圧，肺毛細管楔入圧
**PD**　pancreaticoduodenectomy　膵十二指腸切除
**PD**　peritoneal dialysis　腹膜透析
**PDA**　patent ductus arteriosus　動脈管開存[症]
**PDPH**　postdural puncture headache　硬膜穿刺後頭痛，脊麻後頭痛
**PE**　plasma exchange　血漿交換
**PE**　pulmonary embolism　肺塞栓
**PEEP**　positive end-expiratory pressure　呼気終末陽圧
**PEFR**　peak expiratory flow rate　最大呼気[流]速度
**PET**　positron emission tomography　ポジトロン断層撮影
**PH**　pulmonary hypertension　肺高血圧[症]
**PHN**　postherpetic neuralgia　帯状疱疹後神経痛
**PI**　pulmonary insufficiency　肺動脈弁閉鎖不全[症]
**PMI**　perioperative myocardial infarction　周術期心筋梗塞

**POMIS**　problem-oriented-medical information system　問題指向型医療情報システム

**POMR** problem-oriented-medical record 問題指向型診療記録
**PONV** postoperative nausea and vomiting 術後悪心・嘔吐
**POS** problem-oriented system 問題指向型システム
**PPAR** peroxisome proliferator-activated receptor ペルオキシソーム増殖薬応答性受容体
**PPHN** primary pulmonary hypertension of neonates 新生児肺高血圧症
**PR** pulse rate 脈拍数
**PRC** packed red cell 赤血球濃厚液
**PSG** polysomnography 睡眠ポリグラフ検査, ポリソムノグラフィ
**PSVT** paroxysmal supraventricular tachycardia 発作性上室性頻拍［症］
**PT** physical therapist 理学療法士
**PT** prothrombin time プロトロンビン時間
**PTA** plasma thromboplastin antecedent 血漿トロンボプラスチン前駆物質
**PTCA** percutaneous transluminal coronary angioplasty 経皮経管的冠動脈形成［術］
**PTCD** percutaneous transhepatic cholangiodrainage 経皮経肝胆道ドレナージ
**PTCR** percutaneous transluminal coronary recanalization 経皮経管的冠動脈再開通［術］
**PTSD** posttraumatic stress disorder 外傷後ストレス障害, 心的ストレス障害
**PTT** partial thromboplastin time 部分トロンボプラスチン時間
**PVC** premature ventricular contraction 心室性期外収縮
**PVR** peripheral vascular resistance 末梢血管抵抗
**PVR** pulmonary vascular resistance 肺血管抵抗
**PVT** paroxysmal ventricular tachycardia 発作性心室性頻拍［症］
**QOL** quality of life 生活の質, 生命の質
**RA** rheumatoid arthritis リウマチ様関節炎, 慢性関節リウマチ
**RAD** right axis deviation 右軸偏位
**RAP** right atrial pressure 右房圧
**RAST** radioallergosorbent test 放射性アレルギー吸着試験
**RBC** red blood cell count 赤血球数
**RBF** renal blood flow 腎血流［量］
**rCBF** regional cerebral blood flow 局所脳血流［量］
**RCU** respiratory care unit 呼吸疾患集中治療部, 呼吸障害者集中治療部
**REM** rapid eye movement 急速眼球運動
**RES** reticuloendothelial system 網内系, 細網内皮系
**RF** rheumatoid factor リウマチ因子
**RI** radioactive isotope 放射性同位元素, ラジオアイソトープ
**RI** respiratory index 呼吸指数

**RIA** radioimmunoassay 放射線免疫定量, ラジオイムノアッセイ
**RIND** reversible ischemic neurologic disability 可逆性虚血性神経障害, 回復性虚血性神経障害
**RLF** retrolental fibroplasia 後水晶体線維形成, 水晶体後方線維増殖[症]
**RNA** ribonucleic acid リボ核酸
**ROM** range of motion 可動域
**ROP** retinopathy of prematurity 未熟児網膜症
**RPF** renal plasma flow 腎血漿流[量]
**RQ** respiratory quotient 呼吸商
**RR** recovery room 回復室, リカバリ室
**RSD** reflex sympathetic dystrophy 反射性交感神経性ジストロフィ, 反射性交感神経性異栄養症
**RVEF** right ventricular ejection fraction 右室駆出分画, 右室駆出率
**RVH** right ventricular hypertropy 右室肥大
**RWM** regional wall motion 局所壁運動
**SAH** subarachnoid hemorrhage くも膜下出血
**SAS** sleep apnea syndrome 睡眠時無呼吸症候群
**SBP** systolic blood pressure 収縮期血圧
**SDH** subdural hematoma 硬膜下血腫
**SEP** somatosensory evoked potential 体性感覚誘発電位
**SI** stroke index 1回心拍出係数
**SIADH** syndrome of inappropriate secretion antidiuretic hormone 抗利尿ホルモン分泌異常症候群, ADH分泌異常症候群
**SIDS** sudden infant death syndrome 乳児突然死症候群
**SIMV** synchronized intermittent mandatory ventilation 同期式間欠的強制換気
**SIP** sympathetically independent pain 交感神経非依存性疼痛
**SIRS** systemic inflammatory response syndrome 全身性炎症反応症候群
**Sj$_{O_2}$** oxygen saturation of jugular vein 内頚静脈酸素飽和度
**SLE** systemic lupus erythematosus 全身性エリテマトーデス, 全身性紅斑性狼瘡
**SMP** sympathetically maintained pain 交感神経依存性疼痛
**SOD** superoxide dismutase スーパーオキシド・ジスムターゼ, 超酸化物ジスムターゼ
**SPECT** single photon emission computed tomography 単一光子放出型コンピュータ断層撮影
**Sp$_{O_2}$** oxygen saturation of peripheral artery 末梢動脈血酸素飽和度
**SSS** sick sinus syndrome 洞不全症候群
**SSSS** staphylococcal scalded skin syndrome ブドウ球菌性熱傷様皮膚症候群

**STPD** standard temperature and pressure, dry 標準状態《0℃, 760mmHg, 乾燥状態》
**SV** stroke volume 1回拍出量
**SVI** stroke volume index 1回拍出係数
**SṽO₂** mixed venous oxygen saturation 混合静脈血酸素飽和度
**SVR** systemic vascular resistance 体血管抵抗
**SWM** segmental wall motion 区域壁運動
**t1/2** half-life 半減期
**T&A** tonsillectomy and adenoidectomy 扁桃摘出およびアデノイド切除術
**TAE** transcatheter arterial embolization 経カテーテル動脈塞栓 [術]
**TAH** total airtificial heart 完全人工心臓
**TAPVC** total anomalous pulmonary venous connection 総肺静脈還流異常, 全肺静脈還流異常
**TBLB** transbronchial lung biopsy 経気管支肺生検
**TCI** target controlled infusion 標的濃度調節持続静注
**TDM** therapeutic drug monitoring 治療薬濃度測定, 治療薬濃度モニタリング
**TEE** transesophageal echocardiography 経食道心エコー法
**TENS** transcutaneous electrical nerve stimulation 経皮的電気神経刺激
**T/F** tetralogy of Fallot ファロー (Fallot) 四徴症
**THA** total hip arthroplasty 股関節全置換 [術]
**THR** total hip replacement 股関節全置換 [術]
**TIA** transient ischemic attack 一過性脳虚血発作
**TIVA** total intravenous anesthesia 全静脈麻酔
**TKR** total knee replacement 膝関節全置換 [術]
**TLC** total lung capacity 全肺気量
**TNF** tumor necrosis factor 腫瘍壊死因子
**TOF** tetralogy of Fallot ファロー (Fallot) 四徴症
**TOF ratio** train-of-four ratio 四連反応比, TOF比
**TP** total protein 総タンパク [量]
**tPA** tissue plasminogen activator 組織プラスミノゲン活性化因子
**TPN** total parenteral nutrition 完全静脈栄養
**TPR** total peripheral resistance 全末梢抵抗
**TUR-Bt** transurethral resection of bladder tumor 経尿道的膀胱腫瘍摘出術
**TUR-P** transurethral resection of prostate 経尿道的前立腺摘出術
**TV** tidal volume 1回換気量
**TVC** timed vital capacity 時間肺活量
**UCG** ultrasonic cardiography 心臓超音波検査 [法]
**UPPP** uvulopalatopharyngoplasty 口蓋垂口蓋咽頭形成術

| | | |
|---|---|---|
| **URI** | upper respiratory infection | 上気道感染 |
| **UTI** | urinary tract infection | 尿路感染 |
| **$\dot{V}_A$** | minute alveolar ventilation | 分時肺胞換気量 |
| **VAD** | ventricular assist device | 心室補助人工心臓，心室補助装置 |
| **VAG** | vertebral angiography | 椎骨動脈撮影法 |
| **VAS** | ventricular assisting system | 心室補助装置 |
| **VAS** | visual analogue scale | 視覚的評価尺度，視覚的アナログ尺度 |
| **VC** | vital capacity | 肺活量 |
| **VCV** | volume control ventilation | 従量式調節換気 |
| **Vd** | volume of distribution | 分布容量 |
| **$V_D/V_T$** | ratio of dead space to tidal volume | 死腔換気率 |
| **$\dot{V}_E$** | minute ventilation | 分時換気量 |
| **VEP** | visually evoked potential | 視性誘発電位 |
| **VER** | visually evoked response | 視性誘発反応 |
| **VF** | ventricular fibrillation | 心室細動 |
| **VIMA** | volatile induction and maintenance of anesthesia | 揮発性麻酔薬による導入と維持 |
| **$\dot{V}_{O_2}$** | oxygen consumption | 酸素消費量 |
| **VPB** | ventricular premature beat | 心室性期外収縮 |
| **VPC** | ventricular premature contraction | 心室性期外収縮 |
| **$\dot{V}/\dot{Q}$** | ventilation-perfusion ratio | 換気血流比 |
| **VQ ratio** | ventilation-perfusion ratio | 換気血流比 |
| **VSD** | ventricular septal defect | 心室中隔欠損［症］ |
| **$V_T$** | tidal volume | 1回換気量 |
| **VT** | ventricular tachycardia | 心室頻拍 |
| **VUR** | vesicoureteral reflux | 膀胱尿管逆流［現象］ |
| **VZV** | varicella-zoster virus | 水痘帯状疱疹ウイルス |
| **WBC** | white blood cell count | 白血球数 |
| **WDRN** | wide dynamic range neuron | 広作動域ニューロン |
| **WHO** | World Health Organization | 世界保健機構 |
| **ZEEP** | zero end-expiratory pressure | 呼気終末平圧 |

**麻酔科学用語集**　　　　　　　　　　　　　　　＜検印省略＞

| | |
|---|---|
| 2002年4月20日 | 第3版第1刷発行 |
| 2005年8月25日 | 第3版第2刷発行 |
| 2007年8月25日 | 第3版第3刷発行 |
| 2009年3月20日 | 第3版第4刷発行 |

定価（本体3,000円＋税）

　　　　　　　　　　　　　編集者　社団法人 日本麻酔科学会
　　　　　　　　　　　　　発行者　今井　良
　　　　　　　　　　　　　発行所　克誠堂出版株式会社
　　　　　　　　　　　　　〒113-0033　東京都文京区本郷3-23-5-202
　　　　　　　　　　　　　電話(03)3811-0995　振替00180-0-196804

ISBN978-4-7719-0249-7 C3047 ￥3000 E
Printed in Japan © Japanese Society of Anesthesiologists, 2002
　　　　　　　　　　　　　印刷　倉敷印刷株式会社

・本書の複製権・翻訳権・上映権・譲渡権・公衆送信権（送信可能化権を含む）は克誠堂出版株式会社が保有します。
・JCLS ＜㈱日本著作出版権管理システム委託出版物＞
本書の無断複写は著作権法上での例外を除き禁じられています。複写される場合は，そのつど事前に㈱日本著作出版権管理システム（電話03-3817-5670，FAX 03-3815-8199）の許諾を得てください。

ISBN978-4-7719-0249-7
C3047 ¥3000E

定価（本体3,000円＋税）